V&R

Gerd Leidig

Wie unser Gehirn Denken und Fühlen organisiert

Mit Friston, Gallagher, Northoff, Grawe, Haken und Ciompi auf der Reise zu uns selbst

VANDENHOECK & RUPRECHT

Dieses Buch widme ich Maja, meinem Buddha auf vier Pfoten.

ISBN 978-3-525-40891-9
ISBN 978-3-647-40891-0 (PDF)
ISBN 978-3-666-40891-5 (eLibrary)
ISBN 978-3-647-99206-8 (EPUB)
DOI https://doi.org/10.13109/9783666408915

Bibliografische Information der Deutschen Nationalbibliothek
Die Deutsche Nationalbibliothek verzeichnet diese Publikation in der Deutschen Nationalbibliografie; detaillierte bibliografische Daten sind im Internet über https://dnb.dnb.de abrufbar.

Vandenhoeck & Ruprecht und Brill Deutschland GmbH sind Teil von De Gruyter Brill.
www.degruyterbrill.com

Fragen zur allgemeinen Produktsicherheit: productsafety@degruyterbrill.com

Umschlagabbildung: © Google Gemini, KI-generiert
Satz: SchwabScantechnik, Göttingen
Druck: Beltz Grafische Betriebe, Bad Langensalza

»Was wir vermissen – was wir verlieren und worum wir trauern-, ist es nicht das, was uns zuinnerst zu der Person macht, die wir wirklich sind.« (Sigrid Nunez)

»Ich bin nichts. Ich werde niemals etwas sein. Ich will nicht einmal etwas sein. Abgesehen davon habe ich in mir alle Träume der Welt.« (Fernando Pessoa)

Inhalt

TEIL 3 Ars Vivendi – Die Kunst des gelingenden Lebens

Vorwort von Shaun Gallagher

Für diejenigen unter uns, die das Glück haben, ein Leben zu führen, das lang genug ist, um einen relativ vollständigen Entwicklungsprozess von der Geburt über die Reife bis ins Alter zu erleben, stellen sich immer wieder Fragen nach dem Sinn und dem Glück des Lebens. Bestimmte Ereignisse (ob gute oder schlechte) oder einfach nur freie Zeit motivieren uns, uns selbst zu hinterfragen und darüber nachzudenken, was wir langfristig und im größeren Zusammenhang tun.

»Wie unser Gehirn Denken und Fühlen organisiert« versucht, einen Rahmen für solche Überlegungen zu schaffen. Basierend auf den neuesten Erkenntnissen der Psychologie und Hirnforschung sowie den Theorien der prädiktiven Verarbeitung und des Freie-Energie-Prinzips, hilft uns Gerd Leidig zu verstehen, warum diese Selbstreflexion schwierig und unbequem ist, aber dennoch möglich und therapeutisch wirken kann. Dies ist nicht immer eine Art der Reflexion, die wir allein durchführen müssen; es kann eine sozial kontextualisierte Reflexion sein, die wir mit anderen teilen, zu denen Freunde, Familie und Therapeuten* gehören können. Durch all dies suchen wir nach Kohärenz und Konsistenz inmitten des Wandels.

Dies wirft einige alte philosophische Fragen nach der Natur des Selbst auf und bietet die Möglichkeit, neue Antworten zu erforschen. In dieser Hinsicht nutzt Leidig eine Sichtweise, die ich unter dem Titel »Pattern Theory of Self« entwickelt habe. Nach dieser Theorie ist das, was wir »das Selbst« nennen, nichts anderes als ein Muster dynamisch organisierter Prozesse. Kein einzelner Prozess oder Faktor fungiert als Selbst oder als eine Instanz, die für die Organisation der Dinge zuständig ist. Anstelle eines statischen oder kontrollierenden Selbst sind wir sich selbst organisierende Lebewesen. Wie Leidig heraus-

* In diesem Buch wird in zufälliger Folge die maskuline und feminine Form verwendet. Im Sinne der gendersensiblen Sprache mögen sich bitte alle angesprochen fühlen.

stellt, hat dies Parallelen zu einer buddhistischen Sichtweise, obwohl sie hier aus einem pluralistischen Ansatz des westlichen philosophischen Denkens über das Selbst, die Person und die personale Identität hervorgeht.

Leidig verknüpft dieses dynamische Verflechtungsmuster des Selbst weiter mit seiner Analyse der Synergetik und des Wandels. Dies ist eine besondere Stärke von Leidigs Ansatz, die auf der Idee aufbaut, dass eine Veränderung oder ein Eingriff in einen Prozess des Selbst-Musters Auswirkungen auf die anderen Prozesse und auf das gesamte Muster haben kann. Diese Erkenntnis eröffnet eine Vielzahl therapeutischer Methoden, die das Instrumentarium von Therapeutinnen erweitern oder, was noch wichtiger ist, unsere eigenen Reflexionsfähigkeiten ausbauen können. Dazu gehören achtsame Körperbewegungen, intersubjektive Interaktionen, narrative Praktiken und andere Übungen des Wandels – alle mit dem Ziel, eine gesunde Flexibilität und weniger Starrheit im Selbst-Muster zu erreichen und dadurch Leiden und Stress zu reduzieren.

Leidig verwendet diese verschiedenen Theorien nicht nur, er trägt auch zu ihrer Weiterentwicklung bei. Ein schönes Beispiel für Leidigs Beitrag ist seine Betonung der narrativen Struktur im Selbst-Muster als Möglichkeit, eine Verbindung zu Theorien über das prädiktive Gehirn herzustellen. Das Gehirn arbeitet daran, Vorhersagefehler oder Überraschungen zu minimieren. In dieser Hinsicht unterstützt die Erzählung dieses Bestreben und hilft uns, Chaos zu vermeiden, indem sie Kontinuität und Kohärenz über Veränderungen hinweg schafft. Dies ist eine Form der Sinnstiftung, die nicht nur unsere persönlichen Geschichten umfasst, sondern auch unseren Platz in einer Reihe größerer Geschichten, die wir gemeinsam mit anderen schaffen. Sie reduziert Unsicherheit, ohne sie auszuschließen, da Veränderung und Überraschung jederzeit eintreten können.

Das Leben ist eine Kombination aus Vorhersehbarkeit und Unvorhersehbarkeit. Leidig ist hier zu Recht vorsichtig, denn wenn eine Erzählung zu statisch oder unflexibel wird (was im Hinblick auf die prädiktive Verarbeitung starre Annahmen oder das Versagen bei der Aktualisierung des eigenen generativen Modells beinhaltet), führt dies zu Leiden (wie die buddhistische Sichtweise nahelegt). Dementsprechend ist es das Ziel, ein Gleichgewicht zu finden, das Flexibilität in der Kontinuität bewahrt. Dies fasst Leidig in seiner treffenden Aussage zusammen: »Mentales Wohlbefinden scheint daher weniger darin zu bestehen, einen perfekten Zustand zu erreichen, als vielmehr darin, diese dynamische Flexibilität zu kultivieren. Es ist die Fähigkeit, sich selbst zu organisieren, sich an neue Dinge anzupassen, aus Fehlern zu lernen und Erfahrungen zu integrieren.«

»Wie unser Gehirn Denken und Fühlen organisiert« ist eine sehr willkommene Studie, die eine sorgfältige und pragmatische Erläuterung einer Reihe einflussreicher Theorien (der verkörperten Hirnforschung, Synergetik, Narrative und Selbst-Muster) bietet. Sie verweist darüber hinaus auf eine Vielzahl von Praktiken, die in selbstreflexiven und therapeutischen Kontexten angewendet werden können, nicht zuletzt zur Förderung der mentalen und physischen Gesundheit und des Wohlbefindens.

Schläft ein Lied in allen Fragen

»Daß ich erkenne, was die Welt/Im Innersten zusammenhält ...«
(Goethe, 1808/2008, Vers 382–383).

Goethes Faust spricht hier einen der ältesten und hartnäckigsten Antriebe des menschlichen Geistes aus: das Verlangen, hinter die Kulissen der sichtbaren Welt zu blicken. Wir möchten jene verborgenen Kräfte und Muster verstehen, die unser Dasein und die Wirklichkeit um uns herum formen – und sie vielleicht sogar ein Stück weit gestalten lernen. Dieser faustische Ruf ist mehr als nur romantische Sehnsucht; er ist der Ausdruck des fundamentalen menschlichen Projekts, uns selbst und unseren Platz im Universum zu begreifen.

Doch wer sich auf die Suche nach diesem »Innersten« begibt, steht unweigerlich vor einer entscheidenden Weichenstellung. Die große metaphysische Frage nach dem *Warum* unseres Seins – nach letztem Sinn und Zweck – führt oft in eine ehrfurchtgebietende, aber letztlich unergiebige Tiefe. Sie bleibt eine existenzielle Herausforderung, die selten eine endgültige Antwort gewährt.

Eine Revolution im Verständnis unserer selbst ereignete sich erst, als sich der Fokus von dieser Frage löste und sich einer scheinbar bescheideneren, aber ungleich fruchtbareren zuwandte: der Frage nach dem *Wie*. Denken wir an Phobien: Die Frage »Warum existiert pathologische Angst?« führte zu endlosen Spekulationen; die Frage »Wie wird eine spezifische Phobie erlernt und aufrechterhalten?« hingegen eröffnete den Weg zu wirksamen therapeutischen Interventionen. Es sind Fragen wie: Wie fühlen wir? Wie prägen sich Überzeugungen ein? Wie verändern sich tief sitzende Muster? Wie können wir bewusster handeln?

Interessanterweise konzentrierten sich die neuzeitlichen Wissenschaften über Jahrhunderte primär auf die exakte Vermessung der äußeren Welt. Trotz der emphatischen »Entdeckung des Individuums« in der Renaissance und Descartes' berühmtem Fokus auf das denkende Ich als Angelpunkt der Gewissheit blieb das erkennende Subjekt selbst, der Ort allen Erlebens, ein merkwürdiger blinder Fleck. Erst mit der Entwicklung der Psychologie zur eigenständigen Disziplin – durch Pioniere wie Wilhelm Wundt, den pragmatischen William James und den Tiefen-Erkunder Sigmund Freud, parallel zur philosophischen Phänomenologie Edmund Husserls – begann sich der wissenschaftliche Blick systematischer auch unserem eigenen »Innersten« zuzuwenden.

Genau dieser Faszination für das »Wie« folgt die Reise, zu der dieses Buch einlädt. Es ist der Versuch, die Architektur unseres eigenen Erlebens zu verstehen. Es will die Pläne offenlegen, nach denen unser inneres Haus gebaut ist, die unsichtbaren Träger und die verborgenen Leitungen, die unsere Gedanken, Gefühle und Handlungen steuern. Wenn auch Sie sich manchmal fragen, warum es so schwerfällt, Kurskorrekturen vorzunehmen, obwohl der Wille da ist, oder wenn Sie neugierig sind, welche Mechanismen Ihr Erleben formen und welche Werkzeuge Ihnen zur Verfügung stehen, um Ihr Leben bewusster und vielleicht erfüllter zu gestalten – dann lade ich Sie ein, mit diesem Buch auf Erkundung zu gehen.

Wir werden dabei zwei Reisebegleitern begegnen, deren Geschichten uns als Fallstudien in gelebter Realität dienen: Anna, einer erfolgreichen Juristin, die spürt, dass ihr sicherer Lebensweg sie in einem goldenen Käfig gefangen hält, und Markus, einem jungen Softwareentwickler, der in seinen Beziehungen immer wieder in die gleichen schmerzhaften Muster gerät. Ihre Erlebnisse werden uns helfen, die abstrakten Prinzipien mit der komplexen Textur des menschlichen Lebens zu füllen.

Diese Reise ist keine Suche nach endgültigen, abgeschlossenen Antworten. Das Leben stellt uns Fragen, auf die es vielleicht keine letzte Gewissheit gibt. Doch anstatt passiv auf eine Offenbarung zu warten, schlägt dieses Buch einen aktiveren Weg vor. Es möchte Ihnen nicht nur neue Perspektiven eröffnen, sondern Ihnen auch das Verständnis und die Werkzeuge an die Hand geben, um Ihre eigenen Fragen an das Leben lebendig zu halten und allmählich in Ihre ganz persönlichen Antworten hineinzuwachsen. Es ist eine Einladung, vom passiven Bewohner zum bewussten Architekten Ihrer inneren Welt zu werden.

Vom goldenen Käfig und dem offenen Meer

Haben Sie je innegehalten und sich gefragt, was Sie im Tiefsten wirklich antreibt? Jenseits der lauten Anforderungen des Alltags existiert oft eine leisere, aber hartnäckige Strömung – eine Sehnsucht nach Wachstum, nach Sinn, nach einem Leben, das sich authentischer und resonanter anfühlt. Wir spüren diesen Impuls in der Ahnung verborgener Talente, im Wunsch, Belastendes hinter uns zu lassen, oder in jener stillen Freude, die wir empfinden, wenn wir eine Hürde nehmen, etwas Neues verstehen oder uns in Beziehungen wahrhaftig verbunden fühlen.

Denken wir an Anna. Nach außen hin hat sie alles erreicht: eine glänzende Karriere als Juristin, finanzielle Sicherheit, ein Leben in geordneten Bahnen. Doch unter der Oberfläche nagt ein Gefühl der Leere. Ihr Leben fühlt sich an wie ein perfekt konstruierter goldener Käfig. Die Gitterstäbe glänzen in der Sonne des Erfolgs, doch sie spürt, dass die Luft darin dünn ist. Sie sehnt sich danach, auszubrechen, etwas zu tun, das wirklich zählt, aber eine unsichtbare Kraft hält sie in den vertrauten, sicheren Mustern gefangen.

Oder denken wir an Markus, einen talentierten Softwareentwickler. In seinem Beruf ist er logisch und brillant, doch seine Liebesbeziehungen folgen einem schmerzhaft vorhersagbaren Skript. Er verliebt sich schnell, gibt alles – und erlebt immer wieder, dass er verlassen wird. Jede dieser Wiederholungen zementiert seine tiefste Überzeugung: dass er letztlich nicht liebenswert ist. Er wünscht sich nichts sehnlicher als eine stabile Partnerschaft, doch er scheint gefangen in einem sich selbst wiederholenden Drama.

Die Geschichten von Anna und Markus, so unterschiedlich sie scheinen, stellen uns dieselbe grundlegende Frage: Warum ist die Kluft zwischen unserem Wunsch nach Veränderung und unserer Fähigkeit, sie umzusetzen, oft so unüberwindbar groß? Sie verkörpern das zentrale Paradox, das dieses Buch erkundet: Warum fällt es uns so schwer, die Segel neu zu setzen und vertraute, aber schmerzhafte Pfade zu verlassen?

Ein wesentlicher Grund liegt in der cleveren, aber manchmal hinderlichen Architektur unseres Gehirns. Unser Denkorgan ist kein passiver Empfänger von Informationen, sondern ein unermüdlicher Wahrsager, ein Meister der Antizipation. Es versucht ständig, die Welt vorherzusagen, basierend auf dem, was es kennt. Weicht die Realität von der Vorhersage ab, entsteht ein »Vorhersagefehler«, der für das System eine Form von informationellem Chaos darstellt. Dieses Streben nach Vorhersagbarkeit, das moderne Theorien wie das Prinzip der freien Energie (FEP) wissenschaftlich fassen, ist kein Designfehler. Es ist ein zutiefst überlebenswichtiges Energiesparprogramm, das uns hilft, in einer komplexen Welt den Kurs zu halten. Unsere Gewohnheiten und tiefsten Überzeugungen sind die stabilen Routen, auf denen unser innerer Lotse am liebsten fährt.

Die gute Nachricht inmitten dieser auf Stabilität bedachten Mechanismen ist jedoch eine der aufregendsten Entdeckungen der modernen Hirnforschung: Unser Gehirn ist keine fest verdrahtete Maschine. Es besitzt eine bemerkenswerte Fähigkeit zur Anpassung – die Neuroplastizität. Sie ist die biologische Grundlage der Hoffnung, die uns zeigt, dass Veränderung auf einer fundamentalen Ebene möglich ist. Wir können die Karten unserer inneren Welt tatsächlich neu zeichnen.

Doch wie gelingt das? Um die Kunst der Veränderung zu meistern, reicht es nicht, nur den Wunsch oder die Willenskraft aufzubringen. Wir müssen zu Architektinnen und Architekten unserer eigenen Erfahrung werden. Das erfordert eine Reise, die sich in drei logischen Etappen entfaltet – die drei Säulen, auf denen dieses Buch ruht:

Teil I: Das Fundament – Die theoretischen Grundlagen: Zuerst müssen wir die Baupläne verstehen. Wir werden die fundamentalen Prinzipien aufdecken, nach denen unser Geist und Gehirn funktionieren. Wir erkunden, warum Stabilität so mächtig ist und wie die Muster entstehen, die uns prägen. Dies ist das Fundament – die Physik unseres inneren Universums.

Teil II: Die Alchemie der Veränderung: Haben wir die Architektur verstanden, öffnen wir den Werkzeugkasten. Wir werden die effektivsten Ansätze der modernen Psychotherapie nicht als konkurrierende Schulen, sondern als präzise Instrumente kennenlernen. Jedes dieser Werkzeuge ermöglicht es uns, an spezifischen Stellen unserer inneren Konstruktion zu arbeiten – an unseren Geschichten, unseren Emotionen, unseren inneren Anteilen.

Teil III: Ars Vivendi Nova – Die Kunst des Lebens: Was nützt das seetüchtigste Schiff ohne Kompass und Zielhafen? Im letzten Teil wenden wir den Blick von der Werkstatt zurück in die Welt. Hier geht es darum, die neu gewonnene Freiheit und Stabilität in ein sinnhaftes, mitfühlendes und resonantes Leben zu übersetzen. Wir fragen nicht mehr nur, *wie* wir uns verändern können, sondern *wofür* wir diese Fähigkeit einsetzen wollen.

Das Ziel dieser Reise ist es, die vielfältigen Erkenntnisse zu einer *Ars Vivendi Nova* zu synthetisieren – einer zeitgemäßen Lebenskunst, die uns befähigt, die Melodie unseres Lebens bewusster zu gestalten. Begleiten Sie mich, Anna und Markus auf diesem Weg des »Change for the better«.

Am Ende des Buches (ab S. 234) finden Sie ein Glossar, wo wichtige Begriffe aus dem Buch erläutert werden.

TEIL 1

Das Fundament – Die theoretischen Grundlagen

TEIL 1 legt das theoretische Fundament, um die Architektur unseres Erlebens zu verstehen. Er erklärt, warum Veränderung oft so schwerfällt, indem er die unsichtbaren Kräfte analysiert, die uns in der Komfortzone halten. Auf Basis moderner Neurowissenschaft (Karl J. Friston, Georg Northoff) und Psychologie (Klaus Grawe, Luc Ciompi) wird das Gehirn als Vorhersagemaschine beschrieben, die Überraschungen minimiert. Dieser Teil untersucht, wie Neuroplastizität (der formbare Geist), Synergetik (die Muster des Lebens) und Affektlogik (die Einheit von Fühlen und Denken) unser Handeln steuern. Er schließt mit einer Analyse des Selbst als dynamisches Mosaik (Shaun Gallagher) und der Anatomie der Ambivalenz, die uns oft lähmt.

Um die unsichtbaren Kräfte zu verstehen, die Anna in ihrem goldenen Käfig und Markus in seinen sich wiederholenden Mustern gefangen halten, müssen wir es wagen, den Blick von den Symptomen ab- und den Fundamenten zuzuwenden. In einer Kultur, die schnelle Lösungen für komplexe Probleme verspricht, ist dieser Schritt zurück ein Akt intellektueller Redlichkeit. Denn die Kunst der Veränderung ist nicht die einer Dekorateurin, die Fassaden verschönert, sondern die eines Baumeisters, der weiß, dass jede tragfähige Struktur auf einem verstandenen Fundament ruhen muss.

Der nun folgende erste Teil dieses Buches ist daher ein notwendiger, fordernder und zugleich faszinierender Blick in die Baupläne unseres Erlebens. Er legt das Fundament, auf dem jede nachhaltige Veränderung ruhen muss. Diese Reise mag auf den ersten Blick abstrakt erscheinen, doch sie ist der einzig ehrliche Weg, um zu verstehen, warum wir alle manchmal in unseren eigenen, kunstvoll errichteten Gefängnissen gefangen sind – und wie wir lernen können, die Schlüssel zu finden und den Mut aufzubringen, sie auch zu benutzen.

1 Die unsichtbare Architektur der Komfortzone

Das menschliche Dasein ist von einem Widerstreit geprägt: dem Impuls, die Welt zu erweitern, und einer unsichtbaren Kraft, die uns im Vertrauten hält. Diese Kraft ist mehr als Gewohnheit; ihre Wurzeln gehen bis in unsere Biologie. Es sind drei zentrale Mechanismen, die diese Kraft ausüben und uns in der ▶ Komfortzone verankern.

Die Wächter des Vertrauten

Der erste dieser Mechanismen operiert unterhalb bewusster Wahrnehmung: die ▶ Neurozeption. Geprägt durch Stephen Porges (2017), beschreibt dieser Begriff eine Art sechsten Sinn, der unablässig unsere Umgebung und unser inneres Milieu nach subtilen Hinweisen auf Sicherheit oder Gefahr scannt. Dieses System ist ein evolutionäres Erbe, ein hochsensibles Alarmsystem, das für unsere Vorfahren überlebenswichtig war. Es unterscheidet nicht zwischen der realen Gefahr eines Raubtiers im Gebüsch und der modernen sozialen Gefahr von Ablehnung oder Versagen. Es reagiert auf Signale. Signalisiert die Neurozeption Sicherheit, sind wir bereit, uns neugierig der Welt zuzuwenden. Detektiert unser System hingegen Gefahr – und sei es nur die vage Erinnerung an eine frühere Verletzung –, neigen wir zum Rückzug. Für unsere Protagonistin Anna bedeutet dies: Betritt sie den vertrauten Konferenzraum ihrer Kanzlei, empfängt ihr System eine Kaskade von Sicherheitssignalen – der Geruch des Kaffees, das leise Summen des Beamers, die bekannten Gesichter. Ihre Schultern entspannen sich unmerklich, der Atem wird tiefer. Stellt sie sich jedoch vor, ihren Job zu kündigen, um eine soziale Organisation zu gründen, wird sie mit einem Sturm potenzieller Bedrohungssignale konfrontiert: unbekannte Aufgaben, unsicheres Einkommen, das Urteil anderer. Ihr neurozeptives System könnte Sturm schlagen und eine diffuse, aber starke körperliche Abwehrreaktion auslösen – ein Kloß im Hals, ein flaues Gefühl im Magen –, die sie von diesem Gedanken abrücken lässt, lange bevor sie die Vor- und Nachteile bewusst abgewogen hat.

Der zweite Mechanismus ist die Ökonomie unseres Gehirns. Als energiehungriges Organ priorisiert es seine eigene Versorgung absolut. Der Mediziner Achim Peters hat dies in seiner einflussreichen ▸ »Selfish-Brain-Theorie« auf ein unumstößliches biologisches Fundament gestellt (Peters, 2011). Das Gehirn sichert seine Energieversorgung mit absoluter Priorität – jede Entscheidung, jeder Gedanke ist diesem obersten Gebot untergeordnet. Was geschieht nun, wenn wir mit tiefgreifender Unsicherheit konfrontiert sind? Ein solcher Zustand, in dem unsere etablierten Modelle der Welt versagen, ist für unser Gehirn ein massiver Stressor, der seinen Energiebedarf dramatisch in die Höhe treibt. Um diesen Mehrbedarf zu decken, kapert es die Energieversorgung des Körpers durch den »Brain-Pull-Mechanismus«: Es zieht aktiv Glukose aus dem restlichen Organismus ab. Der Körper wird auf eine Notration gesetzt, damit das Gehirn seine Rechenleistung hochfahren kann.

Markus erlebt dies in Momenten des Zögerns, wenn er seiner Partnerin eine verletzliche Nachricht schreiben möchte. Der Gedanke, mit der Unsicherheit ihrer Antwort umgehen zu müssen – die stundenlange Analyse jedes Wortes, das Warten –, ist für sein Gehirn die Ankündigung mentaler Schwerstarbeit. Unbewusst wählt sein Gehirn den energiesparenden Weg. Es aktiviert den ▸ »Brain-Pull«, und bleierne Müdigkeit überkommt ihn. Der Griff zur Fernbedienung ist dann nicht nur eine psychologische Flucht, sondern eine biologisch sinnvolle, energieeffiziente Entscheidung. Die gefühlte Abwehr gegen das Verlassen der Komfortzone ist die auf Zellebene spürbare Konsequenz eines Gehirns, das in einen Überlebensmodus schaltet und den Körper in einen Zustand der energetischen Knappheit zwingt, der sich als Müdigkeit, Reizbarkeit oder sogar körperliches Unwohlsein manifestiert.

Der dritte Mechanismus ist das Vorhersagesystem. Unser Gehirn agiert als eine Art Vorhersagemaschine. Es versucht ständig, die unmittelbare Zukunft zu antizipieren, um Überraschungen zu vermeiden, die kognitiv und physiologisch aufwendig sind (vgl. Friston, 2010; Clark, 2016). Routinen sind hierbei Gold wert, denn sie sorgen dafür, dass unsere Erwartungen meist bestätigt werden und das System ruhig und energiesparend bleibt. Annas Morgenritual – derselbe Wecker, Kaffee, die Zeitung – ist verlässliche Vorhersagebestätigung, die ein Gefühl ruhiger Kontrolle verleiht. In der Komfortzone gelingen die Vorhersagen am zuverlässigsten. Wagen wir uns jedoch ins Unbekannte, steigt die Wahrscheinlichkeit kostspieliger Überraschungen rapide an. Um diesen Aufwand zu vermeiden, lenkt uns unser System oft unbewusst auf die vertrauten Pfade zurück, denn jede Überraschung ist ein kognitiver Kostenfaktor, den unser energiesparsames Gehirn nur unter Protest tragen will.

Der Preis des goldenen Käfigs und die Freiheit dahinter

Diese drei Mechanismen – Neurozeption, Energieökonomie und Vorhersage – schützen uns. Doch zusammen schaffen sie einen goldenen Käfig: sicher, aber stagnierend. Der Preis für diese beständige Sicherheit ist oft die Stagnation. Anna erlebt dies jeden Abend, wenn sie in ihrer makellosen, stillen Wohnung sitzt. Der teure Wein in ihrem Glas schmeckt nach nichts, die perfekte Aussicht auf die Lichter der Stadt berührt sie nicht mehr. Es ist die schmerzhafte Abwesenheit von ▶ Resonanz.

Wachstum geschieht selten im Zustand völliger Bequemlichkeit. Es erfordert fast immer, dass wir uns Ungewissheiten aussetzen. Denn die wunderbare Formbarkeit unseres Gehirns, seine ▶ Neuroplastizität, braucht den Anreiz des Neuen, um neue Verbindungen zu knüpfen (vgl. Doidge, 2007). Bleiben wir dauerhaft in unserer Komfortzone, erhält unser Gehirn keine Impulse, um über sich hinauszuwachsen.

Tatsächlich liegt im Wagnis des Neuen der eigentliche Schlüssel zu tieferem Glück. Neue Erfahrungen stimulieren unser Gehirn und nähren vor allem ein Gefühl von Kompetenz. Wenn wir eine neue Fähigkeit erlernen oder eine schwierige Situation bewältigen, erleben wir uns als wirksam. Dieses Gefühl der Selbstwirksamkeit – der Glaube an die eigene Fähigkeit, Herausforderungen meistern zu können (Bandura, 1997) – ist ein zentraler Pfeiler unseres psychischen Wohlbefindens. Jede gemeisterte Schwierigkeit erweitert nicht nur unsere Fähigkeiten, sondern stärkt auch fundamental unser Selbstvertrauen. Es ist die Erfahrung des »Ich habe es geschafft«, die uns resilienter macht.

Ein zentraler Gedanke durchzieht dieses Buch: dass wahre Lebendigkeit nicht in der Sicherheit liegt, sondern in der Fähigkeit, sich dem Neuen zu stellen. Dieser Gedanke findet seine vielleicht radikalste Bestätigung im Werk des Psychiaters Viktor Frankl, dessen Denken für dieses Buch von grundlegender Bedeutung ist. Seine erschütternde Fähigkeit, selbst unter den unvorstellbaren Bedingungen eines Konzentrationslagers noch einen Sinn zu finden, legt nahe, dass wahre Stärke nicht in der Abwesenheit von Leid liegt, sondern in der Fähigkeit, dem Leiden eine Bedeutung zu geben (Frankl, 1946/2009). Dieser existenzielle Mut, dem Unvermeidlichen einen Sinn abzuringen, ist ein Leitmotiv, dem wir im dritten Teil dieses Buches noch ausführlich begegnen werden, wenn wir uns der Frage nach einem resonanten und sinnerfüllten Leben zuwenden.

Zwischen Anker und offenem Meer: Die Kunst der Balance

Unsere Erkundung hat uns zu einem Paradox geführt: Wir haben die tief verwurzelte, neurologisch sinnvolle Neigung zur Sicherheit aufgedeckt und gleichzeitig gesehen, dass gerade das Verlassen dieses Hafens uns lebendiger macht. Ein erfülltes Leben scheint weder im Stillstand noch im rastlosen Jagen nach neuen Reizen zu liegen. Vielmehr entfaltet es sich in der Kunst, ein dynamisches Gleichgewicht zu finden – eine sensible Balance zwischen dem Bedürfnis nach Stabilität und der Notwendigkeit von Herausforderung.

Die Biologie selbst liefert uns Modelle dafür. Während die ▶ Homöostase das Bestreben nach einem stabilen inneren Gleichgewicht beschreibt, betont die ▶ Allostase, dass wahre Stabilität oft nur durch flexible Anpassung erreicht wird – »stability through change« (vgl. McEwen, 2000). Ein gesundes System braucht beides.

Dieses ideale Gleichgewicht folgt keiner Formel; es ist eine individuelle Kunst der Selbstwahrnehmung. Für Anna und Markus verkörpert sich in diesem Gleichgewicht ihre zentrale Herausforderung. Annas Anker liegt so fest im Grund der Sicherheit, dass sie den Mut aufbringen muss, ihn zu lichten, um das offene Meer der Möglichkeiten zu befahren. Markus hingegen treibt ohne Anker auf dem offenen Meer seiner Ängste und muss lernen, einen sicheren Hafen in sich selbst zu finden, bevor er sich auf Beziehung einlassen kann.

Letztlich ist das Finden der Balance kein Zustand, den man einmal erreicht, sondern ein fortlaufender, dynamischer Prozess – die lebenslange Übung, den Anker zu lichten, wenn die Zeit reif ist, aber auch zu wissen, wann es guttut, in den sicheren Hafen zurückzukehren.

Zur eigenen Werkstatt: Eine Kartografie der Komfortzone

Die Theorie ist die Landkarte, die Selbsterforschung die Reise. Diese Übung lädt Sie ein, einen ersten Schritt zu tun und das eigene Terrain zu vermessen.

Schritt 1: Das Haus der Gewohnheit
Stellen Sie sich Ihre Komfortzone bildlich als ein Haus vor. Ist es eine gemütliche, aber etwas angestaubte Hütte? Eine moderne, kühle Festung? Welches Gefühl vermittelt Ihnen dieses Haus? Sicherheit, Enge, Langeweile?

Schritt 2: Eine Inventur der Räume
Welche konkreten Lebensbereiche oder Routinen bilden die »Räume« in diesem Haus? Machen Sie eine kurze Liste. Das könnten sein: Ihr Job, bestimmte Freundschaften, Ihre morgendliche Routine, die Art, wie Sie Konflikte vermeiden.

Schritt 3: Die verschlossene Tür
Identifizieren Sie nun eine Tür in diesem Haus, die schon lange verschlossen ist. Hinter dieser Tür liegt ein Lebensbereich, den Sie aus Angst oder Bequemlichkeit meiden. Was könnte das sein? Ein schwieriges Gespräch? Ein neues Hobby?

Schritt 4: Die Klinke berühren
Sie müssen die Tür nicht sofort aufreißen. Erlauben Sie sich nur, in Ihrer Vorstellung die Klinke dieser einen, spezifischen Tür zu berühren. Was genau spüren Sie, wenn Sie das tun? Welche Gedanken, Gefühle und Körperempfindungen tauchen auf? Beobachten Sie diese Reaktionen nur, ohne sie zu bewerten. Allein dieses bewusste Wahrnehmen des Widerstands ist der erste, mutige Schritt aus dem unbewussten Vermeiden heraus.

2 Wie unser Gehirn Überraschungen vermeidet

Wenn es eine fundamentale Abneigung gibt, die unser Gehirn über alle Kulturen, Epochen und individuellen Unterschiede hinweg auszeichnet, dann ist es die tiefe biologische Abneigung gegenüber Überraschungen. Unser Geist ist ein zutiefst konservatives Organ, ein Meister der Antizipation, der nichts mehr verabscheut, als auf dem falschen Fuß erwischt zu werden. Wir suchen instinktiv das Bekannte, das Wiederkehrende, das Sichere.

Doch was, wenn dieses Streben nach Vorhersehbarkeit nicht nur eine von vielen psychologischen Eigenschaften unseres Gehirns ist, sondern sein fundamentalstes biologisches Bauprinzip? Genau diese radikale und zugleich bestechend elegante Antwort gibt das Prinzip der freien Energie (FEP). Es ist ein Erklärungsansatz von ungeheurer Reichweite, der derzeit in den Neurowissenschaften, der künstlichen Intelligenz und der theoretischen Biologie für erhebliches Aufsehen sorgt (vgl. Friston, 2010). Sein Anspruch ist gigantisch: Es tritt an als eine »große vereinheitlichte Theorie« des Geistes – eine direkte Anleihe aus der Physik. Das FEP versucht, Phänomene, die wir bisher getrennt betrachtet haben – Wahrnehmung, Lernen, Handeln, Aufmerksamkeit und Aspekte des Bewusstseins –, unter einem einzigen fundamentalen Imperativ zu vereinen: dem unermüdlichen Bestreben lebender Systeme, Überraschung zu minimieren.

Der existenzielle Imperativ: Eine Insel der Ordnung im Ozean des Chaos

Um die Wucht dieses Prinzips zu verstehen, müssen wir eine der fundamentalsten Fragen des Lebens selbst stellen, die weit über die Psychologie hinausgeht. Sie entspringt einem scheinbaren physikalischen Paradoxon: Der zweite Hauptsatz der Thermodynamik ist unerbittlich. Er besagt, dass in einem isolierten System die Gesamtunordnung – die Entropie – mit der Zeit unaufhaltsam zunimmt. Dinge zerfallen, Wärme verteilt sich, Strukturen lösen sich auf. Das Universum strebt dem Gleichgewicht, dem Wärmetod, entgegen.

Das Leben jedoch scheint gegen diesen Strom zu schwimmen. Jedes Lebewesen ist kein geschlossenes, sondern ein offenes System – eine fragile Insel der Ordnung in einem Ozean des Chaos. Es kann seine Existenz nur dadurch sichern, dass es unentwegt mit seiner Umwelt interagiert. Es nimmt hochgeordnete Energie (Nahrung, Licht) auf und nutzt sie, um seine eigene, unwahrscheinlich komplexe Struktur gegen den Zerfall zu verteidigen, während es Unordnung (Wärme, Abfall) in seine Umgebung exportiert. Das Leben bezahlt für seine lokale innere Ordnung mit der Erhöhung der Unordnung um sich herum. Es ist ein ständiger Kampf gegen die Auflösung.

Die entscheidende Frage ist also nicht ob, sondern *wie* ein lebendes System diese fragile Ordnung aufrechterhält. Wie weiß es, was es tun muss, um nicht zu zerfallen? Die intellektuellen Wurzeln der Antwort reichen bis ins 18. Jahrhundert zurück, zu dem englischen Pfarrer und Mathematiker Thomas Bayes. Bayes vollzog eine subtile, aber revolutionäre Wende in der Wahrscheinlichkeitstheorie. Statt zu fragen, wie wahrscheinlich ein zukünftiges Ereignis ist (die klassische Frequenz-Perspektive), kehrte er die Frage um: Wie wahrscheinlich ist eine bestimmte *Ursache* für ein bereits eingetretenes Ereignis, basierend auf dem, was ich bereits weiß? Sein Theorem beschreibt formal, wie wir unsere Überzeugungen über die Welt – unsere Vorannahmen oder ▶ »Priors« – im Lichte neuer Evidenz rational aktualisieren können, um zu einer genaueren Vorstellung der Realität zu gelangen (vgl. Bayes, 1763). Dies ist die logische Keimzelle des prädiktiven Gehirns: Wir navigieren nicht durch absolute Wahrheiten, sondern durch Wahrscheinlichkeiten, die wir ständig updaten.

Im 19. Jahrhundert griff der deutsche Universalgelehrte Hermann von Helmholtz diese Idee auf und übertrug sie auf die menschliche Wahrnehmung. Er erkannte ein physiologisches Problem. Die Informationen, die unsere Sinne erreichen, sind oft chaotisch, unspezifisch und mehrdeutig. Das Bild auf unserer Netzhaut ist zweidimensional, kopfstehend, verrauscht und voller blinder Flecken. Dennoch erleben wir keine chaotischen Lichtblitze, sondern eine stabile, dreidimensionale Welt voller Objekte. Von Helmholtz' geniale Schlussfolgerung war, dass das Gehirn diese massiven Lücken durch einen »unbewussten Schluss« (unbewusste Inferenz) füllen muss (vgl. von Helmholtz, 1867/1910). Es konstruiert aktiv die *wahrscheinlichste Ursache* für die spärlichen Sinnesdaten, basierend auf seinen bisherigen Erfahrungen. Unsere Wahrnehmung ist also keine passive Fotografie der Welt, sondern eine aktiv erzeugte Hypothese – eine ▶ kontrollierte Halluzination, die nur so lange haltbar ist, wie die Realität sie nicht widerlegt.

Doch damit ein System überhaupt eine solche Hypothese *über* eine Außenwelt bilden kann, muss es eine fundamentale Voraussetzung erfüllen: Es muss eine definierte Grenze zwischen sich und der Welt geben. Hier kommt der russische Mathematiker Andrei Markov ins Spiel. Anfang des 20. Jahrhunderts entwickelte er das Konzept der ▸ »Markov-Decke« (»Markov Blanket«), eine formale, statistische Methode, um die Grenze eines Systems zu definieren (vgl. Markov, 1906/2006; Ramstead, Kirchhoff u. Friston, 2018). Die Markov-Decke ist dabei mehr als eine Haut; sie ist eine informationelle Membran. Sie trennt die internen Zustände eines Systems – zum Beispiel unsere Gedanken, Gefühle und viszeralen Empfindungen – von den externen Zuständen (der Welt da draußen) durch eine vermittelnde Schicht. Diese Schicht besteht aus zwei Komponenten: den sensorischen Zuständen (Input: was wir sehen, hören, spüren) und unseren Handlungen (Output: wie wir uns bewegen und auf die Welt einwirken). Der Clou ist: Das Gehirn hat niemals direkten Zugriff auf die Außenwelt. Alles, was es über die Welt weiß, erfährt es nur indirekt über die Schatten auf seiner sensorischen Decke. Und alles, was es bewirken kann, geschieht über die aktiven Zustände. Weil es in diesem »dunklen Raum« des Schädels isoliert ist, *muss* es schlussfolgern (inferieren). Es hat keine andere Wahl, als Modelle zu bauen.

Karl Friston (2010) hat diese drei historischen Fäden – die Wahrscheinlichkeitslogik von Bayes, die Wahrnehmungspsychologie von Helmholtz' und die statistische Physik von Markov – zu einer großen Synthese verwoben: dem ▸ Freie-Energie-Prinzip (FEP). Es besagt, dass jedes lebende System, um nicht in Entropie (Tod) zu zerfallen, seine Markov-Decke aktiv verteidigen muss. Da das Gehirn die physikalische Entropie nicht direkt messen kann, nutzt es einen informationstheoretischen Stellvertreter: die Überraschung oder den ▸ Vorhersagefehler. Überraschung bedeutet hier: Ich befinde mich in einem Zustand, den ich laut meinem Modell nicht erwartet habe (z. B. ein Fisch an Land). Ein solcher Zustand ist gefährlich, er bedroht die Integrität des Systems. Indem das Gehirn seine Überraschungen (die freie Energie) minimiert, minimiert es indirekt seine Entropie. Friston nennt diesen Prozess »Selbst-Evidenzierung« (»self-evidencing«). Das System versucht ständig, Beweise für seine eigene Existenz und seine eigenen Modelle zu finden. Das Streben nach Vorhersagbarkeit ist somit ein existenzieller Imperativ – nicht psychologischer Luxus, sondern die Logik des Lebens selbst.

Der Tanz mit der Welt: Die zwei Wege zur Stimmigkeit

Wie aber löst das Gehirn diese existenzielle Spannung auf, wenn Vorhersage und Realität auseinanderklaffen? Um diesen Zustand hoher freier Energie zu minimieren, stehen dem System zwei grundlegende Wege offen. Es sind die beiden großen Strategien des Lebens, die in jedem Moment unseres Daseins parallel genutzt werden: Wir können unsere inneren Karten an die Welt anpassen, oder wir können die Welt so verändern, dass sie wieder zu den alten Karten passt.

Der erste Weg: Wahrnehmung und Lernen (»Perceptual Inference«)

Dies ist der nach innen gerichtete Weg. Trifft die Realität auf eine unpassende Vorhersage, entsteht ein Vorhersagefehler – ein Moment der Überraschung und des neuronalen Chaos. Das Signal »Fehler!« läuft die Hierarchie nach oben. Anstatt diesen Zustand sofort durch blinden Aktionismus zu beenden, hält das System quasi inne. Es nutzt die metabolische Energie des Fehlersignals, um seine inneren Modelle – die Priors – zu aktualisieren und zu verfeinern. Es ist der mutigere, verletzlichere Weg, denn er erfordert die neuronale Bereitschaft, zuzugeben, dass die eigene Sicht auf die Welt fehlerhaft sein könnte. Stellen wir uns Anna vor, wie sie trotz innerer Widerstände einen Töpferkurs besucht. Ihr tiefster, über Jahre gehärteter Prior lautet: »Ich bin nicht kreativ, ich kann nur nach Regeln funktionieren.« Als sie den feuchten Ton in den Händen hält, generiert ihr System die klare Vorhersage: »Es wird nichts als ein unförmiger Klumpen entstehen.« Doch dann formt sich unter Anleitung eine kleine, unperfekte, aber erkennbare Schale. Dieser visuelle Input erzeugt einen massiven Vorhersagefehler. Ihr Gehirn steht vor einer Wahl: Kann es diesen Fehler »wegerklären« (z.B. als Zufall), um das alte Modell zu retten? Oder nutzt es die Energie dieses Moments, um die Präzision des alten Priors zu senken und eine neue, zaghafte Hypothese zu formulieren: »Vielleicht gibt es einen Teil in mir, der gestalten kann?« Jedes Mal, wenn wir eine neue Erfahrung zulassen, die unseren Überzeugungen widerspricht, und unsere Meinung ändern, vollziehen wir diesen Prozess des Lernens.

Der zweite Weg: Aktive Inferenz (»Active Inference«)

Dies ist der nach außen gerichtete Weg. Anstatt seine inneren Karten zu ändern, greift das System aktiv über seine motorischen Zustände in die Welt ein. Das Ziel: Die eintreffenden Sinneseindrücke sollen so verändert werden, dass sie wieder zu den bestehenden Vorhersagen passen. Dieser Weg ist oft schneller und kurzfristig energiesparender, weil er die komplexen internen Modelle unangetastet lässt – wir zwingen die Welt, stimmig zu sein. Denken wir an Markus. Sein System sagt unablässig Verlassenwerden und Ablehnung voraus. Seine Partnerin schickt ihm eine kurze Nachricht: »Bin müde, melde mich morgen.« Diese Nachricht ist mehrdeutig (hohe Entropie). Für sein Gehirn ist diese Unsicherheit unerträglich, ein Zustand hoher freier Energie. Anstatt diese Spannung auszuhalten und sein Modell zu hinterfragen (»Vielleicht ist sie einfach nur müde?«), wählt sein System den Weg der aktiven Inferenz. Er muss handeln, um die Welt zu zwingen, eine klare Antwort zu geben, die zu seinem (Angst-)Modell passt. Er schreibt zurück: »Ist alles in Ordnung?« Keine Antwort. Die freie Energie steigt. Er schreibt erneut: »Ich mache mir Sorgen. Liebst du mich noch?« Sein Handeln ist ein verzweifelter Versuch, die Realität so zu formen (Sampling), dass sie seine Vorhersage entweder bestätigt oder widerlegt – Hauptsache, die Unsicherheit endet. Paradoxerweise erfüllt sich die schlimmste Befürchtung oft selbst: Durch seinen Druck zieht sich die Partnerin tatsächlich zurück. Das alte, schmerzhafte Modell wird tragischerweise zementiert (»Ich wusste es doch«).

Wenn die Musik erstarrt: Psychopathologie als rigide Inferenz

Psychisches Leid lässt sich in diesem Rahmen als eine Form von Erstarrung im prädiktiven System verstehen. Es ist eine Art innere Verhärtung, bei der die Fähigkeit, flexibel zwischen Lernen und Handeln zu wechseln, verloren geht. Die moderne Psychologie erkennt diese Rigidität zunehmend als ein transdiagnostisches Merkmal, das vielen Störungsbildern zugrunde liegt. Ob Angst, Depression oder Zwang – auf einer tieferen Ebene findet sich oft derselbe Kernprozess: Die Grundannahmen des Gehirns über die Welt (die »Priors«) sind so starr geworden, dass sie sich durch widersprechende Erfahrungen kaum noch korrigieren lassen.

Ein entscheidender Mechanismus hierbei ist das sogenannte »Precision Weighting« (Präzisionsgewichtung). Das Gehirn registriert nicht nur Fehler, es entscheidet auch, wie wichtig und vertrauenswürdig diese Fehler sind (wie laut der Lautstärkeregler für diesen Fehler aufgedreht wird). In der Pathologie ist diese Gewichtung systematisch verzerrt.

Diese Erstarrung zeigt sich exemplarisch bei Angststörungen. Markus' wiederholtes Erleben von Verlassenwerden hat einen extrem starken, »hyperpräzisen« Prior geformt: »Ich werde am Ende immer verlassen.« Dieser Prior ist kein bloßer Gedanke mehr; er ist zu einer körperlich spürbaren Realität geworden, einer Linse, die seine gesamte Wahrnehmung trübt. Bei der knappen Antwort seiner Partnerin generiert sein System nicht die plausible Hypothese »Sie ist müde«, sondern die katastrophale Vorhersage »Das ist der Anfang vom Ende«. Das Fatale ist: Sein Gehirn weist jedem kleinen Anzeichen von Distanz eine extrem hohe Präzision zu (es ist ein Alarmsignal), während beruhigende Signale als »Rauschen« (unpräzise, unzuverlässig) abgetan werden. Die Möglichkeit einer anderen Interpretation wird von der Gewissheit seines Schmerzmodells ausgelöscht. Sein Herz beginnt zu rasen, seine Hände werden feucht – sein Körper reagiert auf eine Gefahr, die nur auf seiner inneren Landkarte existiert, als wäre sie real.

Eine ähnliche Rigidität finden wir bei der Depression, nur anders gefärbt. Hier sind es starre, globale negative Modelle, die das System beherrschen: »Ich bin wertlos«, »Nichts hat einen Sinn«, »Die Zukunft wird düster sein«. Annas Leiden ist exemplarisch. Ihr Prior »Mein Wert bemisst sich ausschließlich an meiner Leistung« wirkt wie ein dunkler Filter, der die Präzision der Welt verändert. Wenn ein Kollege ihre Arbeit lobt, wird diese positive Evidenz systematisch abgewertet (»Er will nur nett sein«, »Er hat keine Ahnung«). Das positive Signal dringt nicht durch die Markov-Decke, es kann das Modell nicht aktualisieren. Wenn sie jedoch einen kleinen Fehler macht, wird dies mit maximaler Präzision gewichtet – als überwältigende Bestätigung ihres negativen Selbstbildes. Ihr System findet eine tragische, energielose Stimmigkeit – einen Zustand minimaler, aber zutiefst leidvoller Überraschung. Die Zukunft scheint bereits geschrieben, und jede Hoffnung auf Besserung wird als unplausible Illusion abgetan. Die Erstarrung ihrer Vorhersagemodelle hat ihr die Fähigkeit genommen, die Welt anders sehen zu können.

Welche neuronalen Netzwerke sind hier betroffen? Im Zentrum dieser rigiden Selbstbezüglichkeit steht das ▶ »Default Mode Network« (DMN). Im Zustand der Depression wird das DMN überaktiv und entkoppelt sich zunehmend von den sensorischen Netzwerken, die für den Austausch mit der Außenwelt zuständig sind. Es wird zu einer selbstverstärkenden Schleife, die nur noch ihre eigenen düsteren Vorhersagen wiederholt (Rumination). Dies erklärt die quälende Endlosschleife des Grübelns und das Gefühl, von der Welt abgeschnitten zu sein. Die Fixierung auf das eigene Ich ist deshalb so fatal, weil das neuronale Substrat dieses »Ichs« – das DMN – in einem Zustand niedriger Flexibilität feststeckt. Es hat seine Fähigkeit verloren, durch neue, überraschende Daten von außen korrigiert zu werden. Das Denken wird zu einem Monolog, das Fühlen zu einem einzigen, dumpfen Grundton.

Das heilsame Chaos: Die Entropic-Brain-Hypothese

Die Beschreibung von psychischem Leid als Erstarrung und Über-Ordnung führt uns zu einer faszinierenden Erweiterung des FEP: der ▸ »Entropic Brain Hypothesis« des Forschers Robin Carhart-Harris (2018), die psychische Zustände als unterschiedliche Entropieniveaus des Gehirns interpretiert. Vereinfacht gesagt, ist die freie Energie der informationstheoretische Stellvertreter für thermodynamische Entropie. Das Gehirn kann die physische Unordnung nicht direkt messen, aber es kann die informationelle Unordnung – Überraschung – messen. Was aber ist die Ursache dafür, dass das Gehirn in einen subkritischen, übermäßig geordneten Zustand abgleitet, wie wir ihn bei Depression sehen? Die scheinbar »gute« Absicht ist ein fehlgeleiteter Versuch der Selbstheilung. Konfrontiert mit chronisch hoher freier Energie – durch Trauma, unlösbare Konflikte oder Bedürfnisfrustration – versucht das Gehirn, das unerträgliche Rauschen der Unsicherheit zu reduzieren. Seine Lösung ist ebenso verzweifelt wie genial: Es vereinfacht seine Weltmodelle radikal. Es opfert Flexibilität und Nuance für absolute Vorhersagbarkeit, selbst wenn diese Vorhersagbarkeit zutiefst negativ ist. Annas Gehirn, überfordert von Komplexität, flüchtet sich in das einfache Modell: »Nur Leistung zählt.« Dies reduziert kurzfristig die freie Energie (es gibt keine Ambiguität mehr), führt aber in die innere Erstarrung. Psychische Krankheit ist somit kein Defekt, sondern eine erlernte, aber dysfunktional gewordene Strategie zur Entropie-Reduktion.

Hier bietet die moderne Forschung mit klassischen Psychedelika (wie Psilocybin) eine revolutionäre Perspektive. Carhart-Harris und Kollegen zeigen, dass diese Substanzen das Gehirn vorübergehend in einen superkritischen, hoch entropischen Zustand versetzen können. Die strenge Hierarchie der Priors wird gelockert, die Konnektivität wird globaler und weniger geordnet (Carhart-Harris et al., 2014). Dieser temporäre Zustand erhöhter Plastizität schafft ein therapeutisches Fenster, in dem alte, dysfunktionale Modelle »geschmolzen« und neue, flexiblere gebildet werden können. Das heilsame Chaos ist also nicht die Lösung selbst, sondern die notwendige Bedingung für eine neue, lebendigere Ordnung.

Die Melodie des Seins: Woher kommt das Selbst?

Das Freie-Energie-Prinzip hat uns eine kühne Antwort gegeben: Das Gehirn minimiert Überraschung, um zu überleben. Doch diese Antwort wirft eine noch tiefere Frage auf: Was genau ist dieses »Selbst«, das hier so hartnäckig durch Modelle verteidigt wird? Ist es unsere Persönlichkeit? Unsere Geschichte?

Die meiste Zeit stellt sich diese Frage für unser System überhaupt nicht, denn fast alle Prozesse, die unser Überleben sichern, laufen unbewusst ab. Wir müssen daher zwischen zwei Formen des Selbst unterscheiden: Das fundamentale, unbewusste Selbst ist kein Gedanke und kein Gefühl, sondern ein biologischer Prozess – die unaufhörliche Aktivität unseres Gehirns, die darauf abzielt, die Integrität der Markov-Decke zu wahren. Das erlebte, bewusste Selbst hingegen ist das, was wir als »Ich« empfinden – unsere Gedanken, Gefühle, Erinnerungen.

Die revolutionäre Erkenntnis des Neurophilosophen Georg Northoff ist, dass das erlebte Selbst direkt aus dem fundamentalen Selbst erwächst. Das Fundament unseres Ich-Erlebens ist die spontane Aktivität unseres Gehirns selbst – ein neurobiologisches Grundmuster, eine Grundmelodie, die das Gehirn spielt, lange bevor wir einen bewussten Gedanken fassen (Northoff, 2018). Dies ist keine metaphorische Aussage, sondern eine empirische: Hunderte von Neuroimaging-Studien zeigen ein verblüffendes Ergebnis. Jene Gehirnregionen, die besonders aktiv sind, wenn wir scheinbar nichts tun und unseren Gedanken nachhängen (der sogenannte Ruhezustand oder Default Mode), sind exakt dieselben Regionen, die aufleuchten, wenn wir uns bewusst mit uns selbst beschäftigen – wenn wir unser Gesicht sehen, unseren Namen hören oder über unsere Persönlichkeit nachdenken. Diese Regionen, vor allem die kortikalen Mittellinienstrukturen, scheinen ein neuronales Zentrum des Selbst zu bilden (vgl. Northoff et al., 2006). Dieser »Overlap« ist der erste starke Hinweis darauf, dass der Grundzustand unseres Gehirns und unser Selbst-Erleben untrennbar verwoben sind. Das Selbst ist kein Gast im Gehirn; es ist sein permanenter Bewohner, eingeschrieben in die intrinsische Struktur von Raum und Zeit des Gehirns.

Für Anna bedeutet dies konkret: Ihr Ruhezustand ist kein neutraler Leerlauf, sondern die permanente unbewusste Wiederholung der neuronalen Muster, die ihr »Leistungs-Selbst« ausmachen. Ihr Gehirn festigt in der Stille die Pfade der Kontrolle. Für Markus ist der Ruhezustand ein Ort, an dem die neuronalen Netzwerke der Zurückweisung permanent aktiv sind. Sein Gehirn simuliert unaufhörlich die Möglichkeit des Schmerzes. Noch tiefer gehend zeigt Northoff, dass die spontane Aktivität des Gehirns nicht nur mit dem Selbst überlappt, sondern dass sie selbst bereits Selbst-spezifische Informationen enthält und sogar vorhersagt (Northoff, 2023). Das ist eine radikale Idee: Das Selbst wird nicht erst als Reaktion auf eine Frage konstruiert, sondern es ist ein fortlaufender prädiktiver Prozess. Das Gehirn trifft ständig eine Vorhersage über sich selbst – ein unbewusstes Selbst-Narrativ, das jede bewusste Wahrnehmung vorwegnimmt. Das bedeutet: Wir reagieren nicht »objektiv« auf die Welt. Wenn Annas Chef sie ansieht, hat ihr Gehirn die Interpretation »Bewertung/Gefahr« bereits Millisekunden vorher als Wahrscheinlichkeit berechnet, basierend auf ihrer Grundmelodie. Wenn Markus' Partnerin schweigt, füllt sein Gehirn diese Stille nicht mit Möglichkeiten, sondern mit der bereits aufgezeichneten Melodie der Ablehnung.

Die Form der Melodie: Das 4E-Selbst und die Rolle von Emotion

Diese Grundmelodie ist jedoch keine rein interne Angelegenheit des Gehirns. Die Kognitionswissenschaft hat hierfür das elegante 4E-Modell (▶ 4E-Kognitionsmodell) entwickelt, das uns zeigt, wie umfassend unser Selbst mit der Welt verwoben ist (vgl. Gallagher u. Zahavi, 2012). Unser Selbst ist »embodied«, untrennbar mit unserem Körper verbunden. Annas steife Haltung ist nicht die Folge ihres Stress-Selbst, sie *ist* ihr Stress-Selbst, verkörpert. Unser Geist ist »embedded«, eingebettet in eine spezifische kulturelle Umwelt. Annas Gehirn ist auf die Melodie einer leistungsorientierten Kultur gestimmt; ihre Priors stammen aus ihrer Umgebung. Wir schaffen unsere Realität »enacted«, durch unser Handeln. Markus' Vermeidungsverhalten bestätigt immer wieder seine Realität der Einsamkeit; er schafft sie durch seine Handlungen (▶ aktive Inferenz) mit. Und schließlich ist unser Selbst »extended«, erweitert über die Grenzen unseres Schädels hinaus – in unsere Beziehungen, unsere Smartphones und unsere Narrative.

Doch wo bleibt die emotionale Dimension? Emotion ist in diesem Modell kein separates fünftes Element. Sie ist vielmehr die gefühlte Konsequenz des Zusammenspiels der vier anderen Dimensionen. Emotion bewertet den Zustand des gesamten Systems in Bezug auf seine Überlebensfähigkeit. Sie ist die gefühlte Qualität der Grundmelodie. Wenn Anna die dumpfe Leere spürt, ist diese Emotion die phänomenologische Folge ihrer verkörperten Anspannung, ihrer eingebetteten Leistungsskripte und ihrer vollzogenen Routinen. Emotion ist die Musik, die aus dem Orchester der vier E's erklingt – nicht nur ein weiteres Instrument, sondern die lebendige Signatur unseres Systemzustands.

Von der Melodie zur bewussten Wahrnehmung: Der Aufstieg zum Bewusstsein

Wie wird aus diesem unbewussten Grundmuster ein bewusster Gedanke oder ein Gefühl? Emotionen sind die erste, rohe Bewertung der körperlichen Signale. Sie markieren die Grundmelodie als harmonisch (Freude, Stimmigkeit) oder dissonant (Angst, Trauer, Überraschung). Kognitionen – unsere bewussten Gedanken – sind oft erst ein später folgender Versuch, dieser affektiven Melodie einen Sinn zu geben.

Das Default Mode Network fungiert dabei als entscheidender Relevanzfilter. Es »taggt« Informationen mit Selbst-Spezifität und entscheidet, welche der unzähligen Informationen den hohen Preis der bewussten Verarbeitung wert ist. Der Neurobiologe Gerhard Roth betont, dass Bewusstsein eine äußerst knappe und metabolisch teure Ressource ist (Roth, 2019). Das DMN hebt nur jene Informationen auf die große Bühne unseres Erlebens, die für das Selbst als relevant markiert sind. Das erklärt den Tunnelblick der Depression: Das Gehirn lässt nur noch Informationen durch, die das negative Selbstmodell bestätigen, weil alles andere als »irrelevant« gefiltert wird.

Hier schließt sich der Kreis: Das Freie-Energie-Prinzip erklärt das thermodynamische *Warum* – die existenzielle Notwendigkeit, Entropie zu minimieren. Northoffs Arbeit zum ▸ »Rest-Self Containment« erklärt das neurobiologische *Wie* – dass die spontane Gehirnaktivität das Selbst codiert und vorhersagt. Zusammen zeigen sie, dass das Streben nach Vorhersagbarkeit (Friston) der informationstheoretische Ausdruck eines tiefgreifenden biologischen Prozesses ist: der unaufhörlichen Anstrengung des Gehirns, die Stabilität und Kontinuität seiner eigenen affektiv getönten Grundmelodie zu wahren.

Zur eigenen Werkstatt: Das Labor der Vorhersagefehler

Dieses Kapitel hat die grundlegende Logik unseres Gehirns offenbart. Die folgende Übung soll helfen, vom theoretischen Verständnis zur praktischen Beobachtung zu gelangen. Werden Sie für eine Woche zur wohlwollenden Forscherin in Ihrem eigenen Labor des Lebens.

Schritt 1: Den Vorhersagefehler identifizieren

Achten Sie auf die kleinen und großen Momente, in denen die Realität von Ihrer Erwartung abweicht. Das kann ein unerwartetes Lob sein, eine plötzliche Planänderung oder auch nur der Bus, der vor Ihrer Nase wegfährt. Notieren Sie sich am Abend eine bis zwei solcher Situationen. *Frage:* Was habe ich erwartet (Prior)? Was ist tatsächlich passiert (Input)?

Schritt 2: Die Reaktion analysieren

Wie hat Ihr System auf diesen Vorhersagefehler reagiert? Beobachten Sie auf drei Ebenen:

- *Gedanken:* Welche automatischen Gedanken schossen Ihnen durch den Kopf, um den Fehler zu erklären?
- *Gefühle:* Welche Emotionen tauchten auf (Angst, Ärger, Freude)?

- *Körperempfindungen:* Was haben Sie in Ihrem Körper gespürt (Anspannung, Hitze, Kribbeln)?

Schritt 3: Die zwei Wege zur Stimmigkeit erkennen

Wie haben Sie instinktiv versucht, die Spannung des Vorhersagefehlers zu reduzieren?

- Haben Sie den Weg des Lernens gewählt - Ihre innere Sichtweise angepasst (»Vielleicht kommt der Bus gleich«)?
- Oder den Weg des Handelns (aktive Inferenz) - versucht, die äußere Welt zu verändern (auf die Uhr schauen, fluchen, laufen)?

Diese Übung schärft die Wahrnehmung für die Mechanik Ihres Geistes. Allein dieses Bewusstsein für die eigenen Vorhersagemuster ist der erste Schritt zu mehr Gelassenheit und Flexibilität.

3 Die kontrollierte Halluzination – Wie das Gehirn Realität erschafft

Das letzte Kapitel hat uns das Gehirn als fundamentales Vorhersagesystem gezeigt (siehe Kapitel 2: Das Freie-Energie-Prinzip). Doch nun drängt sich die weitaus intimere Frage nach dem Wie auf: Mit welcher konkreten »Software« setzt unser Gehirn dieses übergeordnete Ziel um? Wie genau funktioniert diese unermüdliche Maschine, die aus dem fragmentarischen Strom der Sinneseindrücke und den leisen Echos der Vergangenheit jene scheinbar nahtlose und solide Wirklichkeit webt, die wir erleben?

Die Antwort, die uns die moderne Kognitions- und Neurowissenschaft darauf gibt, ist ebenso elegant wie revolutionär: die prädiktive Verarbeitung (»Predictive Processing«, PP; vgl. Clark, 2016). Dieses Konzept gipfelt in einer der kühnsten und gleichzeitig empirisch fundiertesten Erkenntnisse der modernen Neurowissenschaft: Unsere erlebte Wirklichkeit ist keine objektive Fotografie der Welt, sondern eine meisterhaft gefertigte, kontrollierte Halluzination, die das Gehirn unablässig an den spärlichen Daten der Sinne eicht und justiert. Das Gehirn malt nicht ab, was ist, sondern entwirft fortlaufend kühne Hypothesen darüber, was sein könnte. Doch diese Halluzination ist »kontrolliert«, weil sie ständig von der Realität korrigiert wird – wenn sich die Welt anders verhält als vorhergesagt.

Das innere Orakel: Die zwei Geschwindigkeiten des Geistes

Wie also bewerkstelligt unser Gehirn diese erstaunliche Leistung der Vorhersage? Die Antwort liegt im dynamischen Zusammenspiel von Vorhersagen, die von unseren inneren Modellen ausgehen, und den Signalen, die aus der Welt und unserem Körper eintreffen. Hier können wir eine Brücke zu einer der einflussreichsten Ideen der modernen Psychologie schlagen: der Dual-Process-Theorie, die postuliert, dass unser Denken auf zwei fundamental unterschiedliche Arten operiert (Evans u. Stanovich, 2013).

Typ-1-Prozesse sind schnell, automatisch, intuitiv und unbewusst. Sie entsprechen dem unaufhörlichen Strom von Top-down-Vorhersagen, den unser Gehirn generiert. Wenn wir einen Raum betreten, »wissen« wir sofort, wo Boden und Decke sind, ohne darüber nachdenken zu müssen. Das ist eine schnelle Vorhersage unseres generativen Modells. Neurobiologisch sind Typ-1-Prozesse das Werk schneller, hierarchisch tiefer gelegener Netzwerke – die Amygdala, der Thalamus, schnelle kortikal-subkortikale Schleifen. Sie sind evolutionär alt und für Überlebenssituationen optimiert.

Typ-2-Prozesse sind langsam, kontrolliert, reflexiv und bewusst. Sie werden dann aktiv, wenn die schnellen Vorhersagen auf einen signifikanten Vorhersagefehler stoßen. Wenn der vermeintliche Boden plötzlich nachgibt, schaltet unser Gehirn in den langsamen, analytischen Modus, um das Modell zu aktualisieren und eine neue, bessere Erklärung zu finden. Neurobiologisch brauchen Typ-2-Prozesse die kognitive Kontrolle des präfrontalen Kortex und sind evolutionär jung. Sie sind metabolisch teuer, deshalb nutzt das System sie sparsam.

Die ▸ prädiktive Verarbeitung liefert somit den subpersonalen Mechanismus, der die Grundlage für die personale Erfahrung von zwei unterschiedlichen Denkmodi bildet (vgl. Augusto, 2024). Die meiste Zeit surfen wir auf der Welle unserer schnellen Typ-1-Vorhersagen. Nur wenn diese Welle bricht – wenn die Überraschung groß genug ist –, schalten wir in den aufwendigen, aber notwendigen Typ-2-Modus des bewussten Nachdenkens und Lernens um.

Der hierarchische Aufbau: Von abstrakten Grundüberzeugungen bis zu konkreten Wahrnehmungen

Die Generierung von Vorhersagen entspringt unseren komplexen, hierarchisch organisierten internen Modellen (vgl. Clark, 2016). Man kann sich dies wie eine mehrstufige Pyramide vorstellen: An der Spitze thront ein Gefüge aus abstrakten Grundüberzeugungen (Priors). Nehmen wir Annas hochpräzisen Prior: »Ich muss perfekt sein, um sicher zu sein.« Dieser erzeugt auf der nächsten Ebene die Vorhersage: »Ein Fehler in diesem wichtigen Dokument wäre eine Katastrophe.« Dies wiederum führt zur Erwartung: »Jede kritische Anmerkung meines Chefs ist ein Zeichen für mein Versagen.« Und diese Erwartung schließlich lässt sie auf der untersten Ebene das neutrale Heben einer Augenbraue (das Sinnessignal) als unmittelbare, körperlich spürbare Bedrohung interpretieren. So sickert eine abstrakte Angst bis in die konkrete Wahrnehmung durch.

Der entscheidende Abgleich geschieht dort, wo diese Top-down-Vorhersagen auf die tatsächlich eintreffenden Bottom-up-Sinnessignale treffen. Die Differenz – der Vorhersagefehler – ist das wertvolle Signal, das Anpassung erfordert. Stellen wir uns Annas Situation konkreter vor: Sie erwartet (Prior), dass ihr Chef eine kritische Anmerkung mit strenger Miene macht. Tatsächlich lächelt er. Dieser Unterschied – diese Überraschung – ist der Vorhersagefehler. Nun steht ihr Gehirn vor einer entscheidenden Frage: Soll es seinen Prior ändern (»Vielleicht bin ich nicht so schlecht, wie ich dachte«), oder soll es den Chef neu interpretieren (»Er lächelt, weil er mich manipulieren will«)? Diese Wahl ist nicht beliebig – sie wird von einem kritischen Mechanismus bestimmt: der ▸ Präzisionsgewichtung (Clark, 2016; Friston, 2010), die wir bereits kennengelernt haben.

Das Gehirn bewertet unablässig die Verlässlichkeit – die Präzision – seiner eigenen Vorhersagen im Vergleich zu den neu eintreffenden Sinnesdaten. Präzision bedeutet hier: Wie sicher bin ich in meiner Vorhersage? Ist sie basierend auf jahrelanger Erfahrung hochpräzise, oder ist sie spekulativ und unsicher? Gleichzeitig bewertet das Gehirn die Präzision des eintreffenden Signals: Ist dieses neue Sinneserlebnis zuverlässig (z. B. das wiederholte Lächeln eines vertrauten Menschen), oder könnte es Rauschen oder Täuschung sein? Die Kunst des Gehirns liegt darin, diese beiden Präzisionswerte ständig gegeneinander abzuwägen: Traue ich mehr meinem alten Prior oder dem neuen Signal?

Für Markus ist dies tragischerweise anders. Sein Prior »Ich werde am Ende immer verlassen« ist nicht hochpräzise, weil er rational ist, sondern weil er durch Angst hyperaktiviert wurde. Ein freundliches Wort seiner Partnerin (ein Vorhersagefehler gegen seinen Prior) wird von ihm als so unpräzise und unzuverlässig eingestuft – kontaminiert durch seinen Zweifel – dass es einfach verpufft. Die kalte Logik des Lernens wird außer Kraft gesetzt.

Fame in the brain: Wie eine Hypothese ins Bewusstsein tritt

Die Präzisionsgewichtung ist mehr als nur ein technischer Regler; sie ist das Tor zum Bewusstsein. In jedem Moment konkurrieren unzählige Hypothesen unseres Gehirns um die Deutung der Realität. Die meisten dieser Prozesse laufen unbemerkt im Hintergrund ab. Wie entscheidet sich, welche Hypothese zur bewusst erlebten Realität wird?

Hier hilft uns die Metapher des Philosophen Daniel Dennett vom »Fame in the brain« (Dennett zit. nach Dołęga u. Dewhurst, 2021). Eine Hypothese wird nicht bewusst, weil sie »wahrer« ist als andere, sondern weil sie durch den Mechanismus der Aufmerksamkeit die größte »Prominenz« oder »Reichweite« im Gehirn erlangt. Stellen Sie sich das Gehirn als ein großes Netzwerk von konkurrierenden Radiosendern vor. In jedem Moment werden Hunderte von Hypothesen gleichzeitig erzeugt. Nur eine davon wird bewusst wahrgenommen – die anderen bleiben unsichtbar im Hintergrund. Das ist nicht die beste oder wahrste Hypothese – es ist die, der das Gehirn die meiste »Sendezeit« gibt, die es mit der größten Lautstärke verstärkt. Das ist »Fame«: mediale Dominanz, nicht Wahrheit.

Aufmerksamkeit, in der Sprache der prädiktiven Verarbeitung, ist nichts anderes als die gezielte Erhöhung der Präzision eines bestimmten Signals. Indem das Gehirn einem Vorhersagefehler eine hohe Präzision zuweist, sagt es: »Dieses Signal ist wichtig! Es verdient, von möglichst vielen Arealen des Gehirns gehört zu werden.« Die Hypothese, die diesen wichtigen Fehler am besten erklärt, gewinnt an »Fame«, wird für das System zur relevantesten Information und damit zur »Gewinner-Hypothese«, die unser bewusstes Erleben dominiert und für unser Handeln bestimmend wird (Hohwy, 2020). Unsere bewusste Wahrnehmung ist also das Ergebnis eines ständigen Wettbewerbs, eines demokratischen Prozesses, bei dem die Aufmerksamkeit die entscheidenden Stimmen vergibt.

Der innere Statistiker: Die hybride Struktur unserer Überzeugungen

Wie aber meistert unser Gehirn die unvermeidlichen Unsicherheiten dieses Abgleichs? Die Antwort liegt in einer Logik des Erfahrungslernens, die das Gehirn in vereinfachter Form umsetzt (vgl. Clark, 2016; Friston, 2010).

Unsere internen Modelle, die Priors, sind dabei keine einfachen Sätze, sondern komplexe hybride Gebilde. Wie der Philosoph Christian Michel (2023) darlegt, bestehen unsere Konzepte aus einem Zusammenspiel verschiedener Formate:

- Prototypen: eine abstrakte, verallgemeinerte Vorstellung (z. B. der »typische« Hund). Dies entspricht einer eher oberflächlichen Verarbeitung im prädiktiven System.
- Exemplare: konkrete, erinnerte Beispiele (z. B. der eigene Hund Bello). Dies entspricht einer tieferen, detailreicheren Verarbeitung, die bis in sensorische Areale reicht.
- Theorien: kausales Wissen über die Welt (z. B. »Hunde bellen, weil sie ihr Territorium verteidigen«). Dies entspricht der Verknüpfung eines Konzepts mit anderen, übergeordneten oder benachbarten Konzepten im Netzwerk.

Diese drei Formate sind nicht isoliert. Sie bilden ein Ökosystem von Überzeugungen, in dem sich eines ins andere verflechtet. Der Prototyp (die allgemeine Regel) ist der abstrakteste, am leichtesten zu verändernde. Die Exemplare (konkrete Erinnerungen) sind emotional aufgeladen und daher schwerer zu verändern. Die Theorie (die kausale Geschichte) stützt beide ab und gibt ihnen Sinn.

Das Tragische ist: In psychischem Leid verstärken sich alle drei gegenseitig. Markus' Exemplar einer Zurückweisung wird zum schmerzhaften Prototyp (»Alle Beziehungen enden gleich«), der von einer impliziten Theorie gestützt wird (»Ich bin unwürdig«). Einmal in diesem System verschlossen, ist es extrem schwer zu verändern, weil jeder der drei Kanäle die anderen beiden bestätigt. Annas Exemplare von Fehlkritiken werden zum Prototyp (»ein Fehler = Katastrophe«), gestützt durch die Theorie »mein Wert = Leistung«. Jede neue kritische Anmerkung wird sofort als Exemplar eingespeichert und bestätigt den Prototyp und die Theorie. Das System wird zur selbstverstärkenden Schleife – zur inneren Halluzination, die sich selbst erfüllt.

Den Geist öffnen: Mit flexibleren Überzeugungen zur Veränderung

Die Logik des lernenden Gehirns ist jedoch mehr als nur eine faszinierende Theorie; sie ist eine Einladung, die eigene geistige Werkstatt zu betreten und zu lernen, die Werkzeuge der Überzeugungsbildung bewusster zu handhaben. Die vielleicht wichtigste Erkenntnis ist die Einsicht, dass unsere Überzeugungen keine in Stein gemeißelten Fakten sind, sondern eher dynamische, hybride Hypothesen über die Welt. Diese Sichtweise allein kann schon eine befreiende Wirkung haben: Sie lädt zu intellektueller Bescheidenheit ein und fördert die Bereitschaft, Überzeugungen als vorläufig zu betrachten und offen für neue Informationen zu bleiben. Sie verschiebt unsere Identität von jemandem, der »recht hat«, zu jemandem, der lernt.

Die Kultivierung eines solchen »inneren Statistikers« – eines flexiblen, neugierigen Geistes – ist eine der höchsten Formen der Metakognition – des Nachdenkens über das eigene Denken. Sie bedeutet den entscheidenden Schritt von der Identifikation mit unseren Gedanken hin zu ihrer Beobachtung. Wir hören auf, die Gefangenen unserer Überzeugungen zu sein, und beginnen, uns als deren Architekten zu begreifen.

Synthese: Von der Halluzination zur Hoffnung

Die kontrollierten Halluzinationen, die wir in diesem Kapitel erforscht haben, sind also weit mehr als psychologische Kuriositäten. Sie sind das fundamentale Medium, in dem sich all unsere Erkenntnis, unser Leiden und unsere Hoffnung auf Veränderung abspielen. Das Gehirn ist kein passiver Spiegel der Welt, sondern ein aktives, vorhersagendes System, das seine inneren Modelle ständig gegen die Realität testet und anpasst – wenn es mutig genug dazu ist.

Für unsere Protagonisten bedeutet dies konkret: Annas Gefühl, in ihrem Leben festzustecken, ist Ausdruck eines prädiktiven Systems, das an sehr starken, hochpräzisen Priors festhält (»Ein sicherer Job ist das Wichtigste«). Ihr Gehirn vermeidet aktiv jede neue Evidenz, die diese Priors erschüttern könnte. Markus wiederum ist gefangen in einer selbstverstärkenden Schleife: Sein starker Prior (»Ich werde verlassen«) führt dazu, dass er mehrdeutige soziale Signale konsequent negativ interpretiert, was zu einem Verhalten führt, das den Prior immer wieder bestätigt. Ihre Halluzinationen haben sich verfestigt. Doch dieses Verständnis ist auch hoffnungsvoll: Wenn die Halluzination erlernt ist, kann sie auch wieder verlernt werden. Wenn die Überzeugungen hybrid und dynamisch sind, können sie reorganisiert werden. Das ist die Philosophie der Veränderung, die uns durch dieses Buch führt.

Zur eigenen Werkstatt: Die eigenen Priors auf dem Prüfstand

So wie Anna und Markus in ihren selbstverstärkenden Schleifen gefangen sind, werden auch wir oft von unseren eigenen starken Priors gesteuert. Diese Übung lädt Sie ein, selbst zur Forscherin und zum Forscher zu werden und eine dieser Hypothesen auf den Prüfstand zu stellen.

Schritt 1: Eine hinderliche Überzeugung (Prior) identifizieren
Wählen Sie eine starke, aber vielleicht schmerzhafte oder einschränkende Überzeugung, die Sie über sich selbst, andere oder das Leben haben (z. B. »Ich muss immer alles allein schaffen«, »Auf andere kann man sich nicht verlassen«, »Ich bin unkreativ«).

Schritt 2: Die Beweislage analysieren
Stellen Sie sich vor, Sie wären ein fairer Richter und müssten die Beweise für und gegen diese Überzeugung abwägen.

Beweise für den Prior: Welche konkreten Erfahrungen (Exemplare) scheinen diese Überzeugung zu bestätigen? Welche allgemeine Regel (Prototyp) leiten Sie daraus ab? Welche Geschichte (Theorie) erzählen Sie sich dazu?
Beweise gegen den Prior: Suchen Sie nun aktiv nach »einzigartigen Ergebnissen« - nach Ausnahmen von der Regel. Gab es nicht doch Momente, in denen Sie erfolgreich um Hilfe gebeten haben? Situationen, in denen jemand verlässlich war?

Schritt 3: Das Experiment entwerfen

Eine gute Wissenschaftlerin gibt sich nicht mit alten Daten zufrieden. Sie entwirft ein Experiment, um neue Evidenz zu sammeln. Was wäre ein kleines, sicheres Experiment, das Sie in der nächsten Woche durchführen könnten, um Ihre alte Überzeugung (den Prior) gezielt herauszufordern?
Wenn Ihr Prior lautet: »Ich muss alles allein schaffen«, könnte Ihr Experiment sein, einen Kollegen bei einer Kleinigkeit um Hilfe zu bitten.
Wenn Ihr Prior lautet: »Ich bin unkreativ«, könnte Ihr Experiment sein, fünf Minuten lang ohne Ziel und Anspruch etwas zu kritzeln.

Schritt 4: Das Ergebnis auswerten

Beobachten Sie das Ergebnis Ihres Experiments ohne Urteil. Was ist passiert? Hat die neue Evidenz Ihren alten Prior ein wenig erschüttert? Selbst wenn das Experiment »fehlschlägt«, haben Sie wertvolle neue Daten gewonnen. Diese Haltung des neugierigen Forschens ist der Kern des lernenden Gehirns und der Schlüssel, um aus dem Gefängnis alter Überzeugungen auszubrechen.

4 Der formbare Geist – Die Biologie der Hoffnung

Wir haben die elegante Logik kennengelernt, nach der unser Geist als unermüdliche Vorhersagemaschine seine Modelle der Welt anpasst. Doch diese immaterielle Software bliebe wirkungslos ohne eine kongeniale Hardware – eine biologische Substanz, die die außergewöhnliche Eigenschaft besitzt, sich durch die Nutzung der Software selbst umzugestalten.

Jeder Gedanke, den wir denken, jede Fähigkeit, die wir üben, jede Erfahrung, die uns berührt, ist mehr als nur ein flüchtiger Moment im Bewusstsein. Sie ist ein mikroskopischer Eingriff in die Substanz unseres Selbst, ein Akt der Formgebung, der die neuronale Topografie unseres Gehirns subtil, aber unaufhörlich verändert. Dieses Kapitel widmet sich dem materiellen Fundament all dieser Prozesse: der Neuroplastizität.

Wir tauchen ein in die Erkenntnis, dass unser Gehirn kein starrer Schaltplan ist, wie man lange glaubte, sondern ein lebendiger Garten, den wir bewusst kultivieren können. Diese Einsicht bildet das Herzstück der Positiven Neuropsychologie. Statt sich nur auf Defizite zu konzentrieren, fragt sie, wie wir kognitive Gesundheit und Resilienz aktiv fördern können (Reddy, 2025). Die Neuroplastizität ist die Antwort auf diese Frage. Sie ist die Biologie der Hoffnung, die uns den gestalterischen Auftrag gibt, an die Möglichkeit eines anderen Selbst zu glauben – nicht als spirituelles Versprechen, sondern als physiologische Realität.

Neuroplastizität: Die Kultivierung des Netzwerk-Selbst

Im Kern beschreibt Neuroplastizität die lebenslange Fähigkeit des Gehirns, seine Struktur und Funktion als Reaktion auf Erfahrung neu zu organisieren (vgl. Doidge, 2007). Stellen Sie sich Ihr Gehirn als eine wilde, wuchernde Landschaft vor: Ständig können neue Pfade geschlagen, ungenutzte Wege vom Gestrüpp zurückerobert und bestehende Verbindungen zu breiten Alleen ausgebaut werden. Dieses Bild eines Organs im ständigen Wandel ist die biologische Grundlage für das Lernen selbst und für den Aufbau dessen, was die Forschung »kognitive Reserve« nennt – die Widerstandskraft gegen altersbedingte Veränderungen (Reddy, 2025).

Doch diese Formbarkeit ist wertneutral. Sie ist ein zweischneidiges Schwert. Sie ist nicht nur Quelle unseres Wachstumspotenzials, sondern auch der Mechanismus, durch den sich Schmerz und Angst in unsere Biologie einschreiben. Die Furchen negativer Denkmuster vertiefen sich mit jeder unbewussten Wiederholung, die Pfade der Vermeidung werden zu breiten Autobahnen, während die Wege zu Freude und Mut verwildern, wenn sie nicht begangen werden. Die Neuroplastizität baut aus, was wir am häufigsten benutzen.

Hier müssen wir einen evolutionären Aspekt beachten, den die Neuropsychologie treffend als »Negativity Bias« beschreibt. Man könnte dieses Prinzip in einer anschaulichen Metapher zusammenfassen: »Für das Negative ist unser Gehirn wie ein Klettverschluss, für das Positive wie Teflon.« Das ist keine Bosheit der Natur, sondern ein Überlebensmechanismus. Eine Gefahr zu übersehen, konnte unsere Vorfahren das Leben kosten; eine Freude zu verpassen, war verschmerzbar. Deshalb speichert unser Gehirn Schmerz und Angst sofort und dauerhaft (»Klettverschluss«), während positive Erfahrungen oft abperlen (»Teflon«), wenn wir sie nicht bewusst festhalten. Das erklärt, warum Markus' Angst vor Ablehnung so schnell zu einer stabilen Autobahn wurde, während seine positiven Beziehungserfahrungen oft nur schwache Trampelpfade bleiben. Die Neuroplastizität arbeitet hier im Dienste des Überlebens, nicht des Glücks. Umso wichtiger ist die bewusste Kultivierung der positiven Pfade, um diesen Bias auszugleichen.

Die tiefgreifendste Implikation liegt jedoch in ihrer Bedeutung für unsere Identität. Wenn die neuronale Basis unserer Gedanken und Gefühle veränderbar ist, erweist sich die Idee eines statischen Charakters als Illusion. Die Philosophin Kathleen Wallace (2019) beschreibt das Selbst treffend als ein »kumulatives Netzwerk Selbst« – ein dynamisches Geflecht aus biologischen, psychologischen und sozialen Beziehungen. Neuroplastizität ist die materielle Entsprechung dieses Konzepts. Sie bedeutet, dass wir durch unser Handeln und unsere Aufmerksamkeit zu aktiven Mitgestaltern dieses Netzwerks werden. Wir sind nicht nur Bewohner dieses Gartens, sondern Gärtner, die Verantwortung tragen.

Was zusammen feuert, verdrahtet sich: Das Gehirn im Umbau

Wie vollzieht sich dieser Umbau auf der Ebene der Nervenzellen? Die Antwort liegt in der synaptischen Plastizität, dem dynamischen Tanz der Verbindungen. Ein zentrales Prinzip ist die ▸ Hebb'sche Lernregel: »Neurons that fire together, wire together« (Hebb, 1949, S. 62). Wenn zwei Neuronen wiederholt gleichzeitig aktiv sind, verstärkt sich ihre chemische und strukturelle Verbindung. Die Signalübertragung wird effizienter, die Wahrscheinlichkeit zukünftigen gemeinsamen Feuerns steigt. So entstehen neuronale Pfade, die Gedanken oder Verhaltensmuster repräsentieren – ähnlich einem Trampelpfad im Wald, der breiter wird, je öfter er begangen wird.

Ein entscheidender, oft übersehener Faktor bei diesem Ausbau ist die Myelinisierung. Wenn wir einen Gedanken oder eine Handlung oft wiederholen, umhüllen spezielle Helferzellen die Nervenbahnen mit einer weißen Isolierschicht (Myelin). Dies verwandelt den »Trampelpfad« (langsame Signalübertragung) in ein »Glasfaserkabel« (Hochgeschwindigkeitsübertragung). Das erklärt zwei Phänomene bei unseren Protagonisten:

1. Warum alte Muster so schnell sind: Annas Gedanke »Sicherheit ist alles« ist hochgradig myelinisiert. Er rast so schnell durch ihr Gehirn, dass er da ist, bevor sie ihn bewusst wahrnimmt.
2. Warum sich Neues so mühsam anfühlt: Ein neuer Gedanke (»Ich darf kreativ sein«) muss über unisolierte, langsame Pfade reisen. Er fühlt sich holprig, anstrengend und »falsch« an. Neuroplastizität bedeutet also auch, die Geduld zu haben, bis die Isolierung des neuen Kabels abgeschlossen ist.

Doch Neuroplastizität ist keine Einbahnstraße des Aufbaus. Ebenso wichtig ist das Prinzip des »Use it or lose it«. Auf zellulärer Ebene sprechen wir hier von der Langzeit-Depression (LTD) der Synapsen – das Gegenstück zur Potenzierung. Verbindungen, die selten genutzt werden, werden chemisch geschwächt und schließlich abgebaut. Das »Vergessen« eines alten Musters ist also kein passiver Zerfall, sondern ein aktiver biologischer Aufräumprozess. Wir formen uns, indem wir Gewohnheiten stärken *und* indem wir den Mut haben, andere verkümmern zu lassen, bis sie verblassen.

Die Chemie der Aufmerksamkeit – Wann das Gehirn wirklich lernt

Doch hier müssen wir eine entscheidende Präzisierung vornehmen. Wenn bloße Wiederholung alles wäre, würde unser Gehirn jeden irrelevanten Reiz dauerhaft speichern. Warum erinnern wir uns an den einen Moment der Gefahr glasklar, vergessen aber, was wir gestern gefrühstückt haben? Das Gehirn verändert sich nicht immer gleichförmig.

Hier lohnt sich ein Blick auf die Entwicklung. Kindergehirne sind permanent plastisch; ihr »Fenster der Veränderung« steht sperrangelweit offen, weshalb sie

Sprachen wie Schwämme aufsaugen. Im Erwachsenenalter schließt sich dieses Fenster teilweise, um Stabilität zu gewährleisten. Die Plastizität geht uns nicht verloren; sie wandelt sich lediglich von einer biologischen Selbstverständlichkeit zu einem Vorhaben, das unsere bewusste Entscheidung verlangt.

Wie tun wir das? Hier schließt sich der Kreis zu den in Kapitel 2 besprochenen Vorhersagefehlern und dem Konzept der Präzisionsgewichtung. Wir haben dort gelernt, dass das Gehirn Fehlern unterschiedliche Wichtigkeit zuweist. Auf der materiellen Ebene nutzt es dafür einen faszinierenden chemischen Code. Wenn wir überrascht werden – wenn etwas wichtig, neu oder unerwartet ist –, fluten Neuromodulatoren das System. Sie sind die biologische Währung der Präzision:

- Acetylcholin schärft den Fokus wie ein Scheinwerfer und signalisiert: »Achtung, Detailgenauigkeit erhöhen!«
- Noradrenalin sorgt für Wachheit und Erregung: »System hochfahren!«
- Dopamin markiert die Relevanz und Belohnungserwartung: »Das hier ist wertvoll, speichern!«

Diese Botenstoffe wirken wie ein chemischer Dünger oder ein Leuchtstift, der genau jene neuronalen Verbindungen für den Umbau markiert, die gerade aktiv sind. Sie öffnen das »plastische Fenster« des erwachsenen Gehirns wieder einen Spalt weit. Ohne diesen chemischen Cocktail bleibt die Synapse starr.

Das bedeutet für die Praxis der Veränderung: Mechanisches Wiederholen allein (stumpfes Auswendiglernen) reicht oft nicht aus, weil der chemische Dünger fehlt. Damit Neuroplastizität stattfindet – damit der neue Pfad im Garten wirklich angelegt wird –, braucht es emotionale Beteiligung und fokussierte Aufmerksamkeit. Wir müssen dem Gehirn signalisieren, dass das Neue wichtig ist. Ein neuer Gedanke, der emotionslos und nebenbei gedacht wird (z. B. eine Affirmation beim Zähneputzen), hinterlässt kaum Spuren. Ein Gedanke aber, der mit der Dringlichkeit der Aufmerksamkeit und der Wärme einer Emotion geladen ist, öffnet die chemischen Tore der Plastizität. Das erklärt, warum Momente tiefer Einsicht in der Therapie oft nachhaltigere Spuren hinterlassen als stundenlanges Üben ohne Herzblut.

Synthese: Die Brücke von der Vorhersage zur Veränderung

Die Neuroplastizität ist damit keine abstrakte Zusatzfunktion, sondern die physische Antwort des Gehirns auf die Forderung des Freie-Energie-Prinzips. Sie ist der unermüdliche Baumeister, der die abstrakten Baupläne der Inferenz in neuronale Architektur übersetzt (Piekarski, 2023).

Stellen Sie sich den Vorhersagefehler als unüberhörbaren Alarm vor. Wenn Markus trotz Angst eine positive Geste erlebt, entsteht eine Spannung, die er nicht auflösen kann. Dieser Alarm ist der Auftrag an das System: »Deine alte Karte ist fehlerhaft! Zeichne sie neu!« Das Gehirn muss sein generatives Modell anpassen. Die Neuroplastizität ist der Mechanismus, der dieses »Update« vollzieht. Synapsen werden neu justiert, alte Pfade geschwächt, neue gestärkt. Die immaterielle Einsicht wird zu neuer physischer Realität. Diese Erkenntnis ist zutiefst ermächtigend: Wenn unsere Identität biologisch gesehen ein Prozess und kein Zustand ist, bleibt sie einer bewussten Gestaltung zugänglich.

Den Wandel lenken: Die Praxis der Selbst-Formung

Die revolutionäre Konsequenz der Neuroplastizität ist, dass wir diesem Prozess nicht ausgeliefert sind. Wir sind Erben und Gestalter unseres Gehirns zugleich. Dieser gestalterische Akt geschieht durch intentionale Aktivitäten – bewusste Handlungen, mit denen wir gezielt positive Veränderungen fördern (vgl. Doidge, 2007).

Psychotherapie erscheint in diesem Licht als hochspezifisches neuroplastisches Training. Der therapeutische Raum wird zum Labor, in dem neue neuronale »Bewegungen« erprobt werden. Doch es geht um mehr als bewusstes Umlernen. Oft steuern unbewusste Prozesse unser Verhalten (Bazan, 2024). Wenn Therapie unbewusste Muster ins Bewusstsein hebt, ist dies selbst ein neuroplastischer Akt: Er unterbricht die Automatisierung alter Pfade und ermöglicht die Rekonsolidierung von Gedächtnisspuren – das alte Muster wird labil, quasi wieder flüssig, und kann in neuer, weniger schmerzhafter Form wieder abgespeichert werden (Rabeyron, 2022).

Eine ähnliche Form der Aufmerksamkeitslenkung bieten Achtsamkeits- und Meditationsübungen. Sie trainieren jene Netzwerke im präfrontalen Kortex, die für Selbstwahrnehmung und Impulskontrolle zuständig sind. In diesen Arealen sitzt gleichsam die Dirigentin, die das oft chaotische Orchester unserer Impulse leitet. Regelmäßige Praxis hilft, die negativen Schleifen des Default Mode Network (DMN) zu unterbrechen, indem wir lernen, unsere Gedanken zu beobachten, ohne uns mit ihnen zu identifizieren (vgl. Brewer, 2017).

Auch die Hinwendung zu neuen Fähigkeiten im Außen nutzt diese Prinzipien. Ob Sprache, Instrument oder Sport: Jede Herausforderung, die uns aus Routinen reißt, stimuliert das Gehirn massiv. Für Anna könnte das Erlernen einer handwerklichen Fähigkeit der Schritt sein, um die Dominanz ihrer analytischen »Sicherheitsautobahn« zu durchbrechen.

Auf fundamentaler Ebene wirkt schließlich körperliche Betätigung als direkter Kultivator des biologischen Bodens. Bewegung regt die Produktion neurotropher Faktoren wie BDNF (»Brain-Derived Neurotrophic Factor«) an. Man kann sich BDNF wie einen »Wachstumsdünger« vorstellen (vgl. Ratey, 2013). Bewegung allein lehrt uns noch nichts Neues (sie streut keine Samen), aber sie bereitet den Boden vor, sodass, *wenn* wir lernen, die neuen Verbindungen viel schneller und robuster wachsen. Hier schließen sich Geist und Materie kurz: Unsere bewusste Ausrichtung formt die biologische Substanz unseres Denkorgans.

Die Quelle des Neuen und die Rolle des Schlafs

Woher aber kommen die neuen Ideen in unserem neuronalen Garten? Die Forschung verweist auf das kreative Potenzial des »Leerlaufs«. Wenn wir unsere Gedanken schweifen lassen, wird das Default Mode Network (DMN) aktiv. Lange als »Ruhemodus« missverstanden, gilt es heute als Quelle des Neuen und Zentrum des sozialen Selbst (Röska-Hardy, 2023; Li, Mai u. Liu, 2014). Im DMN werden Erinnerungen reaktiviert, Zukunftsszenarien simuliert und unverbundene Ideen zu neuen Assoziationen verknüpft (Dohmatob, Dumas u. Bzdok, 2017). Es ist der Ort der Intuition. Geben wir dem »Mind-Wandering« bewusst Raum, öffnen wir die Tür zu unserem kreativen Potenzial.

Ein oft übersehener, aber kritischer Akteur in diesem Prozess ist der Schlaf. Neuroplastizität findet nicht nur statt, wenn wir üben, sondern vor allem, wenn wir ruhen. Im Schlaf, besonders in der REM-Phase, führt das Gehirn ein »Replay« durch: Die tagsüber neu angelegten Pfade werden tausendfach im Zeitraffer »abgefahren« und konsolidiert, während unwichtige Verbindungen gekappt werden. Der Gärtner arbeitet also auch nachts. Guter Schlaf ist keine Pause vom Lernen, sondern der Moment, in dem das Gelernte dauerhaft in die Struktur eingebrannt wird.

Zudem wird Neuroplastizität nicht nur von innen geformt. Wir sind verkörperte Wesen in ständigem Austausch mit der Umwelt. Unser Gehirn ist ein Resonanzorgan. Wenn wir uns in der Gegenwart anderer Menschen befinden, gleichen sich unsere physiologischen Rhythmen und neuronalen Muster oft unbewusst an. Wir »spiegeln« das Gegenüber. Das bedeutet, dass wir nicht nur durch das geformt werden, was wir selbst tun, sondern auch durch das, was wir beobachten und miterleben. Das mutige Handeln eines anderen kann – über das System der Spiegelneuronen – in unserem Gehirn eine »stellvertretende

Plastizität« anregen. Wir lernen Mut, indem wir Mut sehen. Wir werden buchstäblich durch unsere Umgebung mitgeformt – eine Erkenntnis, die die Wichtigkeit eines förderlichen sozialen Umfelds unterstreicht.

Neuland betreten: Die Anpassungskraft des Gehirns

Die Kraft der Neuroplastizität zeigt sich eindrücklich in der Anpassung an neue Lebenssituationen. Ein Umzug oder Berufswechsel fordert unsere Vorhersagemodelle massiv heraus. Anfangs dominiert Unsicherheit – hohe freie Energie. Doch mit jeder Erfahrung, die mit hoher Aufmerksamkeit verarbeitet wird, beginnt das Gehirn, neue Verbindungen zu knüpfen. Neuroplastizität ist der stille Motor, der es uns ermöglicht, uns immer wieder neu in der Welt zu beheimaten.

Noch dramatischer zeigt sich dies nach Verletzungen. Entgegen dem alten Dogma der Irreversibilität wissen wir heute: Das Gehirn besitzt erstaunliche Reorganisationsfähigkeiten (Doidge, 2007). Unbeschädigte Areale können Funktionen übernehmen – nicht als Wunder, sondern als Ergebnis harter Arbeit, bei der die Plastizität durch gezielte Stimulation aktiviert wird.

Zur eigenen Werkstatt: Der neuroplastische Gärtner

Dieses Kapitel hat Ihnen die Schlüssel zum Garten Ihres Gehirns überreicht. Die folgende Übung hilft Ihnen, vom passiven Bewohner zum aktiven Gärtner zu werden.

Schritt 1: Den alten Pfad identifizieren
Denken Sie an eine festgefahrene Gewohnheit. Beschreiben Sie diesen »ausgetretenen Pfad« präzise. Beispiel: »Wenn ich gestresst bin (Auslöser), greife ich automatisch zu Schokolade (Reaktion).« Dies ist Ihre neuronale Autobahn, die durch Myelinisierung und den Klett-Effekt verstärkt wurde.

Schritt 2: Den neuen Pfad entwerfen
Welchen neuen Pfad würden Sie gerne anlegen? Welche Alternative wäre hilfreicher? Seien Sie konkret: »Wenn ich gestresst bin, gehe ich fünf Minuten an die frische Luft.« Hinweis: Erwarten Sie Widerstand! Der neue Weg ist noch nicht isoliert und fühlt sich langsam an.

Schritt 3: Die ersten Schritte gehen (Aufmerksamkeit und Wiederholung)

Ein neuer Pfad entsteht nicht über Nacht. Nehmen Sie sich vor, bei jedem Auftauchen des Auslösers bewusst innezuhalten. Erinnern Sie sich an die »Chemie der Aufmerksamkeit«: Versuchen Sie, die neue Handlung nicht mechanisch, sondern mit bewusster Präsenz und Fokus auszuführen. Das signalisiert Ihrem Gehirn Wichtigkeit und schüttet den »Dünger« (Acetylcholin/Dopamin) aus.

Schritt 4: Den Garten düngen (Belohnung und Resonanz)

Neuroplastizität liebt Belohnung (Dopamin). Würdigen Sie nach dem Handeln Ihren Erfolg. Spüren Sie das positive Gefühl. Diese emotionale Belohnung stärkt die neue Verbindung und gleicht den Negativity Bias aus. Suchen Sie zudem Resonanz im Außen, die Ihr neues Verhalten spiegelt.

Schritt 5: Wachstum in der Ruhe (Leerlauf und Schlaf)

Geben Sie Ihrem DMN Raum. Statt jede Pause digital zu füllen, lassen Sie die Gedanken beim Spaziergang schweifen. Und priorisieren Sie Ihren Schlaf – denn hier wird der Pfad befestigt.

Die Erkenntnis der Neuroplastizität hat uns die biologische Basis für Wandel offenbart. Doch wie organisieren sich diese mikroskopischen Prozesse zu den großen Mustern unseres Charakters? Um diese Dynamiken zu verstehen, wenden wir uns im nächsten Kapitel der Synergetik zu – der Lehre von der ▶ Selbstorganisation komplexer Systeme.

5 Die Melodie des Wandels – Die Muster des Lebens

Wir haben unser Gehirn in den vorangegangenen Kapiteln als eine formbare Vorhersagemaschine kennengelernt, die ständig versucht, ein dynamisches Gleichgewicht zwischen inneren Modellen und äußerer Realität herzustellen. Wir wissen nun, dass jeder Gedanke durch Neuroplastizität materielle Spuren hinterlässt. Doch hier stehen wir vor einem Rätsel, das die Betrachtung einzelner Neuronen nicht lösen kann: Wie organisieren sich diese Milliarden mikroskopischer Prozesse – das Feuern der Synapsen, die Ausschüttung von Neurotransmittern – zu den großen, stabilen und oft so schwer veränderbaren Mustern unseres Charakters?

Wie entsteht aus dem neuronalen Gewitter in unserem Kopf das stabile Gefühl »Ich bin ein ängstlicher Mensch«? Wie verfestigen sich flüchtige Reaktionen zu einer Persönlichkeit? Und, die vielleicht wichtigste Frage für jeden Veränderungsprozess: Wie kommt es zu jenen plötzlichen, oft dramatischen Wandlungen, in denen ein jahrelang stabiles Muster innerhalb kurzer Zeit zerbricht und etwas vollkommen Neues entsteht – der Moment, in dem die Raupe zum Schmetterling wird?

Um diese Dynamik zu verstehen, müssen wir die Ebene der Bausteine verlassen und uns den Prinzipien der Architektur zuwenden. Unser Führer in dieses Terrain ist die ▸ Synergetik, die Lehre vom Zusammenwirken, begründet von dem theoretischen Physiker Hermann Haken. Sie untersucht universelle Gesetzmäßigkeiten, wie aus dem Chaos vieler Einzelteile spontan geordnete Makrostrukturen entstehen – seien es die kohärenten Lichtwellen eines Lasers, die Wolkenmuster am Himmel oder eben die Gedankenmuster in unserer Psyche (vgl. Haken, 1983, 1996, 2017). Sie entschlüsselt, warum Systeme in stabilen Zuständen verharren wie eine Kugel in einem tiefen Tal, und warum der Weg aus diesem Tal oft ganz anderen Gesetzen folgt als der Weg hinein.

Ordnung aus dem Chaos: Das Prinzip der Selbstorganisation

Im Herzen der Synergetik steht das Phänomen der Selbstorganisation. Es beschreibt die geheimnisvolle Fähigkeit komplexer Systeme, aus sich heraus und ohne einen externen Bauplan oder eine zentrale »Kommandostelle« eine höhere Form der Ordnung zu schaffen. Diese Ordnung ist kein geplanter Entwurf, sondern das emergente Ergebnis des Zusammenspiels unzähliger einzelner Komponenten. Es ist der magische Moment, in dem das Ganze qualitativ anders wird als die Summe seiner Teile.

Haken (1983, 1996) verdeutlicht dies oft am Beispiel des Lasers: In einer gewöhnlichen Lampe emittieren die Atome ihre Lichtwellen völlig chaotisch und unabhängig voneinander. Es ist ein Durcheinander wie auf einem belebten Marktplatz. Führt man dem System jedoch Energie zu (den ▸ Kontrollparameter), geschieht an einem kritischen Punkt etwas Verblüffendes: Die Atome beginnen sich spontan zu synchronisieren. Sie schwingen plötzlich im gleichen Takt und senden eine einzige, extrem kraftvolle und geordnete Lichtwelle aus. Niemand hat den Atomen befohlen: »Jetzt alle im Gleichschritt!« Die Ordnung entsteht allein aus ihrer Wechselwirkung.

Die Synergetik der Psyche überträgt dieses Prinzip direkt auf unsere Innenwelt. Ein kohärenter Gedanke, eine depressive Stimmung oder ein Zwang sind demnach nicht das Produkt eines einzelnen »Gedankengenerators« oder eines »bösen Zentrums« im Gehirn. Vielmehr sind es emergente Muster, die aus dem komplexen Zusammenspiel unzähliger neuronaler Aktivierungen hervorgehen. Ein einzelnes Neuron »weiß« nichts von Angst. Aber aus dem synchronisierten Feuern von Millionen Neuronen kann die »Melodie« der Angst als beherrschendes Muster erklingen.

Zirkuläre Kausalität: Wie der Geist das Gehirn formt

Hier stoßen wir auf einen der faszinierendsten Mechanismen der Synergetik: die zirkuläre Kausalität. Sie beschreibt das Verhältnis zwischen den Teilen (den Neuronen) und dem Ganzen (dem psychischen Muster). Zunächst erzeugen die Teile durch ihr Zusammenwirken das Muster (bottom-up). Doch sobald das Muster etabliert ist, wirkt es auf die Teile zurück und zwingt ihnen sein »Gesetz« auf (top-down). Haken nennt dies das ▸ Versklavungsprinzip (»Slaving Principle«). Das klingt drastisch, beschreibt aber präzise den Vorgang: Das entstandene Ordnungsmuster (z. B. die depressive Stimmung) »versklavt« die einzelnen Gedanken und Wahrnehmungen.

Wenn Anna in ihrem Muster der »Leistungsorientierung« gefangen ist, bestimmt dieses Muster als ▸ Ordnungsparameter, wie sie einen Sonnenuntergang sieht (als »Zeitverschwendung«) oder ein Gespräch führt (als »Networking«). Das Muster schränkt die Freiheitsgrade der Einzelteile massiv ein. Die Neuronen können kaum noch anders feuern als im Takt der etablierten Melodie. Dieses Verständnis ist entscheidend: Wir sind nicht Opfer unserer Neuronen, aber wir sind auch nicht die völlig freien Kapitäne unseres Geistes. Wir sind gefangen in einer Zirkularität, in der unsere vergangenen Gedankenmuster die Wahrscheinlichkeit unserer zukünftigen Gedanken diktieren.

Ein wichtiger Aspekt hierbei ist die unterschiedliche Zeitskala: Die einzelnen neuronalen Zustände ändern sich rasend schnell (Millisekunden), aber der Ordnungsparameter (das Muster) besitzt eine hohe Trägheit und ändert sich nur sehr langsam (Monate/Jahre). Das erklärt die oft frustrierende Erfahrung in der Therapie: Wir haben blitzschnell eine neue Einsicht (neuronaler Zustand), aber das träge System braucht lange, bis sich der Ordnungsparameter verschiebt. Geduld ist also synergetisch gesehen das Respektieren dieser Zeitkonstanten.

Täler der Gewohnheit: Der Attraktor als Vorhersagetal

Wenn komplexe Systeme sich selbst organisieren, tun sie dies nicht beliebig. Sie neigen dazu, ganz bestimmte Zustände zu bevorzugen – stabile Muster, zu denen das System immer wieder zurückkehrt, selbst wenn es gestört wird. Die Synergetik nennt diese Zustände Attraktoren.

Stellen Sie sich die Landschaft Ihres Geistes bildlich als eine riesige, unsichtbare Topografie vor – eine wilde Gebirgslandschaft mit tiefen Tälern, weiten Hochebenen und schroffen Kämmen. Eine Kugel, die in diese Landschaft gelegt wird, wird unweigerlich der Schwerkraft folgen und in das nächstgelegene Tal rollen. Ein solches Tal ist ein ▸ Attraktor. Psychologisch entsprechen diese Täler unseren tiefsten Gewohnheiten, unseren Glaubenssätzen und unseren emotionalen Grundhaltungen.

Für unseren Protagonisten Markus ist sein Beziehungsmuster aus anfänglicher Idealisierung und späterer panischer Verlustangst ein extrem tiefes, steilwandiges Tal. Bei den ersten Anzeichen von Intimität rollt seine psychische Kugel fast automatisch in diesen vertrauten Abgrund. Er muss gar nicht bewusst entscheiden, ängstlich zu sein; die Topografie seiner Psyche sorgt dafür, dass die Kugel dorthin rollt.

Hier können wir nun die entscheidende theoretische Brücke zum Freie-Energie-Prinzip schlagen, das wir in den Kapiteln 2 und 3 betrachtet haben (vgl.

Friston, 2010): Ein Attraktor in der Synergetik ist mathematisch gesehen nichts anderes als ein Zustand minimaler freier Energie. Erinnern wir uns: Freie Energie ist ein Maß für Überraschung oder Vorhersagefehler. Ein tiefes Tal in der Landschaft bedeutet: Hier ist die Welt für mein Gehirn maximal vorhersagbar. Markus' Gehirn sagt das Scheitern der Beziehung mit extrem hoher Präzision vorher. Wenn die Beziehung dann tatsächlich schwierig wird und er sich einsam fühlt, ist dies für sein System zwar subjektiv leidvoll, aber informationstheoretisch »richtig« und spannungsfrei. Der Vorhersagefehler ist minimal, die Kugel ruht stabil im Tal der sich selbst erfüllenden Prophezeiung.

Das erklärt die tiefe Tragik der sogenannten maladaptiven Attraktoren: Wir verharren im Leid, nicht weil wir Masochisten sind, sondern weil das Leid für unser System der Zustand der höchsten Vorhersagbarkeit und damit der geringsten energetischen Kosten geworden ist. Aus diesem Tal zu klettern, bedeutet, gegen die »Schwerkraft« der eigenen Vorhersagen zu arbeiten – ein Prozess, der zunächst massive freie Energie (Unsicherheit, Angst, Chaos) erzeugt. Das System wehrt sich gegen die Heilung, weil Heilung zunächst eine Zunahme an Unvorhersehbarkeit bedeutet.

Wir sollten hier jedoch unterscheiden zwischen gesunder Stabilität (ein flaches Tal, das Sicherheit bietet, aber verlassen werden kann) und pathologischer Rigidität (eine Schlucht, aus der kein Entkommen ist). Charakterstärke ist Stabilität; Neurose ist Rigidität.

Hysterese: Warum der Rückweg schwerer ist als der Hinweg

Ein weiteres Konzept der Synergetik erklärt, warum es oft so schwer ist, diese Täler wieder zu verlassen: die Hysterese oder das »Gedächtnis des Systems«. Hysterese beschreibt das Phänomen, dass der Zustand eines Systems nicht nur von den aktuellen Umständen abhängt, sondern von seiner Geschichte.

Der Weg in die Erschöpfung gleicht einem Rutschen: Ein starker Wind – der Stress – drängt uns vom sicheren Plateau in ein tiefes Tal. Doch wenn sich der Sturm legt, geschieht kein Wunder; die Windstille allein trägt uns nicht zurück nach oben. Während der Abstieg ein passives Geschehen war, getrieben vom Druck der Umstände, verlangt die Rückkehr nun eine eigene, bewusste Kraftanstrengung. Wir sind in einem neuen Zustand »eingerastet«, aus dem uns die bloße Abwesenheit von Stress nicht mehr befreit.

Übertragen auf die Psyche bedeutet das: Vielleicht reichte ein bestimmter Stresspegel (sagen wir Stufe 8 von 10), um Anna in die Erschöpfung kippen zu lassen. Nun könnte man meinen, wenn sie den Stress wieder auf Stufe 7 senkt (den Wind etwas rausnimmt), müsste sie gesund werden. Doch das ist der synergetische Trugschluss. Einmal im »Tal« der Erschöpfung gefangen, hat sich die innere Landschaft verändert. Oft muss der Stress weit unter das ursprüngliche Niveau (vielleicht auf Stufe 2) gesenkt werden oder es bedarf einer massiven Zufuhr neuer Ressourcen (Therapie, Auszeit), damit die Kugel wieder über den Rand des Tals hinausrollt.

Phasenübergänge: Der Tanz am Rand des Chaos

Doch diese Muster sind nicht für die Ewigkeit gemacht. Die Synergetik beschreibt neben der Stabilität auch das Phänomen der Phasenübergänge: plötzliche qualitative Sprünge von einem Ordnungszustand in einen anderen. Wie Wasser, das bei 100 Grad nicht einfach nur »sehr heißes Wasser« bleibt, sondern plötzlich seinen Aggregatzustand ändert und zu Dampf wird, kann auch die Psyche kippen.

Diesen Übergängen geht oft eine Phase der kritischen Instabilität voraus. Bevor ein altes Muster zerbricht, beginnt es zu »flimmern«. Synergetiker nennen dies »Critical Slowing Down« oder »Critical Fluctuations« (Keller, 2025). Für den Menschen fühlt sich das oft beängstigend an: Die Stimmung schwankt extrem, alte Gewissheiten greifen nicht mehr, man fühlt sich »dünnhäutig« und unberechenbar. In der Therapie beobachten wir dies oft kurz vor einem Durchbruch: Die Symptome verschlimmern sich noch einmal (Erstverschlimmerung), die Ambivalenz wird unerträglich. Synergetisch betrachtet ist dies jedoch ein gutes Zeichen! Es zeigt, dass das alte Tal flacher wird, die Kugel beginnt, wild hin und her zu rollen. Das System sucht nach einer neuen Ordnung.

Hier geschieht das Wunder der Symmetriebrechung. Stellen Sie sich vor, wir heben die Kugel aus dem Tal auf die Spitze eines Berges. Dieser Punkt ist instabil. In welche Richtung wird die Kugel rollen? Solange sie genau auf der Spitze liegt, sind alle Richtungen gleich wahrscheinlich (Symmetrie). Aber der kleinste Windhauch reicht aus, um die Symmetrie zu brechen und eine neue Bahn festzulegen. In dieser Phase der Instabilität ist das System hochgradig sensitiv – der berühmte Schmetterlingseffekt. Ein einziges Wort, eine kleine Geste oder eine Einsicht können ausreichen, um das System in einen völlig neuen Attraktor (z. B. Hoffnung) kippen zu lassen. Therapie ist oft der Versuch, das System künstlich in diesen instabilen Zustand zu bringen, damit eine neue Symmetriebrechung möglich wird.

Dies führt uns zu einer radikal neuen Definition von psychischer Gesundheit. Ein gesundes System ist nicht eines, das starr in einem »glücklichen«

Attraktor festhängt. Wahre Gesundheit ist Metastabilität – die Fähigkeit, flexibel zwischen verschiedenen Attraktoren zu wechseln (Kelso, 2012). Es ist ein Balancieren am »Rand des Chaos«, dort, wo das System geordnet genug ist, um zu funktionieren, aber instabil genug, um sich anzupassen. Krankheit ist oft das Verlorengehen dieser Flexibilität: entweder als Erstarrung in einem zu tiefen, unausweichlichen Tal (Depression, Zwang) oder als Zerfall jeglicher Ordnung und Bindung (Psychose). Heilung bedeutet daher oft nicht, einen Zustand zu erreichen, sondern die Landschaft so zu verflachen, dass die Kugel wieder beweglich wird.

Die Hebel der Psyche: Kontroll- und Ordnungsparameter

Wie aber stoßen wir einen solchen ▶ Phasenübergang aktiv an? Wie bringen wir die Kugel aus dem Tal, wenn die Schwerkraft dagegen arbeitet? Hier unterscheidet die Synergetik zwei zentrale Konzepte, die oft verwechselt werden, aber fundamental unterschiedlich wirken: Kontrollparameter und Ordnungsparameter (vgl. Haken, 1996).

Der Kontrollparameter ist der Regler, der das Energieniveau des Systems verändert. Er ist unspezifisch. Denken Sie an die Herdplatte unter dem Wassertopf: Die Temperatur ist der Kontrollparameter. Sie bestimmt nicht, in welche Richtung sich die Wasserteilchen bewegen, sie liefert nur die Energie für die Veränderung. In der Psyche sind Emotionen und motivationale Spannungen die mächtigsten Kontrollparameter (Barrett, 2017). Wenn der Leidensdruck – oder umgekehrt die neugierige Begeisterung – einen kritischen Schwellenwert überschreitet, wird das alte Muster instabil. Wir müssen die »Temperatur« im System erhöhen (durch Konfrontation, durch neue Erfahrungen, durch das Zulassen von Schmerz), damit die Erstarrung sich löst.

Der Ordnungsparameter hingegen ist das Ergebnis dieses Prozesses. Er ist die neue Struktur, die aus dem Chaos emergiert. Wenn Anna durch die Krise hindurchfindet und eine neue Identität als »kreative Gestalterin« entwickelt, wird dies ihr neuer Ordnungsparameter. Gemäß dem Versklavungsprinzip bestimmt dieser neue Parameter fortan ihr Verhalten: Sie steht anders auf, wählt andere Kleidung, nimmt die Welt anders wahr.

Fazit: Synergetische Einsichten für das Leben

Die synergetische Perspektive befreit uns von der mechanistischen Vorstellung, wir könnten uns reparieren wie ein Auto, indem wir ein defektes Teil austauschen. Sie lehrt uns die Kunst der Kartografie: die Täler unserer Gewohnheiten zu erkennen, die energetische Logik dahinter zu verstehen (Minimierung von Überraschung) und das fruchtbare Chaos der Übergänge nicht zu fürchten, sondern als notwendiges Durchgangsstadium zu begrüßen.

Vor allem aber lehrt sie uns Demut und Strategie: Statt mit roher Willenskraft direkt gegen das Symptom (den Ordnungsparameter) anzukämpfen - was meist nur den Attraktor vertieft -, suchen wir nach den sensitiven Kontrollparametern. Wir verändern sanft die Rahmenbedingungen, erhöhen oder senken die Spannung, bis das alte Muster von selbst instabil wird und Raum für Neues entsteht.

Zur eigenen Werkstatt: Die eigenen Täler und Hebel finden

Die Synergetik gibt uns eine Landkarte für die Dynamik unserer Psyche. Diese Übung hilft Ihnen, Ihre eigene Topografie zu vermessen und strategisch zu denken.

Schritt 1: Das Tal kartieren (der Attraktor)
Identifizieren Sie ein wiederkehrendes Muster - ein »Tal«, in das Sie immer wieder hineinrollen (z. B. Konfliktvermeidung, Aufschieberitis, Selbstkritik). Verstehen Sie es als Lösung Ihres Gehirns: Welches »Problem« (welche Unsicherheit/freie Energie) wird durch dieses Verhalten kurzfristig minimiert? Warum ist es für Ihr System »logisch« und energiesparend, dort zu sein, auch wenn es langfristig schadet?

Schritt 2: Die Feedbackschleife skizzieren
Kein Tal existiert ohne einen Mechanismus, der es aufrechterhält. Welcher Kreislauf hält die Kugel im Tal? Auslöser (Trigger) → automatische Bewertung → Handlung/Reaktion → kurzfristige Belohnung (Spannungsreduktion). Versuchen Sie zu erkennen, wie die kurzfristige Erleichterung das Tal mit jedem Durchlauf tiefer gräbt (Hysterese-Effekt).

Schritt 3: Den Kontrollparameter finden
Statt zu versuchen, die Kugel mit bloßer Willenskraft die steile Wand hochzuschieben, suchen Sie nach dem Hebel (Kontrollparameter). Welchen Parameter könnten Sie verändern, um das System zu destabilisieren?

- Umfeld: Können Sie die Umgebung ändern, in der das Muster auftritt?
- Bewertung: Können Sie die emotionale Bewertung verändern (z. B. Neugier statt Angst)?
- Variation: Können Sie eine kleine, bewusste »Störung« einführen? Wenn Sie zum Beispiel immer schweigen, wenn Sie wütend sind - was passiert, wenn Sie nur ein einziges Wort sagen oder den Raum verlassen? Kleine Variationen können das System dazu zwingen, den Attraktor zu verlassen (Symmetriebrechung).

Diese Analyse verwandelt das Gefühl der Ohnmacht in strategisches Verständnis. Sie sind nicht mehr nur die Kugel, die passiv rollt, sondern der Landschaftsarchitekt, der beginnt, das Terrain neu zu planen.
Die Synergetik hat uns die formale Choreografie des Wandels offenbart - von Attraktoren, Phasenübergängen und Ordnungsparametern. Doch diese Form bleibt leer ohne die Energie, die sie antreibt. Was ist die »Temperatur« der Psyche, die ein System an den kritischen Punkt treibt? Um das zu verstehen, wenden wir uns im nächsten Kapitel der Energie des Wandels zu und untersuchen mit Luc Ciompis Affektlogik den entscheidenden Kontrollparameter der Psyche. Darauf aufbauend werden wir in Kapitel 7 die Quelle dieser Energie aufdecken: die aus der Verletzung unserer psychologischen Grundbedürfnisse entstehende motivationale Spannung.

6 Die Energie des Wandels – Die Einheit von Denken und Fühlen

Das vorangegangene Kapitel hat mit der Synergetik die universelle Form von Veränderungsprozessen skizziert: das plötzliche Umschlagen von einem stabilen Muster in ein neues, getrieben von einem Kontrollparameter. Diese Beschreibung liefert uns die elegante Choreografie des Wandels – so wie die Temperaturerhöhung Wasser zu Dampf werden lässt. Doch die entscheidende Frage blieb offen: Was ist die »Temperatur« der Psyche?

Welcher Parameter treibt einen Menschen an jenen kritischen Punkt, an dem alte Lebensmuster instabil werden und Raum für Neues schaffen? Was ist die unsichtbare Kraft, die Anna in ihrem goldenen Käfig eine unerträgliche Spannung spüren und Markus in seinen Beziehungen immer wieder an dieselbe schmerzhafte Grenze stoßen lässt?

Die Antwort auf diese Frage ist der Schlüssel zum Verständnis der menschlichen Veränderungsdynamik. Sie wurde maßgeblich von dem Schweizer Psychiater Luc Ciompi (1997) formuliert. Seine Theorie der ▸Affektlogik liefert das fehlende Bindeglied zwischen der abstrakten Form der Selbstorganisation und der konkret erlebten Realität unseres Innenlebens. Sie identifiziert die emotionale Spannung – das Gefühl von Dissonanz, ▸Inkonsistenz und innerem Druck – als den gesuchten Kontrollparameter. Sie ist der Motor des Wandels, und ihre Funktionsweise schreibt die »energetische Syntax«, nach der Veränderung erst möglich wird.

Die untrennbare Einheit: Die Grundpfeiler der Affektlogik

Um die revolutionäre Kraft dieses Ansatzes zu verstehen, müssen wir uns von einer der hartnäckigsten Vorstellungen der westlichen Geistesgeschichte verabschieden: der Trennung von Fühlen und Denken. Diese Dichotomie, die den Verstand als kühlen Herrscher und die Emotion als chaotischen Störenfried darstellt, ist ein Mythos. Ciompis bahnbrechende These lautet: Fühlen und

Denken sind keine Gegensätze, sondern eine untrennbare funktionale Einheit. Jede Kognition ist immer schon affektiv »eingefärbt«; umgekehrt besitzt jedes Gefühl eine kognitive Struktur. Es gibt keinen »objektiven« Gedanken, so wenig, wie es eine Münze mit nur einer Seite gibt.

Ciompi geht noch einen Schritt weiter und beschreibt die präzise Mechanik dieser Einheit: Affekte wirken als Operatoren des Denkens. Dieser Begriff stammt aus der Mathematik. Ein Operator (wie das Plus- oder Malzeichen) bestimmt, wie Zahlen miteinander verknüpft werden. Wenn Sie die Zahlen 3 und 4 haben, entscheidet der Operator, ob das Ergebnis 7 (Addition) oder 12 (Multiplikation) lautet. In der Psyche übernehmen Affekte genau diese Rolle. Sie bestimmen die Verknüpfungsregeln. Wenn Sie in einer »Angstlogik« sind, verknüpft Ihr Gehirn die Wahrnehmung »Chef ruft an« und die Erinnerung »Ich habe einen Fehler gemacht« zwingend zu dem Ergebnis »Kündigung«. Wären Sie in einer »Freudelogik«, würden dieselben Ausgangsdaten vielleicht zu dem Ergebnis »neue Chance« verknüpft. Der Affekt verändert nicht die Fakten, aber er verändert die Rechenvorschrift, nach der unser Gehirn diese Fakten verarbeitet.

Ein dominanter Affekt etabliert so eine in sich geschlossene Logik. In der »Angstlogik« scannt das Gehirn die Umwelt selektiv nach Bedrohungen, erinnert sich vornehmlich an Misserfolge und interpretiert mehrdeutige Signale als Gefahr. Der Affekt setzt die Parameter für die kognitive Verarbeitung; er ist nicht Reaktion auf das Denken, sondern dessen Voraussetzung.

Die Schicksale unserer Begleiter illustrieren dysfunktionale Muster dieser Verschränkung. Annas Leben ist eine Meisterleistung der »kalten Logik«. Dies ist jedoch keine Abwesenheit von Affekt, sondern die Dominanz eines spezifischen Programms: der Angst vor Kontrollverlust. Ihr System unterdrückt alle »weichen« Gefühle, um die Illusion der Unangreifbarkeit zu wahren. Markus hingegen wird von seinen Affekten überflutet. Bei ihm hat die »Angstlogik« die Kontrolle übernommen und lässt keinen Raum für differenzierte Bewertung; seine Reflexionsfähigkeit wird von der Panikwelle hinweggespült.

Evolutionäre Notwendigkeit: Affekte als Komplexitätsreduzierer

Warum aber hat die Evolution unser Gehirn so konstruiert? Warum lassen wir zu, dass Gefühle unser rationales Denken »kapern«? Die Antwort liegt in der Ökonomie des Überlebens. Die Welt ist unendlich komplex, und unser Gehirn verfügt nur über begrenzte Rechenkapazitäten. Würden wir versuchen, jede Situation rein rational zu analysieren, alle Optionen abzuwägen und jede Variable zu berechnen, wären wir handlungsunfähig (»Analysis Paralysis«). Wir stünden erstarrt da, bis der Säbelzahntiger (oder der moderne Bus) uns erwischt.

Hier kommt die entscheidende Funktion der Affektlogik ins Spiel: Affekte wirken als radikale Komplexitätsreduzierer (Ciompi, 1997). Sie schränken den Suchraum unserer Aufmerksamkeit drastisch ein. Wenn wir Angst spüren, »verbietet« uns die Angstlogik, über die Schönheit der Blumen am Wegesrand nachzudenken oder darüber zu sinnieren, was wir morgen kochen. Sie zwingt das Gehirn, sich ausschließlich auf Fluchtwege zu konzentrieren. Das ist rational oft ungenau (wir übersehen Nuancen), aber es ist überlebenswichtig schnell. Affekte sind schnelle Heuristiken für eine komplexe Welt.

Dies erklärt auch, warum wir so schwer von dysfunktionalen Mustern lassen können. Markus' Beziehungsmuster mag schmerzhaft sein, aber es ist eine hocheffiziente Methode der Komplexitätsreduktion. Die »Angstlogik« liefert ihm sofort eine klare Handlungsanweisung (»Zieh dich zurück!«), ohne dass er die komplizierte, ambivalente Realität einer Partnerschaft in all ihren Nuancen verarbeiten muss. Für unser energiesparendes Gehirn (siehe Kapitel 1) ist ein schmerzhaftes, aber schnelles affektives Programm oft attraktiver als die mühsame kognitive Arbeit der Neubewertung.

Das Gedächtnis der Gefühle: Zustandsabhängiges Erinnern

Ein oft unterschätzter Aspekt der Affektlogik ist ihre Wirkung auf unser Gedächtnis. Wir speichern Erfahrungen nicht neutral ab, sondern immer verknüpft mit dem emotionalen Zustand, in dem sie gemacht wurden. Man nennt dies zustandsabhängiges Lernen (»State-Dependent Memory«). Das hat gravierende Folgen für Veränderungsprozesse. Wenn Anna in einer depressiven Stimmung ist, ist ihr der Zugriff auf Erinnerungen an Erfolge oder Freude buchstäblich neurobiologisch versperrt. Die »Datenbank« für positive Erinnerungen lässt sich nur mit dem »Schlüssel« einer positiven Stimmung öffnen. Deshalb scheitern gut gemeinte Ratschläge wie »Denk doch mal an das Schöne!« oft so kläglich. In der traurigen Affektlogik existiert das Schöne neuronal gerade nicht. Um Zugriff auf Ressourcen zu bekommen, muss zuerst der affektive Zustand (der Operator) geändert werden – oft über den Körper oder die Situation –, bevor das Denken folgen kann.

Eine besondere Rolle spielt hierbei der Schlaf. Während des REM-Schlafs (Traumschlaf) findet ein Prozess statt, den man »affektive Entgiftung« nennen könnte. Das Gehirn trennt die emotionale Ladung von der faktischen Erinnerung. Wir erinnern uns an den Streit von gestern, aber die Wut ist »verdaut«. Bei Traumata oder chronischem Stress versagt dieser Mechanismus oft; die Affektlogik bleibt »scharf« geschaltet und überschwemmt uns am nächsten Tag erneut. Guter Schlaf ist also kein Luxus, sondern essenzielle Hygiene für unsere Affektlogik.

Das somatische Archiv: Der Körper als Bewahrer der Logik

Diese Verschränkung von Fühlen und Denken ist jedoch kein rein geistiger Prozess; sie ist zutiefst leiblich. Wir müssen verstehen, dass die Affektlogik keine Software ist, die in einer »Cloud« schwebt, sondern dass sie sich physisch in unsere Biologie einschreibt. Dies führt uns zum Konzept des somatischen Archivs.

Jede dominante Affektlogik hinterlässt durch jahrelange Wiederholung Spuren im Gewebe. Ciompi (1997) nennt dies affektive Bahnung. Stellen Sie sich einen Schlitten im Schnee vor: Je öfter er dieselbe Bahn fährt, desto tiefer wird die Spur und desto weniger Kraft braucht es, um wieder dort hineinzugleiten. Genauso bahnen wiederholte Gefühle neuronale und muskuläre Wege. Annas rationale »Kontrolllogik« ist nicht nur ein Gedanke; sie manifestiert sich in ihrer chronisch angespannten Nackenmuskulatur, in ihrer flachen Brustatmung und in einem mimischen Panzer, der kaum Regung zulässt. Ihr Körper ist die fleischgewordene Festung. Markus' »Angstlogik« wiederum ist das ständige Engegefühl im Solarplexus und der erhöhte Muskeltonus in den Beinen (Fluchtbereitschaft).

Der Körper agiert hier als ein träges Speichermedium, als ein implizites Gedächtnis. Während Gedanken flüchtig sind und sich schnell ändern können (»Eigentlich ist keine Gefahr da«), hinkt der Körper hinterher. Er speichert die Geschichte der Bedrohung in seinen Spannungszuständen. Das erklärt, warum reine »Redetherapien« oft an Grenzen stoßen: Wir können kognitiv verstanden haben, dass wir sicher sind (top-down), aber unser Körper sendet weiterhin die Signale der Gefahr (bottom-up). Veränderung der Affektlogik muss daher immer auch verkörperte Veränderung sein. Wir müssen den Körper umlernen lassen – durch neue Erfahrungen von Entspannung, Aufrichtung und sicherem Kontakt –, damit er aufhört, die alten Signale der Bedrohung an das Gehirn zu senden.

Das Fraktal der Gefühle: Wie das Kleine das Große spiegelt

Ein weiterer faszinierender Aspekt von Ciompis Theorie ist die fraktale Struktur der Affekte. Ein Fraktal ist ein Muster, das sich auf verschiedenen Größenordnungen selbstähnlich wiederholt – wie ein Romanesco-Kohlkopf, dessen kleine Röschen exakt so aussehen wie der ganze Kohl.

Ciompi zeigt, dass Affektlogik skalenunabhängig wirkt. Das gleiche Muster der »Angst-Kontraktion« finden wir auf der Ebene von Millisekunden (eine Schreckreaktion), auf der Ebene von Stunden (eine depressive Stimmungslage) und auf der Ebene von Jahren (ein ängstlicher Charakterzug). Ja, wir können dieses Fraktal sogar auf die soziale Ebene erweitern. Affekte sind hochgradig ansteckend. Dies geschieht über unser System der Spiegelneuronen. Wenn Markus Angst hat, simulieren die Gehirne der Menschen um ihn herum diese Angst unbewusst; ihre Körper gehen in eine subtile Resonanz. Markus' individuelle Angstlogik (»Ich werde verlassen«) erzeugt so oft eine entsprechende Resonanz bei seiner Partnerin (z. B. eine »Genervtheitslogik« oder eine Rückzugslogik).

So entsteht ein kollusives System: Zwei Menschen tanzen gemeinsam nach einer dysfunktionalen Melodie, wobei sich ihre Affektlogiken gegenseitig bestätigen und verstärken. Das Beziehungssystem als Ganzes folgt nun denselben Regeln wie Markus' individuelle Psyche. Wir lagern Teile unserer Affektlogik quasi auf den Partner aus.

Für unsere Veränderung ist das eine gewaltige, hoffnungsvolle Erkenntnis: Es gibt keine Trennung zwischen »kleinen Alltagsproblemen« und »großen Charakterfragen«. Wenn Markus in einer einzigen, winzigen Situation – etwa beim Absenden einer SMS – seiner Angst nicht nachgibt, sondern mutig handelt, verändert er nicht nur diesen Moment. Er interveniert in die fraktale Struktur seines gesamten Charakters und seines Beziehungssystems. Weil das Muster auf allen Ebenen dasselbe ist, wirkt jede Veränderung im Kleinen (Mikrokosmos) direkt auf das Große (Makrokosmos).

Die Synthese: Emotionale Spannung als universeller Kontrollparameter

Die wahre integrative Kraft der Affektlogik zeigt sich, wenn wir sie als Brücke zu unseren anderen Theorien nutzen. Sie ist der »Übersetzer«, der die abstrakte Sprache der Physik in gefühlte Realität überträgt.

Erstens verbindet sie sich nahtlos mit der Synergetik: Die emotionale Spannung ist der gesuchte Kontrollparameter. Sie ist die »Temperatur«, die das System an den Rand der Veränderung treibt. Steigt diese Spannung über einen kritischen Schwellenwert – durch Krise oder Einsicht –, verliert der alte Attraktor seine Stabilität. Das System gerät in das kreative Chaos des Phasenübergangs. Emotionale Spannung ist die Hitze, die das starre Muster zum Schmelzen bringt.

Hierbei müssen wir auf die kritischen Bifurkationen (Gabelungen) achten. Spannung steigt oft linear an, aber die Reaktion des Systems ist nicht linear. Es gibt Kipppunkte, an denen die Quantität der Erregung in eine neue Qualität umschlägt. Leichter Ärger kann lange kontrolliert werden, aber bei einer minimalen weiteren Erhöhung der Spannung kippt das System schlagartig in »blinde Wut«. In diesem Moment wechselt die Affektlogik radikal: von einer noch reflexiven Logik (»Ich bin genervt«) zu einer reinen Kampflogik (»Vernichtung des Gegners«). Veränderungskompetenz bedeutet, diese Bifurkationspunkte frühzeitig zu erkennen, bevor das System unsteuerbar kippt. Dabei müssen wir auch die Logik der Aggression neu bewerten. Wut ist nicht per se destruktiv. In der Affektlogik ist gesunde Aggression die Energie der Abgrenzung (»Bis hierhin und nicht weiter!«). Wenn diese Energie unterdrückt wird (wie bei Anna), fehlt dem System die Kraft zur Verteidigung seiner Integrität. Wut wieder in ihre konstruktive Logik zu überführen, ist oft ein zentraler Schritt der Heilung.

Zweitens lässt sich dies präzise in die Sprache des prädiktiven Gehirns übersetzen. Die Gleichung lautet: emotionale Spannung $\hat{=}$ variationelle freie Energie. Das ist keine Metapher, sondern neurobiologische Realität. Hohe emotionale Spannung ist die phänomenologische Erfahrung eines informationstheoretischen Notstands: eines Zustands hoher Überraschung und ungelöster Vorhersagefehler. Das quälende Gefühl der Zerrissenheit ist das Alarmsignal eines Systems, dessen innere Karten nicht mehr zum äußeren Territorium passen.

Der Mechanismus dahinter ist die bereits erwähnte Präzisionsgewichtung. Starke Emotionen wirken wie ein Fokusfilter. Sie erhöhen die Präzision – die Verlässlichkeit – bestimmter Vorhersagen. In Markus' Angstlogik wird die Präzision für Bedrohungssignale maximal aufgedreht; ein neutraler Blick wird zum Beweis der Ablehnung. Bei Anna sorgt die Kontrolllogik dafür, dass Signale von Effizienz hoch gewichtet werden, während emotionale Bedürfnisse als »Rauschen« herausgefiltert werden. Der Affekt manipuliert die Gewichtung der Informationen und hält uns so in einem subjektiven Realitätstunnel gefangen.

Fazit: Die gefühlte Grammatik des Wandels

Die Affektlogik ist der Alchemist, der die abstrakten Währungen der Wissenschaft in das Gold des Erlebens verwandelt. Sie liefert den energetischen Motor, der die Synergetik antreibt.

Dieses Verständnis führt uns zu einem tiefen Paradox: Ein maladaptiver Attraktor – Annas Käfig, Markus' Angst – fühlt sich oft an wie der »Spatz in der Hand«. Er macht unglücklich, ist aber eine meisterhaft kalkulierte, vorhersagbare Form des Leids. Unser System hat gelernt, damit eine leidvolle Homöostase zu wahren. Die »Taube auf dem Dach« – das freie Leben – ist verlockend, aber in den Nebel der Unsicherheit gehüllt. Der Weg dorthin führt unweigerlich über den synergetischen Kipppunkt, jenen Moment maximaler Unsicherheit, der sich oft wie ein freier Fall anfühlt.

Therapeutische Kunst besteht nicht darin, diesen Widerstand zu brechen, sondern einen Raum zu schaffen, in dem der Sprung gewagt werden kann. Das Ziel ist dabei nicht Gefühllosigkeit, sondern die Fähigkeit zur Entkopplung (Affektisolierung als Fähigkeit, nicht als Abwehr). Das bedeutet: Ich kann Angst spüren, ohne ihr sklavisch gehorchen zu müssen. Ich lerne, mein eigener Dirigent zu werden, der die Partitur der Angst liest, aber entscheidet, eine andere Melodie zu spielen.

Zur eigenen Werkstatt: Die Logik Ihrer Gefühle verstehen

Dieses Kapitel hat die theoretische Landkarte gezeichnet. Diese Übung lädt Sie ein, Ihre eigene innere Landschaft zu erkunden.

Schritt 1: Die fraktale Logik identifizieren

Denken Sie an eine wiederkehrende schwierige Situation (z. B. Aufschieberitis, Konfliktscheue).

- Der Affekt: Welches Gefühl dominiert (Angst, Scham, Trotz)?
- Die Logik: Wenn dieses Gefühl regiert, welche »Regeln« gelten? Welcher Operator ist am Werk (z. B.: »In der Angstlogik wird ›neue Aufgabe‹ + ›Zeitdruck‹ = ›Versagen‹.«)?
- Der Körper: Wo spüren Sie diese Logik im Körper? Wo ist die affektive Bahnung spürbar (enge Brust, hochgezogene Schultern)?
- Das Fraktal: Erkennen Sie dieses Muster auch in anderen Lebensbereichen oder Zeiträumen wieder? Ist es ein »Thema« Ihres Lebens?

Schritt 2: Spannung kartieren (Spatz vs. Taube)

- Der Spatz: Welche trügerische Sicherheit bietet das alte Muster? Warum spart es Energie (z. B.: »Vermeidung schützt mich kurzfristig vor der Anstrengung der Konfrontation.«)?
- Die Taube: Welchen Zustand sehnen Sie herbei (z. B.: »Stolz und Kompetenz«)?

Schritt 3: Den Kipppunkt spüren

Stellen Sie sich vor, Sie machen jetzt einen mikroskopisch kleinen Schritt zur »Taube« hin (nur den ersten Satz schreiben, nur den Hörer abheben).

- Beobachten Sie: Spüren Sie den sofortigen Anstieg der Spannung? Das ist keine Warnung, sondern der Kipppunkt. Es ist die »Reibungshitze« des Wandels.
- Die Haltung: Bekämpfen Sie die Spannung nicht. Sagen Sie innerlich: »Aha, das ist die Energie, die es braucht, um den Spatzen loszulassen.«

Indem Sie diese Dynamik im Kleinen spüren und aushalten, verändern Sie die fraktale Struktur Ihres ganzen Selbst.

Wir wissen nun: Emotionale Spannung ist die Energie des Wandels. Doch woher stammt diese Energie ursprünglich? Was ist der Treibstoff, der diesen Motor antreibt? Die Antwort liegt in der tiefsten Schicht unserer motivationalen Architektur: in der Verletzung unserer psychologischen Grundbedürfnisse. Dies untersuchen wir im nächsten Kapitel.

7 Der Motor des Wandels – Warum wir uns bewegen

Die synergetische Perspektive hat uns in den vorangegangenen Kapiteln die oft verborgene Choreografie unserer inneren Welt offenbart: die Entstehung stabiler Muster, die uns in den Tälern der Gewohnheit (Attraktoren) halten, und die Möglichkeit plötzlicher Sprünge, die uns auf neue Gipfel führen können. Wir verstehen nun die Form der Bewegung. Doch diese Erkenntnis hat uns zu einer grundlegenden Frage geführt, die die Synergetik allein nicht beantworten kann: Warum bevorzugt unsere Psyche bestimmte Täler? Was verleiht einem Attraktor seine Anziehungskraft? Was also ist die Kraft, die uns wider besseres Wissen in dieselben, oft schmerzhaften Muster zwingt?

Die Mechanismen des Wandels sind wie ein perfekt geformtes Flussbett ohne Wasser, ein genial konstruierter Motor, der ohne Treibstoff jedoch kalt und nutzlos bleibt. Sie beschreiben eine Struktur voller Potenzial, erklären aber nicht die treibende Kraft, die Energie, die einen Phasenübergang erst ermöglicht und ihm eine Richtung gibt.

Um dies zu verstehen, müssen wir vom Betrachten der reinen Systemdynamik zur motivationalen Architektur unserer Psyche wechseln. Hier liefert die vom Psychotherapieforscher Klaus Grawe entwickelte ▸ Konsistenztheorie (Grawe, 2004) den entscheidenden Antrieb. Sie postuliert, dass all unser psychisches Funktionieren von der Dissonanz angetrieben wird – der fühlbaren Spannung zwischen dem, was unsere ▸ Grundbedürfnisse verlangen, und dem, was die Realität uns bietet. Diese Bedürfnisse sind keine abstrakten Konstrukte, sondern das fühlbare Gewebe unseres emotionalen Lebens: das Bedürfnis nach Bindung, nach Orientierung und Kontrolle, nach Selbstwerterhöhung und nach Lustgewinn/Unlustvermeidung.

Diese Bedürfnisse sind der eigentliche Motor. Die Energie, die aus ihrer chronischen Frustration oder akuten Verletzung entsteht, ist die Kraft, die das System an den kritischen Punkt treibt und Veränderung nicht nur möglich, sondern notwendig macht. Es ist der Schmerz eines unerfüllten Bindungswunsches oder die Ohnmacht angesichts mangelnder Kontrolle, die sich in rohe, ungerichtete

Energie verwandelt. Ein neuer Attraktor ist für uns deshalb so anziehend, weil er eine bessere, stimmigere Erfüllung dieser menschlichen Sehnsüchte verheißt – die Hoffnung auf einen Zustand, in dem die innere Spannung nachlässt und wir uns wieder »stimmig« und im Einklang mit uns selbst fühlen. Die Konsistenztheorie verleiht dem abstrakten Wandel somit eine Landkarte der Motive, einen inneren Kompass und eine existenzielle Dringlichkeit.

Die Landkarte der Motive: Unsere vier Grundbedürfnisse

Im Herzen von Grawes Konsistenztheorie stehen vier psychologische Grundbedürfnisse, die als die fundamentalen Gravitationszentren unserer Psyche wirken. Ihre Befriedigung ist unerlässlich für unser Wohlbefinden, und eine anhaltende Frustration führt unweigerlich zu schmerzhafter Dissonanz, zu psychischem Leid, das sich als Angst, Depression oder ein diffuses Gefühl der Sinnlosigkeit äußern kann. Doch Grawe lässt uns nicht bei der reinen Psychologie stehen; wir können heute jedem dieser Bedürfnisse eine spezifische neurobiologische Signatur zuordnen, was ihre fundamentale Bedeutung unterstreicht.

1. Das Bedürfnis nach Bindung

An erster Stelle steht dabei oft die archaische Sehnsucht nach Bindung. Als soziale Wesen, deren Überleben seit Urzeiten von der Zugehörigkeit zur Gruppe abhängt, ist das Verlangen nach sicheren, verlässlichen Beziehungen das vielleicht fundamentalste unserer Bedürfnisse. Es ist die erlebte Sicherheit, in den Augen eines anderen Menschen einen Wert zu haben, gesehen zu werden und nicht allein zu sein. Dieses Bedürfnis ist die Wiege unseres Selbst. Sie ist der soziale Webstuhl, auf dem das grundlegende Muster unseres Selbst (»Self-Pattern«) überhaupt erst Gestalt annimmt; in den frühen Interaktionen mit unseren Bezugspersonen formen sich die inneren Arbeitsmodelle von Beziehung, die als mächtige Priors unsere zukünftigen Interaktionen prägen. Neurobiologisch wird dieses Bedürfnis durch das Oxytocin- und das endogene Opioidsystem vermittelt. Bindung ist also nicht nur »schön«, sie ist unser natürliches Schmerzmittel und der stärkste Stresspuffer, den wir besitzen. Für Markus ist dies das zentrale, aber chronisch hungernde Bedürfnis. Seine gesamte Beziehungsdynamik, sein verzweifeltes Klammern, ist der Versuch, endlich in diesem sicheren Hafen anzukommen, doch sein innerer Kompass, geeicht auf die Erfahrung des Schiffbruchs, steuert ihn immer wieder auf die gleichen Klippen zu. Er sehnt sich nach Nähe, aber sein System prognostiziert unaufhörlich Verlassenwerden.

2. Das Bedürfnis nach Orientierung und Kontrolle

Eng damit verwoben, oft als direkter Versuch, die Fragilität der Bindung zu kompensieren, ist das Streben nach Orientierung und Kontrolle. Wir sind Wesen, die verstehen und handeln wollen. Angetrieben von einem präfrontalen Kortex, der auf Mustererkennung und Zukunftsplanung spezialisiert ist, streben wir danach, unsere Umwelt zu durchdringen, Ereignisse vorhersehen und unser Leben aktiv beeinflussen zu können. Dieses Bedürfnis gibt uns Sicherheit und reduziert die existenzielle Angst vor dem Chaos und der Unvorhersehbarkeit des Lebens. Annas berufliches Leben ist eine Meisterleistung in der Befriedigung dieses Bedürfnisses: Sie hat die volle Kontrolle, versteht die Regeln des Spiels perfekt, ihre Vorhersagen über Aktenlagen und Gerichtsentscheidungen treffen mit hoher Präzision zu. Ihr Leben ist ein perfekt geordnetes System. Doch ihr Privatleben, ihre innere Welt, ist ein Feld der Desorientierung. Das Gefühl, nicht zu wissen, was sie wirklich will, erzeugt eine tiefe innere Spannung und Inkonsistenz. Ihre Hyperkontrolle im Außen ist die Kehrseite ihres Kontrollverlusts im Inneren. Hier schließt sich der Kreis von der Psychologie zur Neurobiologie auf beeindruckende Weise: Das psychologische Bedürfnis nach Orientierung und Kontrolle ist die direkt gefühlte, phänomenologische Seite des fundamentalen Freie-Energie-Prinzips. Das unaufhörliche Bestreben unseres Gehirns, Vorhersagefehler zu minimieren und Unsicherheit zu reduzieren, ist exakt der neurobiologische Mechanismus, der diesem tiefen menschlichen Bedürfnis nach Stimmigkeit dient. Hilflosigkeit hingegen ist die schmerzhafte, körperlich spürbare Erfahrung einer Flut unkontrollierbarer Vorhersagefehler, die das System zu überwältigen droht und sich in Angst und Panik manifestiert.

3. Das Bedürfnis nach Selbstwerterhöhung und -schutz

Aus der Erfahrung von Bindung und Kontrolle speist sich wiederum das Bedürfnis nach Selbstwerterhöhung und -schutz. Wir tragen die tiefe Sehnsucht in uns, uns selbst als kompetent, liebenswert und grundsätzlich »in Ordnung« zu erleben. Ein stabiles Selbstwertgefühl, das sich aus einem realistischen Bild der eigenen Fähigkeiten und einer grundlegenden Selbstakzeptanz speist, ist der Panzer der Seele, der uns vor den unvermeidlichen Kränkungen, Kritiken und Misserfolgen des Lebens schützt. Dieses Bedürfnis steht in einer hierarchischen Ordnung oft über den anderen: Wir sind bereit, Lust zu opfern oder sogar Schmerz zu ertragen, wenn es unserem Selbstwert dient. Bei Markus wird dieses Bedürfnis durch seine Beziehungsmuster permanent untergraben; jede Trennung ist für sein System ein weiterer, unumstößlicher Beweis seiner vermeintlichen Wertlosigkeit. Bei Anna wiederum wird es im Beruf durch Erfolge und Anerkennung scheinbar übererfüllt, was jedoch das wachsende Defizit auf der Ebene der Sinnhaftigkeit und Lebendigkeit nicht ausgleichen kann. Sie spürt, dass ihr hoher, aber rein leistungsbasierter Selbstwert auf einem brüchigen, einseitigen Fundament steht. Sie hat einen hohen, aber »kontingenten« Selbstwert aufgebaut: einen Selbstwert, der geliehen, nicht besessen ist. Er ist abhängig von der nächsten bestandenen Prüfung, dem nächsten gewonnenen Fall, und droht bei jedem Anzeichen von Schwäche oder Versagen in sich zusammenzubrechen.

4. Das Bedürfnis nach Lustgewinn und Unlustvermeidung

Zuletzt wirkt das hedonistische Grundprinzip des Lustgewinns und der Unlustvermeidung, das unser unmittelbares Annäherungs- und Vermeidungsverhalten steuert. Auf einer tieferen Ebene fungieren die hier vorherrschenden Emotionen von Lust und Unlust jedoch als entscheidender Ordnungsparameter im Sinne der Synergetik für das gesamte psychische System. Sie sind der feine Seismograf, die unmittelbare Messgröße dafür, wie gut oder schlecht die anderen drei fundamentalen Bedürfnisse befriedigt sind. Hierbei ist die von Berridge und Robinson (2003) beschriebene neurobiologische Unterscheidung zwischen dem dopamingetriebenen Verlangen (»Wollen«) und dem tatsächlichen Genuss (»Mögen«) zentral. Man kann etwas heftig wollen, wie bei einer Sucht, ohne es noch wirklich zu mögen. Dieses Bedürfnis gerät oft in Konflikt mit den anderen: Die kurzfristige Lustbefriedigung durch Ablenkung oder Konsum – der Versuch, dieses innere Warnsignal zum Schweigen zu bringen – kann attraktiver erscheinen als die mühsame, aber tiefere Befriedigung durch engagierte Beziehungsarbeit (Bindung) oder das Meistern einer schwierigen Aufgabe (Kontrolle). Annas abendliches Glas Wein ist der direkte Versuch, den lauten Alarm zu betäuben, anstatt sich der schmerzhaften, aber notwendigen Auseinandersetzung mit den Ursachen zu stellen. Sie betäubt das Signal, ohne die Ursache zu beheben, stillt einen unmittelbaren Durst, vertieft aber langfristig die Dehydration ihrer Seele.

Diese vier Grundbedürfnisse bilden somit keine ordentliche Liste, die man abhaken kann, sondern eine komplexe, dynamische Landkarte unserer Motive. Sie stehen in einem ständigen Spannungsfeld und bedingen sich gegenseitig. Entscheidend ist dabei ihre Eigenständigkeit: Ein Defizit in einem Bedürfnisbereich kann nicht dauerhaft durch eine Übererfüllung in einem anderen kompensatorisch befriedigt werden. Das kurzfristige Lustgefühl beim Fahren eines teuren Luxuswagens mag eine momentane Leere füllen, doch es wird niemals das tief verletzte Bedürfnis nach Selbstwert oder sicherer Bindung heilen können. Langfristiges Wohlbefinden, eine stabile ▶ Konsistenz, entsteht erst aus ihrem subtilen Gleichgewicht.

Das seelische Immunsystem: Unser Streben nach Stimmigkeit

Das psychische System, so Grawe, ist nun unaufhörlich damit beschäftigt, einen Zustand der Konsistenz oder Stimmigkeit zwischen diesen Grundbedürfnissen (dem »Soll«) und den aktuell wahrgenommenen Erfahrungen (dem »Ist«) herzustellen (Grawe, 2004). Dieses Streben funktioniert wie ein seelisches Immunsystem. Es arbeitet unaufhörlich und meist unbemerkt im Hintergrund, scannt jede unserer Erfahrungen auf ihre Verträglichkeit mit unserem inneren Milieu und schlägt Alarm, sobald eine Diskrepanz - eine Inkonsistenz - auftaucht.

Erleben wir Konsistenz - unsere Bedürfnisse scheinen befriedigt, unsere Ziele erreichbar -, belohnt uns das System mit einem Gefühl des Wohlbefindens, der Sicherheit und Handlungsfähigkeit. Es ist das Gefühl, im Einklang mit sich und der Welt zu sein, ein Zustand inneren Friedens und psychischer Homöostase. Dieser Zustand entspricht einem stabilen, funktionalen Attraktor (Synergetik) und, auf neurobiologischer Ebene, einem Zustand geringer freier Energie (FEP). Unsere wichtigsten, oft unbewussten Vorhersagen über das Leben (»Ich bin sicher«, »Ich bin geliebt«, »Ich habe die Dinge im Griff«) werden von der Realität bestätigt. In diesem Zustand der Sicherheit kann sich der Geist öffnen, er ist neugierig, kreativ und sozial zugewandt.

Erleben wir hingegen Inkonsistenz - ein Bedürfnis wird frustriert, ein Ziel blockiert, eine wichtige Erwartung enttäuscht -, löst dies unangenehme Spannung, Stress oder ein nagendes Gefühl der Unstimmigkeit aus. Die Inkonsistenz ist der erlebte Schmerz des Vorhersagefehlers: Die implizite, tief verankerte Erwartung, dass unsere Bedürfnisse befriedigt sein sollten, wird verletzt. Dieser Zustand hoher freier Energie versetzt das gesamte System in einen Alarmmodus. Der Körper reagiert mit einer Stressantwort, der Ausschüttung von Cortisol, was langfristig zu dem führt, was die Neurobiologie »allostatische Last« nennt: der Verschleiß des Systems durch dauerhafte Inkonsistenz.

Um diese schmerzhafte Inkonsistenz zu reduzieren und das innere Gleichgewicht wiederherzustellen, greift unser seelisches Immunsystem auf erlernte, oft unbewusste Handlungspläne zurück, die Grawe als ▶ motivationale Schemata bezeichnet (Grawe, 2004). Diese Schemata sind die eingespielten strategischen Antworten unseres Systems. Sie folgen im Wesentlichen zwei fundamentalen, oft in einem tragischen Widerstreit liegenden Kräften: dem schöpferischen

Impuls der Annäherung und der subtilen, aber oft mächtigeren Kraft der Vermeidung.

Der Motor des Wachstums: Annäherung

Der eine Impuls, der Motor für jede Form von Wachstum, ist die Annäherung. Davon getriebene Schemata motivieren uns, aktiv auf ein Ziel zuzugehen, das Bedürfnisbefriedigung verspricht. Sie sind der Ausdruck unserer Gestaltungskraft, der Versuch, durch aktives, welterschließendes Handeln eine Übereinstimmung zwischen unseren Bedürfnissen und der Realität herzustellen. Annas berufliche Karriere ist ein Paradebeispiel für ein hoch entwickeltes und lange Zeit erfolgreiches Annäherungsschema: Sie nähert sich Zielen wie Anerkennung und Erfolg, um ihre Bedürfnisse nach Kontrolle und Selbstwert zu befriedigen. Das Problem ist hier nicht das Schema selbst, sondern seine einseitige, fast tyrannische Dominanz, die zu einer Art motivationaler Monokultur geführt hat und zur systematischen Vernachlässigung anderer, ebenso wichtiger Bedürfnisse.

Die Falle der Sicherheit: Vermeidung

Diesem schöpferischen Impuls der Annäherung steht jedoch eine zweite, oft mächtigere Kraft gegenüber: die Vermeidung. Die von ihr geprägten Schemata sind die subtilen, aber wirkmächtigen Baumeister unserer inneren Gefängnisse. Sie motivieren uns, Situationen, Gedanken oder Gefühle zu meiden, die eine Verletzung unserer Bedürfnisse befürchten lassen. Bei Markus ist ein solch mächtiges Vermeidungsschema am Werk: Seine Angst vor der schmerzhaften Inkonsistenz einer Zurückweisung ist so übermächtig, dass er es vermeidet, sich in Beziehungen authentisch und verletzlich zu zeigen. Dieses Schema ist kurzfristig von fataler Wirksamkeit – es bewahrt ihn vor dem potenziellen Schmerz der direkten Konfrontation und reduziert augenblicklich die unerträgliche Spannung. Diese sofortige Erleichterung wirkt als starke neurochemische Belohnung und verstärkt das Vermeidungsverhalten für die Zukunft. Langfristig ist seine Wirkung jedoch eine Katastrophe: Indem er wahre Nähe vermeidet, garantiert er, dass sein tiefstes Bedürfnis nach echter Bindung chronisch frustriert bleibt. Jede vermiedene Konfrontation zementiert in seinem prädiktiven System die fehlerhafte Überzeugung, dass Intimität unweigerlich zu Schmerz führt, und gräbt so die Furche des Vermeidungsattraktors noch tiefer.

Die Anatomie des Leidens: Wenn die innere Welt zerbricht

Psychisches Leid entsteht dort, wo Inkonsistenz chronisch wird: wo wichtige Grundbedürfnisse dauerhaft frustriert bleiben und unsere Versuche, sie zu befriedigen, immer wieder ins Leere laufen. Dies ist laut Grawe die Hauptquelle psychischen Leids (Grawe, 2004). Warum aber ist es oft so unerträglich schwer, sich aus einem solchen Zustand zu befreien, selbst wenn wir seine Schädlichkeit klar erkennen? Die Konsistenztheorie bietet hierfür zwei tiefgreifende Erklärungen, die weit über das Alltagsverständnis hinausgehen.

1. Das Paradox der pathologischen Konsistenz

Erstens kann selbst ein leidvolles Muster eine Form von maladaptiver Konsistenz bieten. Es ist ein unangenehmer, aber bekannter und vorhersagbarer Zustand. Grawe beschreibt das Phänomen der »diskordanten Schema-Beziehungen« (Grawe, 2004): Wenn jemand tief davon überzeugt ist, wertlos zu sein (negativer Selbstwert-Prior), dann erzeugt eine liebevolle Behandlung durch einen Partner paradoxerweise eine massive Inkonsistenz. Die Liebe des anderen widerspricht dem eigenen Selbstbild. Das System gerät in Stress. Es fühlt sich für diese Person oft »stimmiger« (konsistenter) an, schlecht behandelt zu werden, weil dies ihre inneren Vorhersagen bestätigt. Für Anna ist ihr Job unbefriedigend, aber der Zustand ist stabil. Ihr Gehirn weiß, was es zu erwarten hat: den Montagmorgen-Blues, die endlose Flut an E-Mails. Es ist ein stabiler Attraktor (Synergetik), ein Zustand minimaler Überraschung. Eine Veränderung hingegen, der Sprung ins Ungewisse, birgt die Gefahr völlig neuer, unkalkulierbarer Vorhersagefehler. Ihr System müsste mit einer Flut an freier Energie fertig werden. Das Gehirn wählt daher oft lieber die Konsistenz des unglücklichen, aber bekannten Zustands als die Inkonsistenz des unvorhersehbaren Weges. Das bekannte Leid erscheint sicherer als das unbekannte Glück.

2. Die Angst vor dem motivationalen Kollaps

Zweitens, und vielleicht noch wirkmächtiger, ist die konkrete Angst vor noch größerer Inkonsistenz während des Wandels. Diese Angst ist nicht vage, sondern lässt sich direkt auf die Bedrohung unserer vier Grundbedürfnisse zurückführen. Sie bilden eine Art innere »rote Linie«, deren Überschreitung unser System unter allen Umständen vermeiden will. Wenn Anna über eine Kündigung nachdenkt, tauchen sofort die Schreckensszenarien auf, die jeweils ein Grundbedürfnis angreifen: »Was, wenn ich den neuen Anforderungen nicht gewachsen bin und als Versagerin dastehe?« (Bedrohung des Selbstwerts). »Was, wenn ich meine Kollegen und die vertraute soziale Struktur verliere?« (Bedrohung der Bindung). »Was, wenn ich die finanzielle und strukturelle Sicherheit verliere?« (Bedrohung der Kontrolle). »Was, wenn das Neue noch schlimmer wird als das Alte?« (Bedrohung der Lust-Unlust-Bilanz). Diese antizipierten Bedrohungen wirken wie vier starke Bremsen, die gleichzeitig betätigt werden. Veränderung erfordert daher oft den enormen Mut, vorübergehend massive Inkonsistenz auf allen Ebenen auszuhalten, in der Hoffnung, langfristig eine tiefere Form von Konsistenz und Wohlbefinden zu erreichen. Es ist der Sprung aus einem ungemütlichen, aber sicheren Boot in das kalte, offene Wasser, in der vagen Hoffnung, ein besseres Ufer zu erreichen.

Die Brücke bauen: Wie wir unsere Bedürfnisse erfüllen

Die präzise Diagnose einer Krankheit ist noch nicht ihre Heilung, aber sie ist die unerlässliche Voraussetzung dafür. Wenn die Frustration unserer Grundbedürfnisse die Quelle der Inkonsistenz ist, dann liegt der Schlüssel zur Veränderung darin, bewusste und kreative Wege zu finden, um diese Bedürfnisse besser zu nähren. Die Konsistenztheorie weist uns hier einen pragmatischen, mehrstufigen Weg (Grawe, 2004), einen Prozess, der von der stillen inneren Wahrnehmung über die reflektierte Absicht zur mutigen äußeren Handlung führt.

Der Weg zur Heilung beginnt mit dem vielleicht schwierigsten Schritt: der ehrlichen, oft schmerzhaften Bewusstmachung. Es ist ein Akt der Entschleunigung, der bewusste Entschluss, vom Autopiloten des Alltags, der uns effizient durch unsere Routinen steuert, auf manuelle Steuerung umzuschalten. Welche meiner Grundbedürfnisse kommen in meinem Leben chronisch zu kurz? Oft äußern sich diese Defizite nicht in klaren Gedanken, sondern in diffusen Gefühlen – einer nagenden Unzufriedenheit, einer unerklärlichen Traurigkeit oder einer chronischen Gereiztheit. Diese Stimmungen sind die diagnostischen Signale unseres seelischen Immunsystems. Für Anna könnte dies die schmerzhafte, aber befreiende Erkenntnis sein, dass ihr Bedürfnis nach Lustgewinn und Spontaneität in der Wüste ihrer beruflichen Effizienz verdorrt ist.

Aus dieser Klarheit erwächst die Möglichkeit zur konsistenzorientierten Zielsetzung. Haben wir eine Inkonsistenz erkannt, können wir damit aufhören, vage von »Veränderung« zu träumen, und stattdessen konkrete, bedürfnisorientierte Ziele formulieren. Wer erkennt, dass sein Kontrollbedürfnis ständig durch Fremdbestimmung frustriert wird, kann das konkrete Ziel formulieren: »Ich möchte lernen, einmal pro Tag eine unliebsame Bitte abzulehnen.« Ein solches Ziel ist nicht nur ein Handlungsimpuls; es ist das Versprechen, schmerzhafte Inkonsistenz aktiv zu reduzieren und dadurch die freie Energie im System zu senken.

Oft stellt sich jedoch heraus, dass unser Handeln durch innere Überzeugungen blockiert wird. Daher ist die Anpassung dieser Überzeugungen ein zentraler Hebel. Häufig entsteht die Inkonsistenz nicht durch die Realität, sondern durch fehlerhafte Vorhersagen – durch rigide »Priors«, die unsere Wahrnehmung filtern. Die Überzeugung »Ich muss perfekt sein, um geliebt zu werden« garantiert eine chronische Frustration des Selbstwerts, da sie unerreichbare Bedingungen an die Befriedigung knüpft. Techniken der ▸kognitiven Umstrukturierung (KU) helfen, diese Modelle zu hinterfragen. Es geht darum, die alte, fehlerhafte Seekarte zu korrigieren, die uns immer wieder auf die gleichen Riffe auflaufen lässt.

Letztlich entsteht neue Konsistenz aber nur durch neue Erfahrungen. Daher mündet jeder innere Wandel in der bedürfnisorientierten Verhaltensänderung. Wir müssen experimentell handeln, um dem Gehirn neue Daten zu liefern. Wer wie Markus unter Einsamkeit leidet, kann das Ziel setzen, pro Woche ein kurzes Gespräch zu initiieren. Jede dieser kleinen, positiven Erfahrungen wirkt als korrektive Evidenz, als ein neues, ermutigendes Datum für sein prädiktives System. Sie fordert das alte, negative Modell (»Ich bin allein und unerwünscht«) heraus und beginnt, einen neuen, hoffnungsvolleren Attraktor zu formen.

Bei tiefgreifenden, chronischen Inkonsistenzen kann therapeutische Unterstützung die Funktion eines externen Konsistenz-Ankers übernehmen. Die Therapie bietet den geschützten Raum, in dem das Risiko eingegangen werden kann, vorübergehend massive Inkonsistenz auszuhalten, weil die therapeutische Beziehung selbst Halt gibt. Der Therapeut leiht der Klientin hier gleichsam seine eigene, reifere Fähigkeit zur Selbstregulation.

Fazit: Konsistenz als Kompass für Veränderung

Damit legt sich ein weiterer, entscheidender Baustein in unser theoretisches Fundament. Die Konsistenztheorie liefert uns eine unschätzbar wertvolle Perspektive, denn sie gibt den bisherigen, eher mechanistischen Modellen eine Richtung, eine menschliche Dringlichkeit. Sie übersetzt die kalte Logik der Informationsverarbeitung in das warme, gefühlte Drama des Lebens. Sie bietet eine psychologisch tief verankerte Erklärung dafür, warum wir überhaupt Stabilität suchen (um unsere Bedürfnisse zu schützen), warum wir so tief leiden, wenn unsere Muster dysfunktional werden (weil fundamentale Bedürfnisse verletzt werden), und was uns letztlich zur Veränderung antreibt: die unzerstörbare, biologisch verankerte Hoffnung auf ein Leben, das sich in seinen Grundfesten stimmiger, konsistenter und damit lebendiger anfühlt.

Zur eigenen Werkstatt: Eine Inventur Ihrer Bedürfnisse

Die vorangegangenen Seiten haben eine Landkarte der Motive gezeichnet. Doch eine Landkarte ist nur nützlich, wenn man den eigenen Standort darauf bestimmen kann. Diese kleine Werkstatt lädt Sie ein, von der Theorie zur Praxis überzugehen und eine ehrliche Inventur Ihrer eigenen motivationalen Landschaft vorzunehmen.

Schritt 1: Die Bedürfnisinventur

Betrachten Sie die vier Grundbedürfnisse wie vier Säulen, die das Dach Ihres Wohlbefindens tragen. Wie stabil ist jede dieser Säulen in Ihrer aktuellen Lebensphase? Geben Sie jeder Säule eine Note von 1 (chronisch frustriert) bis 10 (voll genährt).

- Bindung: Wie genährt fühlen Sie sich in Ihren Beziehungen? Gibt es Menschen, bei denen Sie sich sicher, gesehen und wertgeschätzt fühlen? Oder herrscht hier ein Gefühl von Leere?
- Orientierung und Kontrolle: Haben Sie das Gefühl, Ihr Leben im Großen und Ganzen zu verstehen und lenken zu können? Oder fühlen Sie sich oft ohnmächtig und fremdbestimmt?
- Selbstwert: Können Sie sich selbst mit einer grundlegenden Freundlichkeit begegnen? Oder ist Ihr Selbstwertgefühl von ständiger Kritik geprägt?
- Lustgewinn und Unlustvermeidung: Gibt es Raum für Freude und Leichtigkeit? Oder dominiert die Pflicht?

Schritt 2: Der Inkonsistenzdetektor

Unsere Psyche kommuniziert Bedürfnisfrustration oft nicht direkt, sondern über diffuse Störgefühle. Betrachten Sie diese als diagnostische Signale. Welches nagende Gefühl begleitet Sie? Eine chronische Gereiztheit (verletzte Kontrolle)? Eine unerklärliche Traurigkeit (Bindungsdefizit)?

Schritt 3: Analyse Ihrer Strategien

Wir alle haben eingespielte Strategien, um unsere Bedürfnisse zu befriedigen.

- Annäherung: Wo gehen Sie mutig auf Ziele zu?

- Vermeidung: Und wo weichen Sie aus? Welche Situationen meiden Sie, um kurzfristig Schmerz zu reduzieren, obwohl dies langfristig die Frustration zementiert (z. B. Konflikte meiden → Ohnmacht verstärken)?

Diese Inventur ist kein Test, den man bestehen muss, sondern ein Kompass, der wieder geeicht werden will. Ihn bewusst zu lesen, ist der erste Schritt, um den Kurs des eigenen Lebens neu auszurichten.

8 Das Selbst als Mosaik – Die atmende Grenze zwischen Ich und Welt

Wir haben in den vorangegangenen Kapiteln die geheimnisvollen Landkarten unserer inneren Welt studiert: die neuronalen Pfade, die sich durch wiederholtes Feuern in unser Gehirn graben, die Täler der Gewohnheit, die uns wie Gravitationszentren anziehen, und die unsichtbaren Ströme unserer Bedürfnisse, die uns antreiben. Wir verstehen nun die Mechanik der Vorhersage und die Chemie der Motivation. Doch bei aller Detailgenauigkeit bleibt eine Leerstelle in der Mitte der Karte. Wer oder was ist der Reisende auf diesen Wegen? Wer ist dieses »Ich«, das sich nach Stimmigkeit sehnt, das in Mustern gefangen ist und das doch die Sehnsucht und die Fähigkeit hat, sich zu verändern?

Wir stehen vor der fundamentalsten Frage von allen, einer Frage, die Philosophen, Mystiker und Psychologen seit Jahrtausenden beschäftigt: Was ist das Selbst?

Die westliche Denktradition hat uns ein hartnäckiges, intuitiv sehr überzeugendes Bild vererbt: das Selbst als stabilen, einheitlichen Ich-Kern. Wir stellen uns vor, dass tief in uns ein »innerer Kapitän« sitzt, der das Schiff des Lebens steuert, ein unveränderlicher Wesenskern, eine Art Seele oder Homunkulus, den es zu finden, zu polieren und zu verwirklichen gilt. Dieses Bild suggeriert, dass tief unter den Schichten unserer Rollen und Masken ein fertiger Diamant verborgen liegt, der unser wahres, unverfälschtes Wesen ausmacht.

Doch so tröstlich dieses Bild sein mag, es hält einer genaueren Prüfung nicht stand. Die moderne Kognitionswissenschaft, die Phänomenologie und die Synergetik zeichnen ein radikal anderes, weitaus dynamischeres Bild, das unserer gelebten Erfahrung – und auch den realen Herausforderungen des therapeutischen Prozesses – wesentlich näherkommt.

Das Paradox der Substanz: Real, aber nicht dinglich

Besonders wegweisend für dieses neue Verständnis ist die Pattern Theory of Self (Selbst-Muster-Theorie), die der Philosoph Shaun Gallagher begründet und in seinen jüngsten Arbeiten (Gallagher, Raffone u. Aglioti, 2024a, Gallagher et al., 2024b; Daly et al., 2024) präzisiert hat. Diese Theorie vollzieht einen radikalen Perspektivenwechsel: Sie versteht das Selbst nicht als eine »Sache«, nicht als ein Ding, eine Substanz oder einen festen Ort im Gehirn, sondern als ein komplexes, sich ständig selbst organisierendes Muster.

Hier, an der Spitze der modernen Systemtheorie, treffen wir auf eine verblüffende Konvergenz mit einer der ältesten psychologischen Einsichten der Menschheit: dem buddhistischen Konzept von ▸»Anatta« (Nicht-Selbst). Anatta wird im Westen oft missverstanden als die nihilistische Behauptung, das Selbst existiere gar nicht, es sei eine bloße Illusion. Doch Gallagher korrigiert dieses Missverständnis mithilfe des Philosophen Daniel Dennett und dessen Konzept des »Real Pattern« (Dennett, 1991).

Um dies zu verstehen, stellen Sie sich einen Strudel in einem reißenden Fluss vor. Ist dieser Strudel real? Absolut. Er hat eine sichtbare Form, er übt eine gewaltige Kraft aus, er kann Treibgut anziehen und ein Boot verschlucken. Seine Wirkung ist unbestreitbar. Aber besteht er aus einer eigenen »Strudel-Substanz«? Gibt es »Strudel-Atome«, die ihn zusammenhalten? Nein. Er ist nichts anderes als das Muster der Bewegung des Wassers an einer bestimmten Stelle, unter bestimmten Bedingungen (Strömungsgeschwindigkeit, Hindernisse im Flussbett). Nimmt man das Wasser weg, verschwindet der Strudel. Nimmt man das Flussbett weg, verschwindet er. Nimmt man die Bewegung weg, löst er sich auf. Der Strudel ist also ein dynamisches Ereignis, kein statisches Objekt.

Genauso verhält es sich mit dem Selbst. Nimmt man die biologischen Prozesse des Körpers weg, nimmt man die soziale Interaktion weg, nimmt man die Einbettung in die Umwelt weg – dann bleibt kein »Kern« übrig. Das Selbst ist das Zusammenspiel dieser Prozesse. Es ist real wie ein Strudel, und substanzlos wie ein Strudel.

Diese Erkenntnis ist nicht beängstigend, sondern befreiend. Sie ist der Schlüssel zur Veränderung. Wenn das Selbst ein fester Diamant wäre, dann wäre jede Veränderung eine Beschädigung oder ein Verrat am »wahren Kern«. Wenn das Selbst aber ein flüssiges Muster ist, dann bedeutet Wandel nicht Selbstverlust, sondern Reorganisation. Es bedeutet, die Parameter des Systems zu ändern – wie man einen Stein im Flussbett verschiebt –, sodass sich das Wasser in einer neuen, freieren Form organisieren kann. Wir müssen nicht »jemand anderes« werden; wir müssen uns nur anders organisieren.

Die Anatomie des Musters: Die Skandhas der Moderne

Wenn das Selbst nun ein Muster ist, aus welchen Fäden wird es gewebt? Gallagher (2013) identifiziert in seinem »Examination of Self Patterns«-Ansatz eine Reihe von Dimensionen, die erstaunliche und tiefe Parallelen zu den buddhistischen fünf ▸ »Skandhas« (Daseinsgruppen oder Aggregaten) aufweisen (Gallagher et al., 2024b). Wir können die moderne Kognitionswissenschaft und die buddhistische Psychologie hier als zwei komplementäre Sprachen lesen, die denselben dynamischen Gestaltkreis beschreiben. In einem Gestaltkreis bedingen sich alle Teile gegenseitig: Ändert sich ein Element, muss sich das gesamte Mosaik verschieben, um eine neue Stabilität zu finden.

Wir wollen diese Dimensionen im Detail betrachten und analysieren, wie sie bei unseren Protagonisten Anna und Markus zusammenspielen.

1. Das minimale und affektive Selbst (»Rupa« und »Vedana«): Auf der fundamentalsten Ebene ist unser Selbst tief im Körper verankert (»embodied self«). Es ist die gelebte, vor-reflexive Erfahrung, ein Körper zu sein, nicht nur, einen Körper als Objekt zu besitzen. Im Buddhismus entspricht dies dem ersten Skandha: Rupa (Körperlichkeit/Form). Dieses minimale Selbst ist eng verknüpft mit der ▸ Interozeption, dem ständigen neurobiologischen Monitoring unserer inneren Körperzustände (Herzschlag, Atmung, Muskelspannung). Es ist das fundamentale Hintergrundrauschen unserer Existenz: »Ich bin hier, ich lebe.« Eng damit verwoben sind affektive Prozesse, die dem zweiten Skandha Vedana (Gefühlstönung) entsprechen. Gallagher betont, dass unser Selbst immer eine »Stimmung« hat. Diese Stimmung ist kein flüchtiges Wetter, sondern das Klima, der Kontext, in dem alle anderen Informationen verarbeitet werden. Für Markus ist seine depressive Grundstimmung (ein chronisch unangenehmes Vedana) nicht nur ein trauriges Gefühl. Es ist eine physiologische Realität: Sein Körper (Rupa) signalisiert Energiemangel und Schwere. Diese Schwere wird zur Linse, durch die er die Welt sieht. Ein Körper, der sich schwer anfühlt, kann sich nicht freudig auf die Welt zubewegen.

2. Das ökologische und wahrnehmende Selbst (Sanna): Eine entscheidende Erweiterung in Gallaghers neuem Modell (Gallagher et al., 2024a) ist die Einbeziehung ökologischer Prozesse. Das Selbst endet nicht an der Hautgrenze. Es definiert sich wesentlich durch die Beziehung zur materiellen Umwelt und den sogenannten Affordanzen (Angebotscharakteren). Dies korrespondiert mit dem dritten Skandha: Sanna (Wahrnehmung/Erkennen). Wir nehmen die Welt niemals neutral wahr. Wir nehmen sie als Handlungsraum wahr. Ein gesundes Selbst erlebt die Welt als Raum der Möglichkeiten: Der Stuhl »bietet an«, zu sitzen, der Apfel »bietet an«, gegessen zu werden. Das Selbst dehnt sich

quasi in diese Möglichkeiten aus. In einer psychischen Krise bricht diese ökologische Kopplung zusammen. Betrachten wir Anna: In ihrer Erschöpfung verliert ihr Büro den Charakter eines Gestaltungsraums. Der Schreibtisch »bietet« keine Arbeit mehr an, sondern strahlt Überforderung aus. Das Telefon ist kein Kommunikationsmittel, sondern eine Bedrohung. Die Welt wird stumm oder feindselig. Ihr Selbst zieht sich zusammen, weil sein ökologischer Lebensraum – die wahrgenommenen Handlungsmöglichkeiten – schrumpft.

3. Das normative Selbst und die mentalen Formationen (»Sankhara«): Ebenfalls zentral und oft unsichtbar sind normative Prozesse. Wir sind biologische Wesen, aber wir sind auch kulturelle Akteure. Soziale Normen, familiäre Glaubenssätze und Rollenerwartungen sind tief in unser Selbst-Muster eingeschrieben. Dies entspricht dem vierten Skandha: Sankhara (mentale Formationen/Wille/Gewohnheiten). Hier sitzen unsere tiefsten Priors (Vorhersagen) und Gewohnheitsmuster. Anna hat das kulturelle Ideal der »perfekten Leistungsbringerin« so tief internalisiert, dass es zu einem automatisierten Reaktionsmuster geworden ist. Es ist nicht mehr nur eine Idee in ihrem Kopf; es ist eine *Formation,* eine neuronale Autobahn. Jede Anforderung aktiviert automatisch das Programm »Ich muss perfekt sein«. Sankhara sind die Spurrillen unseres Geistes, in die wir immer wieder hineinrutschen, oft wider besseres Wissen.

4. Das narrative Selbst: Der Spiegel und Integrator (»Vinnana«): All diese Dimensionen werden durch das narrative Selbst verknüpft, das dem fünften Skandha Vinnana (Bewusstsein/Unterscheidung) ähnelt. Es ist die Instanz, die die Erfahrungen der anderen Aggregate bündelt und zu einer kohärenten Geschichte verwebt. Es ist der Geschichtenerzähler, der versucht, aus dem Chaos der Körperempfindungen, Umweltreize und Normen einen Sinn zu machen.

Die Sonderrolle des Narrativen: Der »Master-Prior« im hierarchischen System

An dieser Stelle müssen wir unseren analytischen Blick schärfen und eine Ebene tiefer gehen. Gallagher betont zwar, dass ontologisch gesehen alle Anteile (Körper, Umwelt, Normen) gleichwertig zum Selbst-Muster beitragen – ohne Körper keine Geschichte, ohne Geschichte keine Identität. Doch funktional schreibt er dem narrativen Selbst eine Sonderrolle zu: Es fungiert als Spiegel und Integrator aller anderen Elemente. Wenn wir dies durch die Brille des hierarchischen Predictive Processing (HPP; Melloni, Mudrik, Pitts u. Koch, 2021) betrachten, offenbart sich ein faszinierender Regulierungsmechanismus, der erklärt, warum Geschichten so mächtig – und oft so immun gegen Veränderung – sind.

Im Gehirn sind Vorhersagen (Priors) strikt hierarchisch organisiert. Ganz unten stehen schnelle, sensorische Priors (Millisekunden), ganz oben stehen abstrakte, langfristige Modelle (Jahre). Das narrative Selbst fungiert hier als höchster, langfristiger Prior (High-Level Prior) oder »Deep Temporal Model«. Seine Aufgabe ist es, die Konsistenz des Systems über lange Zeiträume zu sichern. Und wie jeder hohe Prior im Gehirn macht es dies nicht nur passiv beobachtend, sondern aktiv regulierend: Es sendet Top-down-Signale, die die Aktivität der unteren Ebenen (Körper, Affekt, Wahrnehmung) steuern, dämpfen oder verstärken.

Stellen Sie sich das narrative Selbst als einen strengen Dirigenten vor, der entscheidet, welche Instrumente (Körperempfindungen, soziale Signale) laut spielen dürfen und welche leise sein müssen.

- Dämpfung von Inkonsistenz (Top-down-Suppression): Wenn Annas Körper (untere Ebene/Rupa) massive Erschöpfung meldet, aber ihr Narrativ (oberste Ebene) lautet »Ich bin unaufhaltsam«, dann entsteht ein gefährlicher Vorhersagefehler (»Prediction Error«). Um die globale Stabilität der Identität zu retten, sendet das Narrativ ein starkes Hemmsignal nach unten. Die Sinnesdaten der Müdigkeit werden als »Rauschen« abgetan oder ihre Präzision (Gewichtung) wird drastisch heruntergeregelt. Das Narrativ überschreibt die biologische Realität. Das System »glättet« die Erfahrung, um die Geschichte wahr zu halten. Anna spürt ihre Müdigkeit nicht mehr, bis sie zusammenbricht.
- Vorgabe von Präzision (Attention): Das Narrativ bestimmt auch, worauf wir achten. Wenn Markus' Narrativ lautet »Ich bin wertlos«, dann weist sein Gehirn sozialen Ablehnungssignalen eine extrem hohe Präzision zu. Ein Stirnrunzeln des Gegenübers wird als Scheinwerferlicht wahrgenommen. Gleichzeitig werden freundliche Signale als »unpräzise« (zufällig, unwichtig) markiert und ausgeblendet. Das Narrativ fungiert als Filter, der nur das durchlässt, was die Geschichte bestätigt.

Diese hierarchische Sonderrolle erklärt das Phänomen der »narrativen Glättung«. Das Gehirn opfert die Wahrheit des Augenblicks (minimales Selbst), um die Kohärenz der Lebensgeschichte (narratives Selbst) zu retten. Das ist energetisch kurzfristig sinnvoll (weniger freie Energie durch Konfliktvermeidung), wird aber langfristig zur Falle, da das System blind für die Realität wird.

Die Kette des Leidens: Paticcasamuppada und das eingefrorene Muster

Hier lässt sich die moderne Systemtheorie nahtlos auch wieder mit der buddhistischen Lehre, diesmal der bedingten Entstehung (»Paticcasamuppada«) verknüpfen. Dieses Bedingungsgefüge beschreibt exakt, wie eine psychische Störung entsteht und sich perpetuiert – nicht als Defekt, sondern als dysfunktionale Dynamik (Garfield, 2022):

1. Avidya (Unwissenheit) als falscher Master-Prior: Am Anfang steht ein fundamentaler Irrtum über uns selbst – ein dysfunktionales Narrativ (z. B. »Ich darf keine Schwäche zeigen«). Im FEP ist dies ein Modell der Welt, das nicht mit der Realität übereinstimmt.
2. Sankhara (Formationen) als rigide Vorhersagen: Aus diesem falschen Prior entstehen starre Gewohnheitsmuster. Das Gehirn beginnt, die Welt nur noch durch diese Brille zu scannen und zu interpretieren. Es sucht aktiv nach Beweisen für den Fehler.
3. Vinnana und »Namarupa« (Bewusstsein und Körper) als gefärbte Erfahrung: Diese Vorhersagen formen unser Bewusstsein und unser körperliches Erleben. Markus fühlt sich körperlich klein und wertlos, nicht weil er es ist, sondern weil sein System (getrieben durch Sankhara) genau diesen Zustand vorhersagt und herstellt, um konsistent mit dem Narrativ zu bleiben.

Der entscheidende Punkt für das Verständnis von Pathologie ist das Konzept von »Upadana« (Anhaften/Ergreifen). Leid entsteht nicht durch das Muster selbst (den Strudel), denn Muster kommen und gehen. Leid entsteht durch den Versuch, das Muster festzuhalten. Wir leiden, weil wir das flüssige Mosaik behandeln, als wäre es ein fester Stein. Markus hält an seinem Opfer-Narrativ fest (Upadana), weil es ihm eine (wenn auch schmerzhafte) Stabilität und Vorhersagbarkeit bietet. Er verteidigt sein Gefängnis, weil er die Freiheit (die Unsicherheit des Wandels, die hohe freie Energie eines Phasenübergangs) fürchtet. Dies ist die Definition von Rigidität: Ein System, das seine Anpassungsfähigkeit verloren hat, weil es an einem veralteten Ordnungsparameter (Narrativ) klebt, der keine neuen Informationen von »unten« (Körper/Umwelt) mehr zulässt. Das Muster ist »eingefroren«.

Das reflexive Selbst: Compassion als Weichmacher

Wie durchbrechen wir diese Kette des Upadana (Anhaftens)? Wie lösen wir die tyrannische Top-down-Dominanz des starren Narrativs? Hier unterscheiden Gallagher, Raffone und Aglioti (2024a) scharf zwischen Empathie und »Compassion« (▶ Mitgefühl) – eine Unterscheidung, die therapeutisch Gold wert ist.

- Empathie bedeutet Resonanz: »Ich fühle, was ich fühle.« Wenn ich empathisch mit meinem eigenen Leid bin (»Ich armer Mensch, es ist alles so schrecklich«), dann aktiviere ich in meinem Gehirn dieselben Schmerznetzwerke, die das Leid verursachen. Ich verdopple den Schmerz quasi. Gallagher nennt dies »Empathic Distress« (▶ empathischer Stress): Ich leide an meinem Leiden. Das System gerät in noch höheren Stress, was paradoxerweise die Rigidität oft erhöht (Rückzug in alte Muster zur Stressabwehr).
- Compassion hingegen ist neurobiologisch und systemisch etwas völlig anderes. Es aktiviert Netzwerke der Fürsorge, Bindung und Belohnung (Oxytocin/Dopamin). Es erzeugt eine Distanz zum Schmerz (»Ich sehe, dass ich leide, und ich sorge für mich«).

Systemtheoretisch wirkt ▶ Selbstmitgefühl (»Self-Compassion«) als Lösungsmittel für das starre Muster. Es senkt die »Kosten« von Fehlern. Wenn Anna sich mit Mitgefühl begegnet, muss ihr hierarchisches System den Fehler (»Ich bin müde«) nicht mehr als existenzielle Bedrohung für den Master-Prior (»Ich bin perfekt«) werten. Compassion erzeugt Gleichmut. In der Sprache des Freie-Energie-Prinzips ist Gleichmut ein Zustand, in dem das System Inkonsistenz aushalten kann, ohne in Panik zu geraten. Es lockert die Top-down-Kontrolle des Narrativs und erlaubt den »leisen Stimmen« des Körpers und der Umwelt, wieder gehört zu werden. Es ist der Moment, in dem das Upadana (Ergreifen) endet und das Muster wieder fließen darf. Das Selbst wird vom Eisblock wieder zum Wasser.

Synthese: Das Selbst als Prozess der Selbsterhaltung

Fassen wir zusammen. Das Selbst ist kein Ding, sondern ein Prozess. Es ist ein »Real Pattern«, gewebt aus den Skandhas unserer Existenz: Körper, Gefühl, Wahrnehmung, Gewohnheit und Bewusstsein. Das Ziel jeder Veränderung ist daher nicht, ein »besseres Ich« zu finden (denn es gibt kein festes Ich), sondern das Muster wieder flüssig zu machen. Es geht darum, das Anhaften an alten Geschichten zu lösen, die hierarchische Unterdrückung des Körpers durch das Narrativ zu beenden und die Kette der bedingten Entstehung (falscher Prior → starre

Gewohnheit → Leid) durch Bewusstheit und Mitgefühl zu unterbrechen. Ein gesundes Selbst gleicht einem erfahrenen Jazz-Ensemble: Es hat eine Grundmelodie (Werte, Charakter), aber es improvisiert in jedem Moment neu im Zusammenspiel mit der Situation. Es hält nicht starr an den Noten von gestern fest.

Ausblick: Die Anatomie des Zögerns

Wir haben nun die Architektur der Seele vermessen. Doch wenn wir wissen, dass dieses Muster veränderbar ist – warum tun wir es dann so selten? Die Antwort liegt in der Trägheit des Systems, in der Ambivalenz. Veränderung bedeutet, einen tief eingefahrenen Attraktor zu verlassen und die Unsicherheit eines Phasenübergangs zu riskieren. Unser System, optimiert auf Vorhersagbarkeit, hasst dieses Risiko. Wie wir diese Ambivalenz verstehen und überwinden können, ist das Thema des nächsten Kapitels.

Zur eigenen Werkstatt: Das Muster erforschen (ESP im Alltag)

Daly und Kolleginnen (2024) schlagen für die Forschung die »Examination of Self Patterns« vor. Wir können dies als Anregung nutzen, um unser eigenes Mosaik zu erkunden.

Übung 1: Die ökologische Inventur
Betrachten Sie Ihre Umgebung (Büro, Wohnung). Welche Affordanzen bietet sie Ihnen gerade? Laden die Dinge zu Handlungen ein, die Ihnen guttun (Entspannung, Freude), oder strahlen sie nur Pflicht und Stress aus? Manchmal beginnt die Änderung des Selbst-Musters mit dem Umstellen der Möbel, weil wir damit die ökologischen Trigger unseres Selbst verändern.

Übung 2: Den Master-Prior entlarven
Wenn Sie sich unter Druck fühlen, fragen Sie: Wer spricht da gerade? Ist es mein Körper (der etwas braucht) oder ist es ein kultureller Norm-Prior (»Man darf nicht faul sein«)? Versuchen Sie, die Norm als externe Regel zu sehen, nicht als Naturgesetz. Entlarven Sie den »Dirigenten«, der die Musik unterdrückt.

Übung 3: Vom Anhaften zum Mitgefühl
Wenn Sie einen Fehler machen: Halten Sie daran fest (Selbstkritik/Anhaften)? Versuchen Sie, in eine Haltung der Fürsorge zu wechseln (Compassion). Sagen

Sie zu sich selbst: »Das ist ein Moment des Leidens. Möge ich freundlich zu mir sein.« Beobachten Sie, wie sich die Rigidität des Musters löst, wenn der Druck der Selbstverurteilung weicht.

9 Die gebundene Freiheit – Anatomie der Ambivalenz

Es gibt einen Zustand im menschlichen Erleben, der quälender sein kann als eine falsche Entscheidung: der Zustand, keine treffen zu können. Es ist der stille, zermürbende Stillstand im Angesicht offener Türen, das Zögern an der Weggabelung, das uns oft wider besseres Wissen in Mustern verharren lässt, die uns unglücklich machen.

Dieses Phänomen, die Ambivalenz, ist vielleicht das menschlichste von allen. Es ist keine Willensschwäche und kein moralisches Versagen, auch wenn es sich oft so anfühlt und von unserer Leistungsgesellschaft so bewertet wird. Es ist vielmehr die spürbare Reibungshitze, die entsteht, wenn die tektonischen Platten unserer Psyche sich gegeneinander verschieben. Es ist der Punkt, an dem unsere Sehnsucht nach dem Neuen auf die massive Schwerkraft des Alten trifft und sich beide Kräfte neutralisieren.

Der gespaltene Wille: Eine Phänomenologie der Zerrissenheit

Um das Phänomen der Ambivalenz in seiner ganzen Tiefe zu erfassen, müssen wir zu unseren beiden Reisebegleitern zurückkehren. Ihr jeweiliges Dilemma ist ein perfektes Abbild dieses inneren Kampfes, eine Verkörperung der Zerrissenheit, die oft dem eigentlichen Wandel vorausgeht und ihn zugleich verhindert.

Anna, unsere erfolgreiche Juristin, spürt die Gitterstäbe ihres goldenen Käfigs jeden Tag deutlicher. Die Ambivalenz ist ihr ständiger Begleiter, eine subtile Spannung in den Schultern, ein leises Unbehagen, das auch der teuerste Wein nicht zu betäuben vermag. Der Käfig lockt mit dem, was er verspricht und hält: Sicherheit, finanzielle Unabhängigkeit, gesellschaftliche Anerkennung, ein Gefühl der Kontrolle. Jeder Tag ist vorhersehbar, jede Aufgabe beherrschbar. Gleichzeitig spürt sie den Ruf der offenen Tür – die Sehnsucht nach einem Leben, das sich nicht nur effizient, sondern lebendig anfühlt; der Wunsch, ihre kreative Seite zu entdecken. Sie will beides: die wohlige Wärme des sicheren Hafens und die salzige Brise des offenen Meeres. Ihr System oszilliert zwischen dem Bedürfnis nach Autonomie und dem Bedürfnis nach Sicherheit, ohne einen Integrationspunkt zu finden.

Bei Markus, dem talentierten Softwareentwickler, erleben wir eine noch tiefere, toxischere Ebene. Seine Zerrissenheit ist nicht primär kognitiv (»Soll ich oder soll ich nicht?«), sondern tief affektiv. Hier sehen wir die destruktive Kraft einer doppelten Bindung (»Double Bind«). Jede Beziehungssituation sendet ihm zwei widersprüchliche Befehle gleichzeitig: Sein angeborenes Bindungssystem schreit »Komm her, ich brauche Nähe!«, während sein gelerntes Schutzsystem brüllt »Geh weg, es ist gefährlich!«. Das Perfide an dieser Dynamik ist, dass sie oft mit einem unbewussten Verbot der Metakommunikation einhergeht. Markus kann nicht einmal darüber sprechen, dass er in der Falle sitzt, weil ihm die Worte für dieses Dilemma fehlen. Er spürt nur den Druck. Anders als bei einem einfachen Konflikt, wo man zwischen Option A und B wählt, erscheint hier jeder Schritt falsch. Geht er auf die Partnerin zu, droht der Schmerz der Zurückweisung (Bestrafung durch Nähe). Zieht er sich zurück, droht der Schmerz der Einsamkeit (Bestrafung durch Distanz). Markus ist gefangen in einer Zwickmühle, die das System in eine starre Schockstarre zwingt.

Identitätskonflikt: Der Kampf der zwei Seelen

Doch Ambivalenz ist mehr als nur das Abwägen von Optionen. Auf einer tieferen Ebene ist sie oft ein Kampf um die Identität. Bei Anna streiten nicht zwei Jobs, sondern zwei Versionen ihres Selbst. Auf der einen Seite steht das narrative Selbst: die Geschichte der »erfolgreichen, toughen Karrierefrau«, die sie über Jahre aufgebaut hat. Dieses Selbst wird von ihrer Umwelt gespiegelt und bestätigt. Auf der anderen Seite meldet sich das verkörperte Selbst: jene leise Stimme im Bauch, die Müdigkeit, die Sehnsucht nach Sinn, die sich nicht in Worte, sondern in Gefühle kleidet. Ambivalenz entsteht, wenn diese beiden Selbste nicht mehr deckungsgleich sind. Das alte Selbst kämpft um sein Überleben und nutzt dafür die Waffen der Rationalität (»Das kannst du nicht aufgeben!«), während das neue Selbst noch keine Sprache und keine Form hat. Der Stillstand ist also auch ein Ringen darum, wer man eigentlich ist.

Die Logik der Lähmung: Annäherung und Vermeidung im Feld der Kräfte

Warum aber führt dieser innere Konflikt so oft zu einer völligen Handlungsunfähigkeit? Die Psychologie bietet hierfür ein elegantes dynamisches Modell: den ▸Annäherungs-Vermeidungs-Konflikt. Dieser entsteht, wenn ein einzelnes Ziel – wie Annas Kündigung – gleichzeitig anziehende und abstoßende Eigenschaften besitzt.

Die entscheidende Einsicht liegt in der unterschiedlichen Wirkkraft dieser beiden Pole, je näher man dem Ziel kommt: Der Gradient der Angst (Vermeidung) ist steiler als der Gradient der Hoffnung (Annäherung). Das bedeutet: Je näher wir einer Entscheidung kommen, desto überproportional stärker wächst die abstoßende Kraft der negativen Aspekte im Vergleich zur anziehenden Kraft der positiven. Aus der sicheren Ferne betrachtet, erscheint die Kündigung für Anna verlockend (»Endlich frei!«). Ihre Hoffnung dominiert. Doch je konkreter der Termin beim Chef rückt, desto exponentieller steigt die Angst (»Was, wenn ich scheitere?«). Die Vermeidungstendenz schießt in die Höhe, überholt die Annäherungstendenz und treibt sie wieder vom Ziel weg. Sobald sie sich entfernt (den Termin absagt), sinkt die Angst rapide ab. Plötzlich wird der Traum wieder attraktiv, und sie nähert sich erneut an. Das Ergebnis ist eine Oszillation um einen Punkt maximaler Zerrissenheit. Das System vibriert auf der Stelle, wie ein Auto, bei dem man Vollgas gibt und gleichzeitig auf der Bremse steht. Die Lähmung ist also kein Defekt des Willens, sondern das logische Resultat eines dynamischen Gleichgewichts gegenläufiger Kräfte.

Die Neuroanatomie des Konflikts: Der Preis des Zauderns

Wir haben gelernt, dass das Gehirn Vorhersagefehler minimieren will. Ambivalenz ist aus dieser Sicht der »Worst Case«: Es ist ein neurobiologischer Bürgerkrieg. Zwei interne Modelle mit hoher Präzision feuern gleichzeitig, aber sie sind inkompatibel. Modell A sagt: »Job behalten sichert das Überleben.« Modell B sagt: »Job behalten tötet die Lebendigkeit.« Da das Gehirn nicht beide Modelle gleichzeitig als »wahr« setzen kann, entsteht ein massiver Konflikt.

Wir können diesen Konflikt anatomisch präzise verorten. Eine Schlüsselrolle spielt der anteriore cinguläre Kortex (ACC). Diese Hirnregion fungiert als Konfliktmonitor. Sie registriert Diskrepanzen zwischen Erwartung und Realität oder zwischen konkurrierenden Handlungsoptionen. In der Ambivalenz »glüht« der ACC regelrecht vor Aktivität. Er sendet permanent Alarmsignale an den restlichen Kortex: »Achtung, Inkonsistenz! Handlungsfähigkeit blockiert! Ressourcen mobilisieren!« Gleichzeitig bewertet der orbitofrontale Kortex (OFC) den subjektiven Wert der Optionen, kommt aber zu keinem eindeutigen Ergebnis, da beide Optionen hohe Kosten beinhalten.

Dieser neuronale Dauerstreit hat einen hohen Preis: allostatische Last. Das Gehirn verbraucht enorme Mengen an Glukose, um diese widersprüchlichen Netzwerke gleichzeitig aktiv zu halten. Das erklärt, warum Phasen der Unentschiedenheit oft körperlich erschöpfender sind als harte Arbeit. Der Schmerz der Ambivalenz ist also realer, neuronaler Schmerz – das Signal eines Systems, das seine Kohärenz verliert und energetisch ausblutet.

Synergetisch betrachtet ist dies der Zustand an einem Sattelpunkt. Das System hat das alte Tal verlassen, findet aber keinen Weg in ein neues. Es balanciert auf einem instabilen Grat, wo die Kräfte sich gegenseitig aufheben – und genau deshalb keine Bewegung stattfindet, obwohl die innere Spannung maximal ist.

Die Grammatik des Zauderns: »Eigentlich ..., aber ...« und die Angst vor Verlust

Dieser systemische Konflikt manifestiert sich sprachlich in der »Eigentlich ..., aber ...«-Konstruktion. Sie ist der verbale Fingerabdruck des Zauderns und ein Diagnoseinstrument für den inneren Zustand. Der Satzteil »Eigentlich ...« ist die Stimme des Neokortex, der Werte, der Ideale und der Zukunft. »Eigentlich will ich schreiben.« Das »Aber ...« ist die Stimme des limbischen Systems, der Angst und der Gewohnheit. »Aber ich brauche die Sicherheit.«

Warum gewinnt das »Aber« fast immer? Hier greift ein mächtiges psychologisches Prinzip: die Verlustaversion. Unser Gehirn gewichtet Verluste psychologisch etwa doppelt so schwer wie gleich hohe Gewinne. Evolutionär war es wichtiger, den Verlust der Nahrungsquelle zu vermeiden, als eine neue zu finden. Für Anna bedeutet das: Die Aussicht auf kreative Erfüllung (Gewinn) muss subjektiv doppelt so stark sein wie die Angst vor dem Verlust des Gehalts, nur um ein Patt zu erreichen. Um zu handeln, müsste die Hoffnung sogar noch stärker sein. Da das Gehirn zudem am Status quo klebt – ein Phänomen, das als »Sunk Cost Fallacy« (Trugschluss der entstandenen Kosten) bekannt ist (Arkes u. Blumer, 1985) –, invalidiert das »Aber« alle vorangegangenen Argumente. Wir halten an Investitionen (Jurastudium, Karrierejahre) fest, selbst wenn sie uns heute keine Rendite an Glück mehr bringen, nur um den Schmerz des »Verlusts« dieser Jahre zu vermeiden. Das »Aber« ist der Anwalt unserer Vergangenheit, der erfolgreich gegen die Zukunft plädiert.

Negative Capability: Die Fähigkeit zum Nicht-Wissen

Das Erkennen dieser Struktur ist der erste Schritt. Doch das Ziel ist nicht immer die sofortige Auflösung. Hier hilft uns ein philosophischer Gedanke weiter: die Fähigkeit zur Ungewissheit. Der Dichter John Keats (1817/1958) nannte dies »Negative Capability«. Es ist die Kunst, in Unsicherheiten, Geheimnissen und Zweifeln zu verweilen, ohne irritiert nach Fakten und Vernunft zu tasten. In unserer effizienzgetriebenen Welt gelten Ambiguität und Ambivalenz als Schwäche. Dabei markiert Ambiguität die objektive Vielschichtigkeit einer Situation, die verschiedene Deutungen zulässt, während Ambivalenz das subjektive Spannungsfeld beschreibt, in dem wir zwischen gegensätzlichen Gefühlen oder Werten hin- und hergerissen sind.

Doch für tiefgreifende Wandlungsprozesse ist die Ambiguitätstoleranz eine Schlüsselkompetenz. Wir müssen lernen, zwischen lähmender Ambivalenz (dem ewigen, fruchtlosen Kreisen) und kreativer Ambivalenz zu unterscheiden. Letztere ist ein notwendiger Inkubationsraum. In diesem Schwebezustand arbeitet das Gehirn im Hintergrund weiter, verknüpft Informationen neu und testet Hypothesen, ohne dass wir es merken. Wer die Spannung des »Sowohl-als-auch« aushalten kann, ohne vorschnell in eine faule Kompromisslösung zu flüchten, ermöglicht dadurch oft eine dritte Option. Dies ist kein Kompromiss (A minus B), sondern eine Synthese, die vorher undenkbar war. Ambivalenz ist also nicht nur ein Hindernis, sondern oft der Geburtskanal des Neuen.

Der Ausweg aus dem Patt: Epistemisches Handeln

Wie aber entkommt man der Lähmung, wenn die Zeit reif ist? Der Versuch, sich »Mut zuzureden«, scheitert meist, weil er die Angst nur übertönen will und kognitiv gegen affektive Barrieren ankämpft. Die Lösung liegt in einer anderen Strategie: Wir müssen die antizipierte Unsicherheit reduzieren, nicht durch Denken, sondern durch Handeln. Wir nutzen ▸ epistemische Handlungen.

Das sind Handlungen, deren primäres Ziel nicht der Erfolg (pragmatisch), sondern der Informationsgewinn (epistemisch) ist. Wir wechseln den motivationalen Antrieb: Statt »Ich muss das schaffen« (Leistungsmodus, der Angst erzeugt) gilt »Ich will wissen, wie es sich anfühlt« (Neugiermodus). Neugier ist der einzige Affekt, der Unsicherheit nicht fürchtet, sondern sucht. Wir verwandeln damit diffuse Ungewissheit (die nicht berechenbar ist und Angst macht) in kalkulierbares Risiko.

Für Anna bedeutet das: Statt sofort zu kündigen (hohes Risiko, hohe Angst), nimmt sie eine Woche Urlaub und macht ein Praktikum in einer Töpferwerkstatt. Das ist eine epistemische Handlung nach dem Prinzip »Safe-Fail« (sicheres Scheitern). Sie liefert ihrem ACC und OFC neue, reale Daten statt hypothetischer Katastrophen. Vielleicht merkt sie: »Das ist anstrengender als gedacht« (Realitätscheck) oder »Mein Herz singt« (Bestätigung). Für Markus bedeutet es: Statt sich in eine Beziehung zu stürzen, wagt er eine mikroskopische soziale Interaktion mit dem Ziel, nur zu beobachten, was passiert. Diese kleinen Experimente senken die Steilheit des Angst-Gradienten. Sie machen das Unbekannte ein Stück bekannter und damit handhabbarer. Wir verwandeln die existenzielle Bedrohung in ein forschendes Experiment. Wir hören auf, über das Leben zu grübeln, und beginnen, es zu befragen.

Zur eigenen Werkstatt: Den Konflikt kartieren

Um die abstrakten Konzepte greifbar zu machen, werden wir zum Kartografen der eigenen Zerrissenheit. Nehmen Sie sich dafür einen ruhigen Moment.

1. Den Konflikt benennen: Formulieren Sie das Dilemma in einem Satz. Beispiel: »Ich will kündigen (Ziel A), aber ich brauche Sicherheit (Ziel B).«

2. Die Gradienten analysieren: Zeichnen Sie Ihre Annäherung und Vermeidung. Wann genau kippt es? Kurz vor dem Anruf? Beim Gedanken an das Konto? Identifizieren Sie den exakten Punkt der Lähmung.

3. Die Verlustaversion prüfen: Was genau fürchten Sie zu verlieren? Ist dieser Verlust real in der Zukunft oder sind es nur »versunkene Kosten« (alte Investitionen)? Fragen Sie sich radikal: »Würde ich diesen Job heute annehmen, wenn ich ihn nicht schon hätte?« Wenn nein, halten Sie nur an der Vergangenheit fest.

4. Das »Aber« entlarven: Schreiben Sie Ihren »Eigentlich ..., aber ...«-Satz auf. Drehen Sie ihn bewusst um: »Eigentlich habe ich Angst um meine Sicherheit, aber ich spüre, dass meine Seele stirbt.« Spüren Sie den Unterschied in der Energie? Das »Aber« gibt immer dem zweiten Teil des Satzes das Gewicht. Nutzen Sie das für sich.

5. Das epistemische Experiment: Entwerfen Sie eine Handlung, die nur Neugier befriedigt. Nichts entscheiden, nur Daten sammeln. »Ich google heute zehn Minuten.« »Ich rede mit einer Person, die das getan hat.« Machen Sie den Schritt so klein, dass die Neugier größer ist als die Angst.

So verwandeln wir die Ambivalenz von einem Gefängnis in ein Labor. Wir warten nicht auf absolute Gewissheit - denn die gibt es nicht -, sondern wir tasten uns handelnd in die neue Realität vor.

10 Buridans Esel – Wenn die Freiheit zur Lähmung wird

In der Ambivalenz verbirgt sich eine tiefe, fast tragische Paradoxie. Sie ist, wie wir im vorangegangenen Kapitel bei der Kartierung des inneren Konflikts sahen, keineswegs ein bloßer Mangel an Bewegung oder gar ein Zeichen von Gleichgültigkeit. Vielmehr handelt es sich um einen Zustand maximaler innerer Spannung, der sich unter der Maske des Stillstands verbirgt. Man kann sie sich als die vibrierende, trügerische Ruhe im Auge eines Orkans vorstellen, in dem zwei gewaltige Strömungen mit so exakt bemessener Intensität aufeinandertreffen, dass sie sich gegenseitig neutralisieren. Nachdem wir die Anatomie dieser Zerrissenheit seziert haben, gilt es nun, die Architektur zu begreifen, die diesen Zustand nicht nur ermöglicht, sondern ihn aktiv stabilisiert. Es ist eine der rätselhaftesten Fragen der menschlichen Psychologie, warum der Organismus diesen schmerzhaften Schwebezustand oft über Jahrzehnte hinweg zementiert, anstatt ihn durch eine – wenn auch risikobehaftete – Entscheidung aufzulösen. Wir müssen ergründen, welche systemische Logik hinter der Entscheidung für die Qual des Unentschiedenen steht und welche unbewussten Vorteile die Erstarrung gegenüber der Veränderung bietet.

Das Paradoxon von »Buridans Esel« illustriert diese Tragik mit fast mathematischer Präzision: Ein Esel verhungert zwischen zwei identischen Heuhaufen, weil ihm ein hinreichender Grund fehlt, die Symmetrie zu brechen. Hier wird die logische Gleichwertigkeit zum Todesurteil. In der modernen Existenz von Anna und Markus begegnen wir diesem Esel wieder, doch ihre »Heuhaufen« sind komplexe, tief verankerte Identitätsentwürfe. Für Anna ist es das Ringen zwischen der sedierenden Sicherheit ihres goldenen Käfigs und der ungezähmten, aber gefährlich ungewissen Lebendigkeit ihrer Sehnsucht. Markus steht vor dem Dilemma zwischen seinem angeborenen Bindungswunsch und einem archaischen Schutzreflex, der jede Nähe als potenzielle Vernichtung deutet. Ihr Zögern ist kein simples Abwägen von Vor- und Nachteilen, sondern ein existenzielles Feststecken in einem sich selbst stabilisierenden System. Es ist eine Architektur der Erstarrung, in der die Angst vor dem falschen Schritt das vitale Verlangen nach Entfaltung systematisch besiegt hat.

Die Ambivalenz als informationelle Sackgasse

Die Stabilität dieser Lähmung lässt sich auf der Grundlage der bereits eingeführten Prinzipien der Neuroinformatik präzise deuten. Hier wird deutlich, dass Stillstand keineswegs die Abwesenheit von Energie bedeutet, sondern deren höchst ineffiziente Bindung. Wir haben gesehen, dass alles Leben nach der Minimierung von freier Energie (Friston, 2010) strebt – ein Prozess, der durch den ständigen Abgleich an der Markov-Decke gesteuert wird. Diese Grenze ist kein statischer Wall, sondern ein dynamisches Interface, an dem das Gehirn unablässig versucht, Homöostase zu bewahren. Im Kontext der Ambivalenz gewinnt diese Architektur jedoch eine fast tragische Dimension: Sie wird zur Falle einer »perfekten« Vorhersageunfähigkeit. Das Gehirn, dessen evolutionäre Hauptaufgabe die Reduktion von Unsicherheit ist, findet sich plötzlich in einer Situation wieder, in der jede potenzielle Handlung die Unsicherheit an anderer Stelle vervielfacht.

Bei Anna und Markus ist die Markov-Decke nicht mehr nur ein Filter, sondern der Schauplatz eines unlösbaren Pattzustands. Der neurobiologische Vorhersagefehler, den wir zuvor als Diskrepanz zwischen Grundbedürfnissen und Realität definiert haben (Grawe, 2004), lässt sich hier nicht durch Handeln auflösen. Jede antizipierte Bewegung in Richtung einer Option würde den Vorhersagefehler der *anderen* Option dramatisch erhöhen. Es ist ein energetisches Nullsummenspiel: Gewinnt Anna an Freiheit, verliert sie in ihrer internen Simulation proportional an Vorhersehbarkeit ihres sozialen Status; nähert sich Markus der Intimität an, schlägt sein Schutzmodell sofort mit maximalen Fehlerwerten Alarm. Das System erkennt, dass jede Veränderung der aktuellen (wenn auch leidvollen) Stabilität die »freie Energie« – also die statistische Unsicherheit und Überraschung – im Gesamtsystem kurzfristig explodieren ließe.

Das Gehirn wählt gewissermaßen das »kleinere Übel« des chronischen, aber vertrauten Schmerzes gegenüber dem unberechenbaren Grauen einer totalen Ungewissheit. Es bewertet das Verharren als statistisch »sicherer«. Dieser Zustand ist jedoch energetisch ruinös. Wie wir im Kontext des »egoistischen Gehirns« (Peters, 2011) gelernt haben, erzwingt ein solcher Konflikt den Brain-Pull-Mechanismus. Das Gehirn priorisiert die informationelle Konsistenz radikal über die physische Vitalität. Es saugt die Ressourcen des Körpers ab, nicht um eine Lösung zu finden, sondern um den unerträglichen Schwebezustand informationell zu verwalten und die drohende Entropie der Veränderung abzuwehren. Die chronische Erschöpfung von Anna und Markus ist somit das Resultat eines Systems, das unter Volllast läuft, nur um einen Stillstand zu verteidigen, der sie langfristig zerstört.

Die neuronale Bremse: Das Patt in den Basalganglien

Wir können dieses Patt im Maschinenraum der Handlungsauswahl verorten: den Basalganglien. Diese tief liegenden Hirnstrukturen fungieren als die ultimative Instanz für Priorisierung und Impulskontrolle; sie entscheiden darüber, welcher von Tausenden konkurrierenden Gedankenimpulsen schließlich die Erlaubnis erhält, die Muskulatur zu aktivieren und in die Tat umgesetzt zu werden. Im Striatum, dem Eingangstor dieser Strukturen, begegnen wir zwei gegensätzlichen neuronalen Pfaden, die in einem ständigen, dynamischen Wettbewerb stehen: der »Go-Pathway« (D1-Rezeptoren), der Handlungen befürwortet und initiiert, und der »No-Go-Pathway« (D2-Rezeptoren), der als sicherheitsorientierter Filter agiert und Impulse unterdrückt (Frank, Seeberger u. O'Reilly, 2004).

Normalerweise sorgt eine fein abgestimmte Dopamin-Ausschüttung dafür, dass eine Seite die Oberhand gewinnt, was eine klare Richtung ermöglicht. In der chronischen Ambivalenz jedoch erleben wir eine neurobiologische Anomalie: Beide Pfade feuern gleichzeitig mit maximaler Intensität. Es ist ein Zustand des hochfrequenten Stillstands. Annas Sehnsucht nach beruflicher Freiheit drückt das neurochemische Gaspedal mit aller Kraft durch, während ihr gelerntes Sicherheitssystem mit gleicher Vehemenz auf der Bremse steht. Markus' Hand schwebt über der Tastatur, bereit, eine Nachricht der Versöhnung zu tippen (Go), während sein Vermeidungssystem den Befehl zum Abbruch schreit (No-Go).

Das Ergebnis ist keineswegs Passivität, sondern eine aktive Inhibition. Das Gehirn wendet enorme metabolische Ressourcen auf, um einander aufhebende Befehle gleichzeitig aufrechtzuerhalten und die daraus resultierende Spannung auszuhalten. Es gleicht einem Motor, der im Leerlauf im roten Bereich dreht: Die Nadel zittert am Anschlag, die Hitze im System steigt bedrohlich an und der Verschleiß an den inneren Strukturen ist massiv – doch das Fahrzeug bewegt sich keinen Millimeter. Diese neuronale Verkrampfung führt zu einer massiven allostatischen Last; das Gehirn verbraucht Glukose in einem Ausmaß, das normalerweise für Höchstleistungen reserviert ist, nur um den Stillstand zu verwalten. Dies erklärt das Paradoxon der Entscheidungsmüdigkeit: Warum fühlen sich Anna und Markus nach einem Tag des bloßen Zauderns so ausgebrannt, als hätten sie Steine geklopft? Weil ihr Nicht-Handeln ein hochaktiver innerer

Krieg ist, ein Dauerfeuer in den Basalganglien, das die kognitive Reserve und die Willenskraft des Individuums restlos aufzehrt, ohne jemals in eine Handlung zu münden.

Der vegetative Shutdown: Die Polyvagal-Theorie

Hält dieses energetische Patt zwischen »Go« und »No-Go« zu lange an, aktiviert das autonome Nervensystem nach der Polyvagal-Theorie (Porges, 2017) die älteste Notbremse der Evolution: den dorsalen Vagus. Porges beschreibt unser Nervensystem als eine dreistufige evolutionäre Hierarchie. Wenn wir uns sicher fühlen, regiert der ventrale Vagus, der soziale Interaktion ermöglicht. Bei Gefahr springt der Sympathikus an (Kampf oder Flucht). Doch wenn das Gehirn – wie bei der unlösbaren Ambivalenz – die Situation als ausweglos und jede mögliche Handlung als potenziell katastrophal bewertet, schaltet es in den primitivsten Überlebensmodus: den Totstellreflex.

Dies ist der Moment des biologischen »Shutdowns«. Das Gehirn entscheidet unbewusst, dass der einzige Weg zur Sicherung der systemischen Integrität darin besteht, alle Systeme auf ein Minimum herunterzufahren. Anna erlebt dies als eine schleichende Dissoziation, eine emotionale Taubheit, bei der die Welt wie hinter einer dicken Glasscheibe verschwindet. Die Farben verblassen, Geräusche wirken gedämpft, und das eigene Leben fühlt sich an wie ein Film, in dem man nur noch Zuschauer ist. Es ist ein hypometabolischer Zustand, in dem die emotionale Reaktionsfähigkeit geopfert wird, um die schiere psychische Belastung des ungelösten Konflikts zu überleben.

Markus hingegen versinkt in einer tiefen depressiven Lähmung. Sein Nervensystem hat die »Neurozeption« – die unbewusste Wahrnehmung von Gefahr – auf Dauerfeuer gestellt. Da jedoch weder Kampf noch Flucht eine Option sind, bleibt nur die totale Immobilisierung. Es ist eine Form der »funktionalen Erstarrung«, die ihn unfähig macht, selbst einfachste Entscheidungen zu treffen, da jede Bewegung im Gehirn als lebensbedrohlicher Vorhersagefehler registriert wird. Rationales Zureden prallt an diesem Zustand ab wie an einem Panzer; das Gehirn befindet sich im archaischen Reptilienmodus, in dem Logik keinen Platz hat. In dieser Phase reagiert der Organismus nicht mehr auf intellektuelle Impulse, sondern ausschließlich auf physische und emotionale Signale von absoluter Sicherheit. Erst wenn das Nervensystem über einen längeren Zeitraum erfährt, dass keine unmittelbare Vernichtung droht, kann die »Kruste der Erstarrung« langsam aufbrechen und der Weg zurück in die Handlungsfähigkeit über den sympathischen oder ventralen Modus gelingen.

Die Verzerrung von Raum und Zeit

Diese Krise der Ambivalenz beschränkt sich nicht auf chemische Botenstoffe oder Muskelspannungen; sie schreibt sich tief in die ▸spatiotemporale Dynamik des Gehirns ein. Nach den Erkenntnissen des Neurophilosophen Georg Northoff (2023) konstruiert das Gehirn unser »Selbst« nicht einfach in Raum und Zeit – das Gehirn *ist* Raum und Zeit. In der Lähmung der Unentschiedenheit kollabiert diese innere Bühne, auf der unser Bewusstsein tanzt.

Annas Dilemma ist zutiefst zeitlich geprägt. Ihr Gehirn ist in einem schnellen, rigiden Betawellen-Muster gefangen. Diese hochfrequenten Schwingungen sind normalerweise für scharfe Problemlösung und fokussierte Aufmerksamkeit reserviert, doch bei Anna sind sie zum unaufhörlichen Dauerrauschen geworden. Sie befindet sich in einer permanenten »Hypervigilanz«, einer neurobiologischen Vorahnung des Unheils. Die Fähigkeit, in die langsamen, regenerativen Thetawellen zu wechseln – jene Rhythmen, die Intuition und das Schweifenlassen der Gedanken ermöglichen –, ist ihr abhandengekommen. Sie gleicht dem Protagonisten Billy Pilgrim aus Kurt Vonneguts Roman »Schlachthof 5« (1969/2017), der »spastisch in der Zeit« ist. Während Pilgrim unkontrolliert zwischen den Momenten seiner Biografie springt, ist Anna auf eine andere Weise zeitkrank: Ihre Gegenwart ist vollständig von einer drohenden, katastrophalen Zukunft besetzt. Jede Sekunde des Zögerns wird durch das Betawellen-Gewitter zu einer Vorbereitung auf einen Aufprall, der niemals kommt, aber ständig antizipiert wird. Ihre Zeit ist nicht mehr linear, sie ist eine stehende Welle der Angst, die den Moment des »Jetzt« restlos verschlingt.

Bei Markus hingegen ist die Blockade fundamental räumlicher Natur. Chronische Ambivalenz und die damit einhergehende Angst haben zu einer Hypervernetzung seiner Angstareale geführt, was die Produktion von Alphawellen systematisch unterdrückt. Alphawellen sind die neuronale Signatur eines entspannten, weiten inneren Zustands; sie sind der »Pausenbildschirm«, auf dem spielerische Optionen und kreative »Was-wäre-wenn«-Szenarien überhaupt erst sichtbar werden können. Ohne diese Alphawellen kollabiert Markus' mentaler Raum auf einen einzigen, klaustrophobischen »Hotspot« der Gefahr. Seine Landkarte besteht nicht mehr aus weiten Landschaften von Möglichkeiten, sondern nur noch aus einem Punkt: dem Zentrum seines Schmerzes. Wenn Raum und Zeit im Gehirn nicht mehr fließen, verliert das Selbst-Muster seine Kohärenz. Das Subjekt löst sich in der Starre seiner eigenen neuronalen Rhythmen auf; es gibt kein kohärentes »Ich« mehr, das die Kraft hätte, den Raum wieder zu weiten oder die Zeit wieder in Fluss zu bringen.

Die Falle der hyperbolischen Diskontierung: Die Tyrannei des Augenblicks

Warum aber bricht das System nicht aus, obwohl die Kosten des Verharrens so offensichtlich sind? Hier greift ein evolutionär tief verankerter Rechenfehler: die hyperbolische Diskontierung (Laibson, 1997). Unser Gehirn bewertet sofortige Entlastung – also das Ausbleiben der Angst im Hier und Jetzt – massiv höher als langfristiges, abstraktes Glück. Jedes Mal, wenn Anna den Gedanken an die Kündigung beiseiteschiebt, wird sie mit einer kurzen Welle der Erleichterung belohnt. Dieser neuronale Sofort-Gewinn wiegt schwerer als die vage Vision einer erfüllten Freiheit in ferner Zukunft.

Zudem behandelt das Gehirn das »zukünftige Ich« oft wie einen Fremden (Ainslie, 2001). Bildgebende Verfahren zeigen, dass wir bei Gedanken an unser zukünftiges Selbst Hirnareale aktivieren, die normalerweise für die Wahrnehmung fremder Personen zuständig sind. Der Schmerz des Zauderns ist für das »jetzige Ich« eine vertraute, wenn auch quälende Konstante. Die Belohnung der Freiheit hingegen gehört psychologisch gesehen jemand anderem – einer fiktiven Person in der Zukunft, für die unser gegenwärtiges System nicht bereit ist, den Preis der Angst zu zahlen. Wir kaufen uns die momentane Ruhe zum Preis unserer gesamten Biografie. Es ist eine Form von emotionalem Wucher: Wir vermeiden den kurzen, schneidenden Schmerz einer Entscheidung und zahlen dafür mit dem leisen, lebenslangen Hintergrundrauschen einer unerfüllten Existenz. Wir finanzieren die heutige Angstfreiheit mit der Währung unserer künftigen Möglichkeiten.

Die Falle der Selbstreferenz und der Ausweg

Am Ende steht eine Erkenntnis über komplexe Systeme: Sie können sich oft nicht aus sich selbst heraus reparieren oder begreifen. In der Systemtheorie markiert dies die Grenze der Selbstreferenz. In der Ambivalenz nutzen wir zur Problemlösung genau jene Werkzeuge, die Teil der ursprünglichen Problemarchitektur sind – ein logischer Zirkelschluss.

Diese Ambivalenz bildet einen geschlossenen Kreis. Anna versucht, ihr Dilemma mit jener Logik aufzulösen, die es erschaffen hat, was zu einer endlosen Rekursion führt. Da sie ihre Planung nie außerhalb bestehender Axiome – wie dem Vorrang der Sicherheit – ansiedelt, verstärkt das Denken nur die alte Struktur. Man kann eine neue Welt nicht mit den Karten der alten befahren; innerhalb dieser Logik bleibt der Ausbruch eine unzulässige Operation.

Um diesen Zirkel zu durchbrechen, bedarf es einer externen Referenz, um blinde Flecken zu identifizieren. Ein Begleiter außerhalb der Markov-Decke fungiert als Justierer der statistischen Gewichtung. In der Erstarrung wird der Angst (No-Go) unproportional viel Bedeutung beigemessen, während die Sehnsucht (Go) als Rauschen untergeht. Der externe Beobachter spiegelt, dass vermeintliche Naturgesetze der Existenz – wie der Zwang zum Funktionieren – lediglich revidierbare Vorhersagen sind.

Dies ermöglicht den Übergang zum epistemischen Handeln. Im Gegensatz zu Buridans Esel überwindet der Mensch den Stillstand nicht durch Nachdenken, sondern neue überschaubare Erfahrungen. Anna kündigt nicht sofort, sondern sammelt Daten durch ein kurzes Eintauchen in neue Welten. Solche Schritte dienen dem Erkenntnisgewinn und machen das Unbekannte berechenbar. Freiheit beginnt dort, wo wir aufhören, das Leben als Gleichung zu berechnen, und anfangen, es handelnd zu befragen.

TEIL 2

Die Alchemie der Veränderung

TEIL 2 vollzieht den Schritt von der Theorie zur Praxis und öffnet den Werkzeugkasten für nachhaltige Veränderung. Statt konkurrierender Schulen präsentiert dieser Abschnitt eine Alchemie der Veränderung, die moderne therapeutische Ansätze als präzise Instrumente zur Neugestaltung unserer inneren Muster versteht. Von der Kraft des Umschreibens (Narrative Therapie; Michael White und David Epston) und der Heilung durch Lesen (Bibliotherapie) über psychodynamische Einsichten bis zur neurobiologischen Präzision der Kohärenztherapie. Der Bogen spannt sich weiter zur Akzeptanz- und Commitment-Therapie (ACT; Steven C. Hayes) und der Arbeit mit dem Inneren Team, um Ambivalenz aufzulösen und eine neue, bewusste Haltung zum Leben zu kultivieren.

Wir haben im ersten Teil dieses Buches die Landkarte unserer inneren Welt gezeichnet. Wir haben die unsichtbaren Kräfte verstanden, die uns formen, und die Architektur unserer inneren Gefängnisse analysiert. Doch eine Landkarte allein hat noch niemanden ans Ziel gebracht. Nun ist es an der Zeit, vom passiven Betrachter zum aktiven Reisenden zu werden. Wir öffnen den Werkzeugkasten, um zu lernen, wie wir die Segel neu setzen und den Kurs unseres Lebens bewusst gestalten können.

Doch hier, an der Schwelle zur Praxis, müssen wir innehalten. Denn der Glaube an den reinen Werkzeugkasten birgt eine subtile Gefahr. Wir betreten die Werkstatt nicht als kühle Mechaniker, die im grellen Neonlicht eine defekte Maschine reparieren. Wer die Seele als ein solches Gerät missversteht, das nach den Regeln kalter Logik funktioniert, wird scheitern. Er mag, wie Paul Watzlawick in seiner berühmten Parabel beschreibt, mit dem Hammer in der Hand die ganze Welt für einen Nagel halten und voller Ungeduld auf das feine Uhrwerk seiner Psyche einschlagen (vgl. Watzlawick, 1983/2021). Ein solcher Ansatz mag Symptome zum Schweigen bringen, doch er führt selten zu jener tiefen, transformativen Erfahrung, nach der wir uns sehnen. Er führt in die Entfremdung, nicht in die Heilung.

Wir betreten die Werkstatt daher in einer anderen Haltung: als Alchemisten. Die alte Kunst der Alchemie, oft als naive Vorstufe der Chemie missverstanden, wusste um ein tiefes Geheimnis: Die Verwandlung von Blei zu Gold ist kein rein materieller Prozess. Sie ist eine spirituelle Reise, die den Alchemisten selbst verändert. In seinem schummrigen Labor, im Geruch von Schwefel und Hoffnung, arbeitet er nicht nur an der Materie, sondern an sich selbst. Unser Blei ist die erstarrte, schwere Form unseres Leidens. Unser Gold ist ein Leben in fließender, klingender Resonanz mit der Welt.

Die folgenden Kapitel werden Ihnen die erprobten Instrumente für diese innere Alchemie vorstellen. Wir werden sie nicht als eine lose Sammlung von

Techniken betrachten. Stattdessen werden wir sie als spezialisierte Werkzeuge für einen tiefgreifenden, organischen Prozess verstehen: die Transmutation der Form unseres Erlebens.

11 Die Prinzipien der Veränderung – Ein Kompass für die Reise

Die entscheidende Frage lautet nun: Wie übersetzen wir unser Verständnis der Gehirnarchitektur in wirksames Handeln? Bevor wir zu den spezifischen Werkzeugen übergehen, benötigen wir einen Kompass für die Reise. Diesen liefert uns die moderne Psychotherapieforschung auf bemerkenswerte Weise: Unabhängig von Schulstreitigkeiten hat sie universelle Wirkfaktoren identifiziert, die für jede gelingende Veränderung entscheidend sind.

Der Schweizer Psychotherapieforscher Klaus Grawe hat in einer umfassenden Metaanalyse Tausender Studien fünf schulenübergreifende Prinzipien identifiziert (Grawe, 2004). Sie sind die empirisch gesicherten Zutaten für Wandel. Doch die bloße Beschreibung dieser Zutaten offenbart noch nicht das Geheimnis des Gerichts. Erst wenn wir sie durch die Linse unseres neurobiologischen Modells betrachten, entfalten sie ihre mechanistische Tiefe. Sie sind keine einfachen »Faktoren«, sondern präzise Hebel, um die fundamentalen Inferenzprozesse unseres Gehirns zu beeinflussen.

Lassen Sie uns diese fünf Prinzipien der Veränderung nun als die grundlegenden Mechanismen verstehen, die es uns ermöglichen, die Architektur unseres Leidens zu überwinden und zu bewussten Gestaltern unseres Lebens zu werden.

Therapeutische Beziehung: Die Kunst der interpersonellen Co-Regulation

Grawe identifizierte die Qualität der therapeutischen Beziehung als den vielleicht wichtigsten einzelnen Wirkfaktor. Diese Beziehung ist weit mehr als eine unterstützende Rahmenbedingung; sie ist ein aktiver neurophysiologischer Prozess der interpersonellen Inferenz und Co-Regulation.

Stellen wir uns zwei schwingende Pendel vor. Bringt man sie nahe genug zusammen, beginnen sie, sich aufeinander einzustimmen, bis sie im selben

Rhythmus schwingen. Ähnliches geschieht auf einer unendlich komplexeren Ebene in der Therapie. Das oft dysregulierte, in rigiden Mustern gefangene System des Klienten trifft auf das stabile, flexible und regulierte System der Therapeutin. In diesem gemeinsamen »Wir-Raum« versuchen beide generativen Modelle, die Handlungen und Reaktionen des jeweils anderen vorherzusagen.

Gelingt dieser Prozess, kommt es zu einer messbaren neurophysiologischen Synchronisation – einer Angleichung der Herzratenvariabilität, der Atemfrequenz und sogar der Gehirnwellenmuster (Koole u. Tschacher, 2016). Diese Synchronisation ist kein mystischer Prozess, sondern das neurologische Fundament von Vertrauen. Der Therapeut bietet durch seine verlässliche Präsenz und sein empathisches Spiegeln ein stabiles, geordnetes Feld an, in dem sich das chaotische System der Klientin beruhigen kann. Er wird zum externen Co-Regulator, der der Klientin hilft, ihre eigene Fähigkeit zur Selbstregulation wiederzufinden.

Der Klient lernt auf einer tiefen, impliziten Ebene, dass seine Signale nicht nur gehört, sondern präzise vorhergesagt und beantwortet werden. Dies senkt die grundlegende Unsicherheit und damit die freie Energie im System des Klienten, was wiederum die notwendige Voraussetzung für jede weitere Erkundung ist. Die therapeutische Beziehung ist weit mehr als nur ein Mittel zum Zweck; sie schafft erst die biologische Sicherheit (»Safe Space«) und bereitet damit den Boden, in dem der Samen der Veränderung überhaupt erst keimen kann.

Motivationale Klärung: Metabewusstheit über das eigene generative Modell

Veränderung erfordert ein klares Verständnis der eigenen problematischen Muster. Die motivationale Klärung ist die Kultivierung von Metabewusstheit über das eigene generative Modell. Es geht darum, dass der Klient lernt, seine eigenen (oft unbewussten) Überzeugungen, Emotionen und Verhaltensmuster nicht mehr als gegebene Realität, sondern als Hypothesen seines Gehirns zu betrachten – Hypothesen, die überprüft und potenziell revidiert werden können.

Die Therapeutin hilft dem Klienten dabei, zum Archäologen seiner selbst zu werden. Sie führt ihn zu den zentralen Fragen: Welche Überzeugungen steuern mein Leiden? Welche meiner fundamentalen Grundbedürfnisse – systembedingt präferierte Priors – werden durch meine aktuelle Lebensführung chronisch frustriert? Und welche unbewusste Funktion erfüllt mein Symptom – was schützt es, was versucht es zu verhindern?

Die spontanen Metaphern des Klienten – das »Hamsterrad«, die »innere Leere« – sind dabei keine zufälligen Bilder, sondern direkte Zugänge zur impliziten Struktur seines Modells. Dieser Prozess ist entscheidend, denn er verschiebt die Perspektive des Klienten von der Identifikation mit dem Problem (»Ich bin ängstlich«) zur Beobachtung des Prozesses (»Ich bemerke, dass mein System in einem ängstlichen Muster gefangen ist«). Diese Distanzierung ist der erste Schritt zur Wiedererlangung von Handlungsfähigkeit.

Für Markus bedeutet dies konkret, zu erkennen, dass seine Verlassenheitsangst nicht ein Beweis seiner Unwürdigkeit ist, sondern ein erlerntes Schutzmuster – sein Gehirn versucht, die unerträgliche Überraschung eines potenziellen Verlustes zu minimieren. Diese Einsicht allein ändert noch nicht das Gefühl, aber sie ändert die Beziehung zum Gefühl und eröffnet einen Raum für Neugier anstelle von Selbstverurteilung. Das ist die stille Revolution der motivationalen Klärung: nicht Gedanken zu ändern, sondern die Relation zu ihnen zu transformieren.

Ressourcenaktivierung: Die gezielte Generierung positiver Evidenz

Eine erfolgreiche Therapie fokussiert nicht nur auf Defizite, sondern aktiviert gezielt die vorhandenen Stärken, Fähigkeiten und positiven Erfahrungen der Klientin. Dies ist nicht sentimentale Positivität, sondern eine präzise neurologische Strategie zur Generierung von Gegenbeweisen gegen das alte, erstarrte Modell.

Ein in negativen Mustern gefangenes System leidet oft unter einem Mangel an Daten, die seinen pessimistischen Vorhersagen widersprechen. Jede erfolgreiche Anwendung einer Fähigkeit, jede erinnerte positive Erfahrung, jede gelungene soziale Interaktion liefert dem Gehirn eine »positive Überraschung«. Diese neue sensorische Evidenz senkt erstens die momentane freie Energie, was als positives Gefühl (Stolz, Freude, Erleichterung) erlebt wird.

Zweitens, und das ist entscheidend, erhöht sie das Vertrauen in alternative, gesündere Überzeugungen. Ein konkretes Erfolgserlebnis schwächt den Prior »Ich bin hilflos« und stärkt den Prior »Ich kann Herausforderungen bewältigen«. Aber hier kommt eine subtile neurologische Tiefe hinzu: Wenn Anna sich an einen Moment erinnert, in dem sie authentisch geholfen hat – und diesen Moment nicht nur mental rekonstruiert, sondern die Wärme, das Verbundensein körperlich wiedererlebt – dann schreibt dies nicht nur neue Erinnerungen ein. Es gewichtet die Hierarchie ihrer generativen Modelle um: Der Prior »Ich bin wertvoll, weil ich anderen nutze« wird zu einem konkurrierenden Kandidaten, der das alte »Ich bin nur wertvoll durch Leistung« infrage stellt. Es ist ein gezieltes Training, um das Vertrauen in die eigenen Fähigkeiten neu zu kalibrieren – nicht durch logisches Argument, sondern durch verkörperte, gelebte Erfahrung.

Problemaktualisierung: Die kontrollierte Erzeugung von Vorhersagefehlern

Um tief verankerte, rigide Muster zu verändern, reicht es oft nicht aus, nur über sie zu sprechen. Grawe betont die Notwendigkeit, das Problem im Hier und Jetzt der Therapie erlebbar zu machen. Die Problemaktualisierung ist die kontrollierte Erzeugung von neuartigen, aber nicht überwältigenden Vorhersagefehlern.

Das Ziel ist es, die maladaptiven Priors des Klienten gezielt zu destabilisieren, um das System für ein Update zu öffnen. Eine Expositionstherapie zum Beispiel konfrontiert die katastrophale Vorhersage (»Wenn ich in die Situation gehe, passiert etwas Schreckliches«) direkt mit der realen meist harmlosen Erfahrung und erzeugt so einen massiven, ▶ heilsamen Vorhersagefehler. Techniken wie die Zwei-Stuhl-Arbeit der Gestalttherapie externalisieren innere Konflikte und erlauben es der Klientin, die unerwarteten Perspektiven ihrer eigenen inneren Anteile zu erleben.

Doch der entscheidende Punkt ist, dass diese Vorhersagefehler in der sicheren, coregulierten Umgebung der therapeutischen Beziehung erzeugt werden. Dies stellt sicher, dass das System die neue Information verarbeiten kann, anstatt in einen panischen Abwehrmodus zu verfallen. Es geht darum, die »optimale Dosis« an Überraschung zu finden – ein heikles Gleichgewicht zwischen Sicherheit und Herausforderung. Zu wenig Überraschung führt zu Stagnation, zu viel zu Retraumatisierung oder Shutdown.

In der Praxis heißt das für den Therapeuten: Beobachten Sie die nonverbalen Signale des Klienten. Der Atem wird flach, die Schultern spannen sich an, die Augen verfestigen sich in einem starren Blick? Der Therapeut wird so zum Präzisionsingenieur, der die Lautstärke der neuen, korrigierenden Erfahrung so justiert, dass sie gehört werden kann (Constant, Ramstead, Veissière, Campbell u. Friston, 2021). Dieser Prozess ist das Herzstück der Veränderung: Das Gehirn lernt am effektivsten, wenn seine tiefsten Überzeugungen auf eine Weise herausgefordert werden, die es zwar überrascht, aber nicht überwältigt.

Problembewältigung: Das Training der aktiven und epistemischen Inferenz

Letztlich muss der Klient lernen, seine Probleme aktiv zu bewältigen. Dies ist das Training der aktiven und epistemischen Inferenz – der Prozess, in dem die Klientin neue, adaptive Handlungsstrategien erlernt, um die Welt aktiv so zu gestalten, dass ihre fundamentalen Grundbedürfnisse besser erfüllt werden.

Anstatt in passivem Grübeln zu verharren, das die maladaptiven Priors nur verstärkt, wird der Klient ermutigt, gezielte Verhaltensexperimente durchzuführen. Jedes Experiment dient dazu, neue sensorische Evidenz zu generieren, die die alten, dysfunktionalen Vorhersagen widerlegt. Doch nicht alle Handlungen sind gleich wertvoll. Epistemische Handlungen – wie wir in früheren Kapiteln bereits erwähnt haben – sind kleine, überschaubare, informationssuchende Aktionen, deren primäres Ziel die Reduktion von Unsicherheit ist. Sie unterscheiden sich fundamental von pragmatischen Handlungen, die auf direkte Problemlösung abzielen.

Ein Beispiel macht dies deutlich: Markus sitzt vor einer wichtigen sozialen Interaktion und wird von Verlassenheitsangst überrollt. Eine pragmatische Handlung wäre, sich zu Hause zu verstecken und die Situation zu vermeiden – dies löst das Problem nicht, sondern verschärft es durch wiederholte Bestätigung des Angst-Priors. Das passive Grübeln (»Werde ich verlassen? Bin ich zu viel?«) verstärkt nur die Angst und erhöht die freie Energie des Systems. Eine epistemische Handlung hingegen könnte sein: Beobachte, wie andere Menschen in ähnlichen sozialen Situationen interagieren. Sammle neue Daten über soziale Muster und Reaktionen. Schreibe auf, welche sozialen Signale Menschen geben, wenn sie sich sicher und verbunden fühlen, und welche, wenn sie sich überfordert fühlen. Dies reduziert die Unsicherheit nicht durch Vermeidung oder logische Argumente, sondern durch faktische, sensorische Evidenz – durch die Generierung von neuen Daten, die sein Modell der sozialen Welt kalibrieren.

Diese kleinen Schritte lichten den Nebel der Unsicherheit, senken die »erwartete freie Energie« des neuen Weges und bauen die Brücke zu mutigeren, lebensverändernden Entscheidungen. Sie sind das Handwerk der aktiven Inferenz: Der Klient wird nicht zum passiven Empfänger von Einsicht, sondern zum aktiven Wissenschaftler des eigenen Lebens, der Hypothesen (Priors) nicht nur passiv erleidet, sondern sie durch gezieltes Handeln in der Welt aktiv überprüft und gestaltet. Problembewältigung ist so die Kunst der Selbstgestaltung – nicht durch Willenskraft oder positive Affirmationen, sondern durch intelligentes, datengetriebenes Experimentieren.

Synthese: Die universelle Grammatik der Veränderung

Diese fünf Prinzipien bilden zusammen die universelle Grammatik der Veränderung. Sie sind nicht konkurrierende Techniken, sondern ein integriertes System: Die therapeutische Beziehung schafft die Sicherheit, in der Veränderung überhaupt möglich wird; die motivationale Klärung schafft die Bewusstheit über die eigenen Muster; die Ressourcenaktivierung schafft positive Gegenbeweise gegen das alte Leid; die Problemaktualisierung schafft heilsame Überraschungen, die das System destabilisieren; und die Problembewältigung schafft autonome Handlungsfähigkeit, die die Veränderung stabilisiert und verankert.

Sie zeigen, dass Psychotherapie in ihrem Kern eine Kunst der angewandten Inferenz ist – eine Reise, auf der wir lernen, die Vorhersagen, die unser Leben formen, bewusst wahrzunehmen, zu hinterfragen und neu zu schreiben. Mit diesem Kompass in der Hand sind wir nun gerüstet, den Werkzeugkasten zu öffnen und die konkreten Methoden zu erkunden, die uns auf diesem Weg begleiten können.

12 Die Landkarte der Reifung – Vom Werkzeugkasten zur Prozesskunst

Stellen Sie sich vor, Sie wären in einem Labyrinth gefangen. Sie laufen seit Stunden, vielleicht seit Jahren, durch endlose Gänge. Die meisten Ratgeber würden Ihnen die Beschaffenheit dieser Mauern beschreiben – sie würden Ihnen raten, fester gegen sie zu schlagen, sie zu ignorieren oder zu übermalen. Doch was, wenn das eigentliche Problem nicht die Mauern sind, sondern der unsichtbare Bauplan des Labyrinths selbst? Was, wenn Sie sich immer im Kreis bewegen, weil die Form Ihres Weges Sie unweigerlich zum Ausgangspunkt zurückführt?

Um wahre Freiheit zu finden, müssen wir aufhören, gegen die Wände zu schlagen, und anfangen, die Karte des Labyrinths zu lesen. Genau diesen radikalen Perspektivenwechsel vollziehen wir jetzt. Inspiriert von der neuropsychodynamischen Arbeit von Georg Northoff, wenden wir unseren Blick von den Inhalten unseres Leidens ab – den negativen Gedanken, den schmerzhaften Gefühlen – und der Form unseres Erlebens zu (vgl. Northoff, 2023).

Von der Inkonsistenz zur gestörten Form: Eine mehrschichtige Sicht auf das Leid

Doch wie hängt diese abstrakte Idee einer gestörten Form mit dem sehr realen Schmerz unbefriedigter Bedürfnisse zusammen? Hier werden die Theorien von Grawe, Friston und Northoff zu einer mehrschichtigen Erklärung des Leidens verflochten.

Die erlebte Ebene (Grawe): der Schmerz der Inkonsistenz. Alles beginnt mit dem unmittelbaren Schmerz unbefriedigter Grundbedürfnisse. Markus' zentrales Bedürfnis nach sicherer Bindung wird chronisch verletzt. Anna befriedigt ihr Bedürfnis nach Kontrolle bis zur Perfektion, doch ihr Bedürfnis nach Lustgewinn verkümmert. Dieser Konflikt erzeugt eine schmerzhafte Spannung – Grawe nennt dies Inkonsistenz. Dies ist die Ebene, auf der wir unser Leid direkt spüren als Leere, Angst, Zerrissenheit.

Die informationelle Ebene (Friston): der Lärm der freien Energie. Ein chronisch unbefriedigtes Bedürfnis stellt für das prädiktive Gehirn einen massiven Vorhersagefehler dar. Das System sagt voraus: »Ich brauche Sicherheit, um zu überleben«, doch die Realität widerspricht ständig. Diese chronische Inkonsistenz ist informationstheoretisch ein Zustand hoher freier Energie – das System läuft heiß, voller Lärm, Unsicherheit und Chaos.

Die neurobiologische Ebene (Northoff): die Erstarrung der Form. Wie sieht nun ein Gehirn aus, das dauerhaft in diesem chaotischen Zustand gefangen ist? Es kann nicht ewig in dieser Instabilität verharren. Als adaptive Reaktion versucht das Gehirn, die Unsicherheit durch Rigidität zu kompensieren. Es erstarrt in seiner spatiotemporalen Form – in den dynamischen Rhythmen und Synchronisationen zwischen Hirnregionen. Die Kausalkette ist: unbefriedigte Bedürfnisse (Grawe) → hohe freie Energie (Friston) → gestörte spatiotemporale Form (Northoff) → das klinische Störungsbild.

Was bedeutet diese spatiotemporale Form konkret? Die neurologische Forschung zeigt, dass das Gehirn nicht in isolierten Strukturen arbeitet, sondern in dynamischen Mustern – Rhythmen und Synchronisationen zwischen Hirnregionen. Die temporale Dimension beschreibt die zeitlichen Muster dieser Aktivität: Wie kohärent ist die zeitliche Ordnung? Kann das System vorhersagen und sich in die Zukunft entwerfen? Die spatiale Dimension beschreibt den räumlichen Umfang: Kann der Mensch einen weiten inneren Raum halten, oder kollabiert er in einen Punkt? Eine gestörte Form könnte bedeuten: Die temporale Kohärenz ist verloren (Zeit zersplittert oder erstarrt). Oder: Die spatiale Ausdehnung ist zusammengezogen (nur noch ein Fokus möglich). Oder: Die Synchronisation zwischen zeitlichen und räumlichen Dimensionen ist gestört. Dies ist mehr als metaphorisch. Die Neurowissenschaft hat gemessen, dass Menschen in Depression geringere räumliche Gehirnaktivität zeigen; Menschen mit Trauma zeigen temporale Fragmentierung. Die Form des Leidens zeigt sich als ein neurologisches Phänomen.

Bei Anna manifestiert sich die Erstarrung als zeitliche Blockade. Sie kann sich nicht auf eine offene Zukunft hin entwerfen. Sie blickt auf die kommende Woche und sieht keine offene Landschaft von Möglichkeiten, sondern einen perfekt asphaltierten, kreisrunden Weg, der sie exakt dorthin zurückführt, wo sie jetzt schon ist. Ihre innere Zeit ist erstarrt in einer Endlosschleife – kein Fortschritt, nur Wiederholung. Bei Markus zeigt sich die Erstarrung räumlich. Sein innerer Raum kollabiert in Momenten der Angst zu einem einzigen schmerzhaften Punkt – dem Ort der drohenden Verlassenheit. Der weite Raum möglicher Interpretationen schrumpft augenblicklich. Es ist, als ob ein schwarzes Loch alle anderen Gedanken in eine Zelle seiner inneren Landschaft saugt.

Diese Unterscheidung ist zentral. Sie befreit uns aus der reinen Symptombekämpfung und führt zu einer neuen therapeutischen Kunst. Denn wenn das Problem nicht in den Symptomen liegt – Anna ist nicht »depressiv«, sondern zeitlich erstarrt; Markus ist nicht »ängstlich«, sondern räumlich kollabiert – dann erfordert die Lösung Form-Transformation, nicht Symptom-Bekämpfung.

Die Kunst der Prozessdiagnostik und die neue Rolle des Therapeuten

Dieser Wechsel von der Inhalts- zur Formebene verändert fundamental, wie wir über Heilung nachdenken. Die klassische Diagnostik fragt: »Welche Symptome hat die Patientin?«, und ordnet diese einer Diagnose zu. Northoffs Perspektive erfordert eine Prozessdiagnostik. Die zentrale Frage lautet nicht mehr »Was hat der Patient?«, sondern »Wie ist das Erleben der Patientin strukturiert?« Ein Therapeut wird zum Kartografen der inneren Welt.

Im klassischen Modell diagnostiziert der Therapeut zunächst (Patient hat Depression), wählt eine Technik und wendet sie an. Im Prozessdiagnostik-Modell beobachtet der Therapeut zunächst die Form des Erlebens: Ist die erlebte Zeit erstarrt oder zersplittert? Ist der innere Raum kollabiert oder differenziert? Sind die generativen Modelle starr oder flexibel? Wie schnell kann sich das System an neue Informationen anpassen? Danach wählt er nicht eine universelle Technik, sondern ein spezifisches Werkzeug für diese spezifische Formstörung. Eine zeitliche Blockade (Anna) braucht Werkzeuge, die den Zukunftsraum öffnen – zum Beispiel ▶ narrative Therapie. Ein räumlicher Kollaps (Markus) braucht Werkzeuge, die inneren Raum differenzieren – zum Beispiel körperorientierte ▶ Achtsamkeit. Die folgenden Kapitel werden diese Werkzeuge vorstellen – nicht als austauschbare Techniken, sondern als präzise Antworten auf spezifische Formstörungen.

Doch wie wählt der Therapeut, wenn der Patient nicht weiß, dass er ein »Raum-Problem« oder ein »Zeit-Problem« hat? Hier wird die Rolle der Therapeutin neu definiert. Sie ist nicht mehr die allwissende Expertin mit vorgefertigten Lösungen, sondern eine kollaborative Forscherin und Übersetzerin – ihre Kunst besteht darin, die abstrakte Theorie in die gelebte, gefühlte Sprache des Patienten zu übersetzen und gemeinsam die Form des Problems zu beschreiben.

Die Sprache der Form: Eine neue Kunst des Fragens

Diese neue Haltung des gemeinsamen Forschens verändert das wichtigste Werkzeug jedes Therapeuten: die Kunst des Fragens. Wenn die Störung auf der Ebene der Form liegt, muss sich auch die Sprache ändern. Der Therapeut wird vom »Gedankendetektiv« (der logische Konsistenz prüft) zum Phänomenologen der inneren Landschaft – sein Fokus liegt auf der präzisen Kartografierung der erlebten, gefühlten Realität.

Der Fokus verschiebt sich auf das sinnesspezifische Erleben. Während eine klassische therapeutische Frage lautet »Welcher Gedanke steckt hinter Ihrem Gefühl?«, würde eine formorientierte Therapeutin fragen: »Wenn dieses Gefühl der ›Stagnation‹ aufkommt, wo in Ihrem Körper spüren Sie es zuerst? Hat es eine Temperatur? Eine Farbe? Eine Textur? Wenn es ein Geräusch wäre, wie würde es klingen?« Diese Fragen unterbrechen die kognitive Endlosschleife und führen zurück zu den rohen sensorischen Daten, aus denen das Gefühl konstruiert wird. Sie fragen nach dem Wie des Erlebens, nicht nach dem Was der Krankheit. Warum ist das therapeutisch wertvoll? Weil das Gehirn Emotionen auf sensorischer Ebene verankert. Wenn Anna ihre Stagnation als »grau« beschreibt und »kalt« und »erstarrt«, dann hat sie ein genaues Bild der neurobiologischen Realität. Sie kann diese Aspekte gezielt verändern: die Temperatur erhöhen (durch Bewegung), die Farbe aufhellen (durch Imagination), das Gefühl »mobilisieren« (durch aktive Haltung). Die Transformation beginnt auf der sensorischen Ebene.

Die zweite Ebene sind direkte Fragen zur raum-zeitlichen Struktur. Für Markus (räumlicher Kollaps): »Wenn Sie sich sicher fühlen, wie groß ist dann Ihr ›innerer Raum‹? Können Sie das mit Ihren Händen zeigen?« Der Abstand zwischen den Handflächen wird zum Index der inneren Raumdifferenzierung. Für Anna (zeitliche Blockade): »Wenn Ihre Zukunft ein Weg wäre, wie sähe er aus? Ein Kreis? Ein offenes Ende? Nebulös?« Der Weg wird zur Metapher der zeitlichen Struktur. Ein Kreis signalisiert: keine Vorwärtsbewegung, nur Wiederholung. Ein offenes Ende signalisiert: Möglichkeitsraum. Diese Fragen sind nicht metaphorisch-poetisch, sondern direkt-diagnostisch. Sie objektivieren die abstrakte Form des Leidens.

In diesem Modell werden Emotionen nicht als »irrationale Reaktionen« verstanden, die durch rationale Gedanken »korrigiert« werden. Stattdessen sind Emotionen der direkte Ausdruck des Systemzustands. Die Kognition ist oft nur der nachträgliche Erklärungsversuch. Eine klassische Frage würde lauten: »Warum sind Sie wütend?« Die formorientierte Frage hingegen: »Wie fühlt sich diese Wut an? Wo sitzt sie? Welche Energie hat sie? Was möchte sie tun?«

Die Emotion wird als wichtiger Bote der Form behandelt. Die therapeutische Aufgabe ist nicht, sie zu »korrigieren«, sondern sie zu verstehen und durch sie die Symptomgestalt zu ermitteln.

Hierbei spielen Metaphern die entscheidende Rolle, denn sie sind die Muttersprache der Form. Ein Patient sagt nicht: »Ich habe einen kognitiven Fehler«, sondern »Ich fühle mich wie in einem schwarzen Loch«. Diese spontane Metapher ist kein poetisches Ornament – sie ist ein direkter Zugang zur spatiotemporalen Struktur des Erlebens. Ein formorientierter Therapeut lauscht auf diese Metaphern und exploriert sie: »Okay, bleiben wir bei diesem schwarzen Loch. Wie nah sind Sie am Rand? Spüren Sie seine Anziehungskraft? Gibt es irgendwo einen Lichtstrahl, einen Ausweg?« Durch diese Erkundung geschieht etwas Magisches: Das Gespräch selbst wird zur Intervention. Der Patient wird plötzlich zum aktiven Besucher seiner inneren Welt. Er beginnt, die Metapher zu verändern – »Vielleicht ist es nicht ganz schwarz, sondern grau mit einem Rand« oder »Vielleicht gibt es einen Weg heraus«. Mit jeder Variation verändert sich die innere Struktur. Der Therapeut wird vom »Reparateur« zum »Co-Poeten« – gemeinsam gestalten sie die innere Landschaft um. Dies ist die tiefste Wirkweise der formorientierten Therapie: Sie vertraut darauf, dass die Form nicht starr ist. Sie kann sich durch achtsame Erkundung transformieren.

Die Grammatik des Wandels: Vom »Aber« zum »Und«

Die Ambivalenz ist ein innerer Bürgerkrieg, so haben wir sie bereits kennengelernt. Zwei mächtige Fraktionen unserer Psyche stehen sich gegenüber. Unsere instinktive Reaktion ist, Partei zu ergreifen. In der Grammatik des Zauderns markiert das »Aber« den Punkt, an dem die Sehnsucht vor der vermeintlichen Notwendigkeit kapituliert.

Das Resultat ist fast immer Lähmung. Das »Motivational Interviewing« (MI), entwickelt von William R. Miller und Stephen Rollnick (2013), bietet einen radikal anderen Weg. Seine Genialität liegt in einer simplen Haltungsänderung: Es versucht nicht, den Widerstand zu brechen, sondern mit ihm zu tanzen. Es versteht den inneren Konflikt als Dialog, nicht als Kampf.

In der Praxis bedeutet dies, die »Eigentlich ..., aber ...«-Falle bewusst zu umgehen. Wenn die Stimme der Veränderung in Anna sagt: »Eigentlich sollte ich meinen Job kündigen«, und die Stimme der Angst antwortet: »Aber die Sicherheit ist mir wichtig«, dann validieren wir die Angst, statt sie zu bekämpfen. Wir antworten innerlich: »Du hast recht. Sicherheit ist ein wichtiger Wert. Und gleichzeitig sehne ich mich nach mehr Sinn.« Aus dem blockierenden »Aber«

wird ein integrierendes »Und«. Dieser simple sprachliche Dreh ist eine diplomatische Meisterleistung. Er verändert die gesamte psychologische Dynamik: Anstatt den widerstreitenden Bedürfnissen das Existenzrecht abzusprechen, erkennt er beide an.

Auf der neurologischen Ebene ist dies eine Erlösung. Der innere Krieg des »Aber« ist ein Zustand chronisch widersprüchlicher Vorhersagen. Das Gehirn leidet unter massiven Signalkonflikten: »Los, mach's!« vs. »Vorsicht, Gefahr!«. Die Kakofonie erzeugt Unsicherheit und metabolischen Stress. Das integrierende »Und« hingegen ist ein Signal der Deeskalation. Es flüstert dem System zu: »Alle Teile werden gehört. Alle Signale sind wertvoll. Es besteht kein Grund zur Panik.« Erst wenn dieser innere Lärmpegel sinkt, kann das Gehirn seine rigiden Vorhersagen lockern und wird wieder aufnahmefähig für das Neue. Diese Haltung der inneren Diplomatie ist nicht nur eine Technik – sie ist die fundamentale Voraussetzung dafür, dass die Werkzeuge in den folgenden Kapiteln überhaupt funktionieren können. Sie ist nicht nur der Schlüssel, der den Werkzeugkasten öffnet – sie ist die Kunst, dem Schloss genau zuzuhören.

Zur eigenen Werkstatt: Die innere Konferenz leiten

Die folgende Übung kultiviert diese innere Diplomatie praktisch. Sie ist keine schnelle Lösung, sondern der Beginn einer neuen, respektvolleren Beziehung zu sich selbst.

Schritt 1: Den Konflikt benennen

Identifizieren Sie ein aktuelles Thema, bei dem Sie festzustecken spüren. Formulieren Sie es als klassischen »Eigentlich ..., aber ...«-Satz. Zum Beispiel: »Eigentlich möchte ich mehr Sport treiben, aber ich bin abends immer zu müde.« Schreiben Sie diesen Satz auf. Spüren Sie die innere Spannung?

Schritt 2: Den Stimmen einen Platz geben

Teilen Sie Ihr Blatt in zwei Spalten. Links: »Stimme der Veränderung (Change Talk)«. Rechts: »Stimme des Bewahrens (Sustain Talk)«. Unter Change Talk listen Sie alle Argumente, Wünsche, Hoffnungen für die Veränderung auf. Fragen Sie sich: Warum will ich das wirklich? Welche tiefere Sehnsucht steckt dahinter? Welcher Wert? Unter Sustain Talk listen Sie alle Argumente, Ängste, Bedenken für den Status quo auf. Geben Sie diesem Teil besondere Aufmerksamkeit – er wird oft überhört. Welches legitime Bedürfnis schützt dieser Teil von mir? Sicherheit? Schutz vor Enttäuschung? Energieeinsparung?

Schritt 3: Das »Aber« würdigen und umformulieren

Lesen Sie die Sustain-Talk-Liste langsam durch. Sprechen Sie diesem Teil innerlich Anerkennung aus: »Ich verstehe, dass du mich vor Überforderung schützen willst. Das ist eine wichtige Aufgabe. Danke dafür.« Reformulieren Sie nun Ihren Konflikt, indem Sie das blockierende »aber« durch ein integrierendes »und« ersetzen. Alt: »Ich möchte fitter sein, aber ich bin zu müde.« Neu: »Ich möchte fitter sein und gleichzeitig verstehe ich, dass mein Bedürfnis nach Ruhe am Abend sehr berechtigt und groß ist.« Spüren Sie die veränderte Energie dieses Satzes? Die Deeskalation?

Schritt 4: Den Change Talk stärken (neugierig, nicht konfrontativ)

Nachdem Sie den Waffenstillstand etabliert haben, können Sie die Veränderungsseite sanft stärken. »Auf einer Skala von 0 bis 10: Wie wichtig ist mir diese Veränderung wirklich? Und warum gebe ich diese Zahl und keine niedrigere?« Dies lenkt den Fokus auf bereits vorhandene innere Motivation. »Stellen Sie sich vor: Eine gute Fee macht es möglich, die Veränderung ist über Nacht geschehen. Sie wachen morgens auf. Woran würden Sie als Erstes merken, dass das Wunder passiert ist? Was ist anders im Licht, im Geruch, im Gefühl auf Ihrer Haut?« Diese Frage ist ein neuromagischer Trick. Sie umgehen die festgefahrenen Vorhersagen des Problems und zwingen das Gehirn, ein detailreiches positives Zukunftsmodell zu simulieren. Sie fragen nicht: »Wie werde ich fit?«, sondern malen die Ziellandschaft. Dies senkt die erwartete freie Energie dramatisch. »Was würde Ihr bester Freund an Ihnen bemerken, wenn dieses Wunder geschehen wäre?« Diese Frage verankert die Veränderung sozial. »Was ist der allerkleinste, winzigste Schritt in die richtige Richtung, den ich mir vorstellen könnte, ohne dass die Stimme des Bewahrens sofort in Panik gerät?« Diese letzte Frage anerkennt, dass die Angst-Stimme legitim ist. Sie fragen nicht nach großen Veränderungen, sondern nach dem kleinsten Schritt, der die Angst nicht gewaltsam bezwingen will. Dies ist epistemische Handlung: kleine, informationssuchende Schritte, die Unsicherheit reduzieren, ohne das System zu retraumatisieren.

Die Tiefe dieser Übung liegt nicht darin, dass sie das Problem sofort transformiert. Aber sie verwandelt den inneren Krieg in einen konstruktiven Dialog. Sie ist der erste, entscheidende Akt echter Selbstbefreiung – und der Beginn unserer Reise durch die Alchemie der Veränderung.

13 Schreiben Sie sich frei – Die Narrative Therapie

Nachdem wir im letzten Kapitel die »Landkarte der Reifung« gezeichnet und gelernt haben, die formale Struktur unseres Leidens – das *Wie* der Erstarrung – zu identifizieren, wenden wir uns nun dem inhaltlichen Stoff zu: dem *Was* unserer inneren Dialoge. Die bisherige Analyse nach Georg Northoff hat uns verdeutlicht, dass psychisches Leid oft die Form einer architektonischen Falle annimmt. Wenn wir in zeitlichen Schleifen feststecken oder unser inneres Erleben in räumlichen Engpässen kollabiert, ist die Struktur des Erlebens bereits gestört. Doch hier stellt sich die entscheidende Frage: Woraus bestehen eigentlich die Mauern dieses Labyrinths? Was genau hallt in diesen Korridoren wider, und welche Tapeten haben wir an die Wände unserer inneren Enge geklebt?

Die Pioniere der Narrativen Therapie, Michael White und David Epston (1990/2007), geben darauf eine Antwort, die das Fundament der menschlichen Identität berührt und gleichzeitig radikal befreit: Unsere inneren Stimmen bestehen nicht aus neutralen Datenströmen, sondern aus hochgradig verdichteten, sinnstiftenden Geschichten. Sie lehren uns, dass wir nicht durch »nackte Fakten« geprägt sind – denn im menschlichen Geist gibt es keine Fakten ohne Interpretation. Ein Ereignis, sei es ein beruflicher Rückschlag oder eine schmerzhafte Trennung, bleibt niemals eine bloße Information; es wird augenblicklich in ein Narrativ eingewebt, das bestimmt, ob dieses Ereignis als Beweis für Unfähigkeit, als tragisches Schicksal oder als Chance zur Reifung fungiert. Wir sind keine passiven Empfänger unserer Biografie, sondern unermüdliche Bedeutungsschöpfer. Identität ist demnach nichts Statisches, sondern ein fortlaufender Prozess innerhalb des narrativen Selbst-Muster-Anteils. Das Revolutionäre an diesem Ansatz ist die Erkenntnis der Agency: Wenn wir die Autoren dieser Geschichten sind, die unser Erleben strukturieren, dann besitzen wir auch die Macht, das Heft wieder selbst in die Hand zu nehmen. Wir können die dominanten Erzählungen, die uns bisher gefangen hielten, befragen, dekonstruieren und schließlich radikal umschreiben, um den Weg aus dem Labyrinth der Erstarrung freizulegen.

Die Tyrannei der Problemgeschichte

Wir alle leben nach unbewussten Skripten, die wir im Laufe der Zeit als unumstößliche Wahrheiten akzeptiert haben. Diese Geschichten bilden das architektonische Gerüst jener in Kapitel 12 beschriebenen Erstarrung; sie sind der Mörtel, der die Mauern des Labyrinths zusammenhält. Eine solche »problemgesättigte Geschichte« ist kein bloßes Gedankenspiel, sondern eine machtvolle autobiografische Matrix. Sie bestimmt nicht nur, wer wir heute sind, sondern auch, was wir für unsere Zukunft für möglich halten.

Anna ist in ihrer Erzählung die »kompetente, aber freudlose Juristin«. Dieses Narrativ rechtfertigt ihre zeitliche Endlosschleife: Da sie sich selbst als jemanden definiert, dessen Wert allein auf fehlerfreier Funktion beruht, muss jeder Tag eine exakte Kopie des vorherigen sein, um die Katastrophe des Kontrollverlusts zu vermeiden. Ihr narratives Skript verbietet ihr den Entwurf einer offenen, kreativen Zukunft. Markus wiederum identifiziert sich als der »Unerwünschte«. Diese Geschichte zementiert seinen räumlichen Kollaps: Sobald er einen sozialen Raum betritt, aktiviert sein Gehirn das Skript der Ablehnung. Der weite Raum zwischenmenschlicher Möglichkeiten schrumpft sofort zu einem klaustrophobischen Tunnel, in dem er nur noch auf Zeichen von Desinteresse lauert. Diese Geschichten filtern die Welt wie eine extrem getönte Brille: Alles, was nicht zur gewohnten Qual passt, wird als irrelevantes Rauschen ausgeblendet. Jedes kleinste Detail hingegen, das das alte Leid bestätigt, wird durch ein neuronales Vergrößerungsglas betrachtet und als endgültiger Beweis gewertet.

Eine solche Geschichte fungiert als »tyrannischer Zensor« unserer Biografie. Aus der Perspektive des prädiktiven Gehirns lässt sich dieser Mechanismus bekanntlich als radikale Minimierung von Überraschung deuten: Das Gehirn zieht die schmerzhafte Sicherheit des Bekannten der beängstigenden Unsicherheit des Neuen vor. Ein System in hoher freier Energie – also in einem Zustand des inneren Chaos – greift nach der erstbesten verfügbaren Struktur, um Vorhersagbarkeit herzustellen, selbst wenn diese Struktur aus Schmerz besteht. Alle widersprüchlichen Daten werden daher mit enormem metabolischem Aufwand uminterpretiert. Wenn Anna gelobt wird, sagt ihr Zensor: »Sie haben nur noch nicht gemerkt, wie unfähig ich wirklich bin.« Das Lob wird vom Gehirn nicht als Freude registriert, sondern als Bedrohung der narrativen Konsistenz. Wenn Markus ein echtes Lächeln geschenkt bekommt, interpretiert sein Modell dies als Mitleid oder Manipulation. Das prädiktive System schützt das alte, maladaptive Modell mit Klauen und Zähnen gegen jede »Erschütterung« durch das Glück. Die eigentliche Tyrannei liegt darin, dass diese Erzählungen uns glauben machen, unser Wesenskern *sei* das Problem. Wir verwechseln die Landkarte (die Geschichte) mit dem Territorium (unserem Leben) und übersehen dabei, dass das Problem nicht wir selbst sind, sondern die veraltete, erstarrte Geschichte, die wir über uns erzählen.

Das gespaltene Selbst: Minimal vs. narrativ

Um die Tiefe dieser Blockade zu verstehen, nutzen wir Gallaghers (2024) aktuelle Unterscheidung zwischen dem »minimalen Selbst« und dem »narrativen Selbst«. Das minimale Selbst beschreibt unser unmittelbares, vorreflexives Erleben im Hier und Jetzt – das rein phänomenale Gefühl, ein »Ich« zu sein, das den eigenen Körper bewohnt und empfindet. Das narrative Selbst hingegen ist das »Ich«, das über die Zeit hinweg existiert; es ist die komplexe, sprachlich vermittelte Geschichte über unsere Identität, unsere Werte und unsere soziale Verortung. In einem gesunden Zustand arbeiten beide Ebenen harmonisch zusammen: Unser narratives Selbst gibt unserem unmittelbaren Erleben einen Sinn, während das minimale Selbst die Erzählung ständig durch frische körperliche Erfahrungen aktualisiert.

In der chronischen Ambivalenz erleben wir jedoch keine Harmonie, sondern einen tiefen strukturellen Bruch dieser Ebenen. Das minimale Selbst wird zum Schauplatz eines Kampfes, den das narrative Selbst zu kontrollieren versucht. Annas minimales Selbst registriert im Büro eine instinktive Abstoßungsreaktion: Eine plötzliche Enge in der Brust, ein flacher, hastiger Atem und ein diffuses Unbehagen sind die unmittelbaren Botschaften ihres Körpers, der »Gefahr« oder »Entfremdung« signalisiert. Ihr narratives Selbst hingegen gleicht einer fest gefügten Festung aus Vernunftargumenten: »Ich bin erfolgreich, ich habe für diesen Status gekämpft, Sicherheit ist die einzig rationale Basis meines Überlebens.« Die Tragik liegt darin, dass das narrative Selbst die rohen Daten des minimalen Erlebens nicht mehr als wertvolle Information integriert, sondern sie als störendes Rauschen unterdrückt oder umdeutet.

Wie wir sahen, markiert das »Aber« den Punkt, an dem das narrative Selbst als Zensor auftritt und die vitalen Regungen des minimalen Selbst gewaltsam unterdrückt. Gallagher (2024) verdeutlicht in »The Self and Its Disorders«, dass dies den »Sense of Agency« – das fundamentale Gefühl, der Urheber der eigenen Handlungen zu sein – systematisch zerstört. Wenn Anna nicht mehr handelt, weil sie es »will«, sondern weil ihre Geschichte es »befiehlt«, wird sie zur Gefangenen ihrer eigenen Biografie. Die Problemgeschichte wird zur Syntax, zum logischen Regelwerk, das festlegt, dass Anna leiden *muss,* um sicher zu sein, oder dass Markus isoliert bleiben *muss,* um nicht erneut verletzt zu werden.

Diese Architektur der Absage macht das Leiden unverrückbar, da es innerhalb der eigenen logischen Struktur plötzlich einen destruktiven Sinn ergibt. Es ist ein System, das sich selbst immunisiert: Jede Regung des lebendigen, minimalen Selbst wird sofort durch die übermächtige narrative Syntax zersetzt, bis das Individuum sich schließlich vom eigenen Erleben entfremdet fühlt – als würde es das Leben eines Fremden führen, dessen Skript es nicht mehr ändern kann.

Transformation der inneren Raum-Zeit

Das therapeutische Versprechen der Narrativen Therapie liegt in einer tiefgreifenden neurologischen Transformation: Raum wird wieder zu Zeit, und Starre wird wieder zu Fluss. Nach Northoff (2023) ist unser Gehirn nicht bloß ein Rechner, sondern ein spatiotemporales Kontinuum. Wenn eine Lebensgeschichte erstarrt, verfestigt sich Zeit zu Raum – sie wird zu einem statischen Korridor oder einer ausweglosen Zelle. Wir nutzen hierbei die in Kapitel 12 identifizierten Metaphern nun aktiv als Hebel für den Umbau dieser inneren Architektur.

Annas Bild vom »Korridor mit unzähligen Türen« haben wir bereits als phänomenale Beschreibung ihrer zeitlichen Falle kennengelernt. In der narrativen Arbeit verlassen wir nun die reine Diagnose und gehen zur aktiven Konstruktion über. Wir hören auf, den Korridor bloß zu vermessen, und beginnen, ihn umzubauen. Wir behandeln die Metapher als reale, neuroplastische Architektur, an der wir gemeinschaftlich bauen können: »Wenn dieser Korridor Fenster hätte, was würden Sie dort draußen sehen? Wie fällt das Licht durch diese Scheiben? Und wenn wir eine neue Tür einzeichnen, die nicht zurückführt, sondern hinaus in einen völlig unberührten Garten weist – wie fühlt sich der erste Schritt auf diesem neuen Boden an?« Indem Anna diese Details imaginiert und sprachlich verankert, »füttert« sie ihr prädiktives System mit neuen raum-zeitlichen Koordinaten. Die Endlosschleife wird durch das Einfügen neuer Variablen unterbrochen.

Bei Markus weiten wir den kollabierten inneren Raum seiner »Zelle«. In seiner bisherigen Geschichte war der Raum zwischen ihm und anderen Menschen nicht existent oder lebensgefährlich eng; die Angst wirkte wie eine Gravitation, die alle sozialen Reize in den Punkt der Ablehnung zog. Wir arbeiten am Narrativ der Weite, indem wir neue Dimensionen hinzufügen, die sein »Unerwünscht-Sein« nicht als absolute Wahrheit, sondern als eine zeitlich begrenzte Geschichte unter vielen entlarven. Durch dieses gezielte »mentale Reisen« innerhalb der Geschichte fordern wir die erstarrten Vorhersagemodelle des Gehirns heraus. Wir induzieren eine »epistemische Neugier«: Was befindet sich hinter der Wand? Wer könnte dort warten? Wir weiten den inneren Horizont so lange, bis die ehemals hermetische Geschichte wieder zu atmen beginnt. Dies ist keine bloße Träumerei, sondern eine neuronale Intervention, die den Zukunftsraum (Zeit) wieder öffnet, indem sie die räumliche Enge des Narrativs sprengt.

Der erste Schritt zur Freiheit: Externalisierung

Um aus einem Gefängnis auszubrechen, dessen Mauern aus eigenen Überzeugungen bestehen, nutzen wir die Technik der ▶ Externalisierung. Dieser Prozess ist weit mehr als ein semantischer Trick; er ist eine ontologische Neuausrichtung. Das Grundproblem vieler Leidender ist die totale Fusion mit ihrem Schmerz: »Ich *bin* depressiv«, »Ich *bin* ein Versager«, »Ich *bin* ängstlich«. In dieser sprachlichen Struktur gibt es keinen Raum für Bewegung, da das Problem zum Wesenskern der Person erklärt wird. Externalisierung bricht diese Identifikation auf. Statt einer Identität (»Ich bin das Problem«) erschaffen wir eine Beziehung (»Ich habe ein Problem« oder »Das Problem tritt an mich heran«). Wir transformieren das internalisierte Leid von einem unteilbaren Teil des Selbst zu einem äußeren Gegenüber (White u. Epston, 1990/2007).

Für Anna bedeutet dieser Wechsel konkret: Sie hört auf zu sagen: »Ich bin eine Perfektionistin«, was wie ein lebenslängliches Urteil klingt. Stattdessen lernt sie die Formulierung: »Der Perfektionismus hat momentan hohe Ansprüche an mich« oder »Der Perfektionismus versucht wieder, die Kontrolle über meinen Tag zu übernehmen.« Plötzlich ist der Perfektionismus ein Akteur mit eigenen Motiven, den man befragen und sogar herausfordern kann. In der Therapie beginnt sie, eine neugierige Forscherhaltung einzunehmen: »Wovor versuchst du mich eigentlich heute zu schützen? Welchen Preis verlangst du von mir für diese vermeintliche Sicherheit?« Sie entdeckt dabei die paradoxe Logik dieser inneren Stimme: Sie will sie vor der existenziellen Angst schützen, »nicht gut genug« zu sein – doch die Währung, mit der sie diesen Schutz bezahlt, ist ihre eigene Lebendigkeit und Spontaneität.

Bei Markus zeigt sich die befreiende Kraft der Externalisierung in der Begegnung mit seinem Urschmerz. Anstatt zu sagen: »Ich bin nicht liebenswert«, was jede Hoffnung im Keim erstickt, lernt er zu sagen: »Die Verlassenheitsangst ist heute wieder als Gast in meinem inneren Haus und versucht mir einzureden, ich sei unerwünscht.« Dies ermöglicht es ihm, die Stimme der Angst als das zu erkennen, was sie ist: eine historische Aufnahme, ein altes

Programm, aber nicht seine gegenwärtige Essenz. Er kann nun beginnen, die »Stimmfarbe« und die »Taktik« dieses Gastes zu analysieren, anstatt von ihm restlos verschlungen zu werden.

Neurobiologisch betrachtet ist die Externalisierung ein hochaktiver Akt der Selbstregulation. Wir aktivieren dabei die reflexiven Kapazitäten des präfrontalen Kortex, um eine Metaposition zum limbischen System einzunehmen. Wir wechseln von der passiven Identifikation zur aktiven Beobachtung. Das schafft jenen entscheidenden »Raum zum Atmen«, von dem in den vorangegangenen Kapiteln die Rede war. Das prädiktive System des Gehirns erhält dadurch die Information, dass die alte, problembeladene Geschichte nicht die einzige mögliche Wahrheit ist. Wir eröffnen neue Freiheitsgrade, indem wir die diktatorische Syntax der Problemgeschichte durch eine Sprache der Beobachtung ersetzen. Dies ist die notwendige Voraussetzung für jeden weiteren Reifungsschritt: Man kann das Labyrinth erst verlassen, wenn man erkennt, dass man nicht selbst das Labyrinth ist.

Die Detektivarbeit: Einzigartige Ereignisse

Sobald die Externalisierung einen ersten, winzigen Spalt in der Festung der Problemgeschichte geöffnet hat, beginnt die eigentliche detektivische Arbeit: die systematische Suche nach einzigartigen Ereignissen (▶ »Unique Outcomes«). In der Sprache der Narrativen Therapie sind dies Momente, Handlungen, Gefühle oder Gedanken, die der bisherigen »totalitären« Geschichte schlichtweg widersprechen. Es sind die Risse im Beton, durch die das Gras der Veränderung zu wachsen beginnt – lebende Beweise dafür, dass wir zu jedem Zeitpunkt unserer Biografie weit mehr waren als die Summe unserer Probleme.

Warum bezeichnen wir dies als »Detektivarbeit«? Weil die Problemgeschichte wie ein geschickter Manipulator agiert: Sie hat diese Ausnahmen über Jahre hinweg aktiv zensiert, ignoriert oder als »bloßen Zufall« abgetan. Der Therapeut und der Patient müssen sich verbünden, um diese fast vergessenen Episoden wie archäologische Schätze aus dem Schutt der Scham und der Angst zu bergen. Wir fragen Anna nicht nur nach einer Ausnahme, sondern wir suchen mit dem Vergrößerungsglas: »Gab es in den letzten zehn Jahren einen einzigen Moment – und sei es nur für fünf Minuten –, in dem Sie dem Perfektionismus die Stirn geboten haben? Einen Moment, in dem ein Fehler geschah und Sie sich entschieden haben, ihn nicht sofort zu korrigieren, sondern stattdessen einen Kaffee zu trinken? Wie hat sich das angefühlt? Wer war dabei? Was hat diese ›Rebellin‹ in Ihnen damals gedacht?« Vielleicht erinnert sie sich an einen Abend, an dem sie eine Einladung annahm, obwohl sie noch Akten hätte bearbeiten können. Dieser Moment ist kein Rauschen – er ist ein hochsignifikantes Datum.

Bei Markus suchen wir nach jenen seltenen Augenblicken, in denen die Verlassenheitsangst zwar schrie, er aber dennoch einen Schritt auf jemanden zuging. »Gab es einen Moment, Markus, in dem Sie sich verletzlich gezeigt haben und die erwartete Ablehnung ausblieb? Einen Moment, in dem die Wärme eines anderen Menschen Sie erreichte, bevor die Geschichte sie wieder wegdiskutieren konnte?« Vielleicht war es das kurze Gespräch mit einem Nachbarn oder eine unerwartete Geste eines Kollegen. Wir explorieren diese Momente bis ins kleinste Detail: »Welche Farbe hatte das Licht in diesem Augenblick? Was genau haben Sie in Ihrer Brust gespürt? Welcher Teil von Ihnen war in diesem Moment aktiver als die Angst?«

Neurobiologisch vollziehen wir hier eine radikale Präzisionsgewichtung. Das prädiktive System des Gehirns arbeitet normalerweise so, dass es vertrauten Mustern (dem »Unerwünscht-Sein« oder dem »Perfektionismus«) eine extrem hohe Präzision zuweist, während widersprüchliche Signale (das einzigartige Ereignis) als irrelevantes Rauschen unterdrückt werden. Die narrative Arbeit kehrt diesen Prozess um: Wir erhöhen die Aufmerksamkeit für den Vorhersagefehler so massiv, dass das Gehirn gezwungen ist, sein Modell anzupassen. Wir *upgraden* die Ausnahme. Durch das detaillierte Wiedererzählen und emotionale Durchdringen dieser einzigartigen Ereignisse erschüttern wir den alten Master-Prior. Wir signalisieren dem System: »Diese Überraschung ist kein Fehler, sie ist die neue Realität.« Was früher als unbedeutender Ausreißer galt, wird nun zur tragenden Säule einer konkurrierenden Erzählung: »Ich bin fähig zu genießen« oder »Ich bin es wert, dass man auf mich wartet.« Wir sammeln keine bloßen Anekdoten; wir bauen die neurobiologischen Fundamente für ein neues Selbst-Modell.

Die neue Bibliothek des Selbst

Im Prozess des ▶ »Re-Authoring« verweben wir diese mühsam geborgenen Fundstücke zu einer neuen, lebendigen Geschichte. Das ist weit mehr als nur ein intellektuelles Spiel – es ist bewusste Neuroplastizität in Aktion. In der Sprache der Komplexitätsforschung erschaffen wir einen konkurrierenden Attraktor. Die alte Problemgeschichte ist wie ein tiefes, ausgetretenes Tal in der neuronalen Landschaft, in das alle Gedanken fast automatisch hineinfallen. Durch die narrative Arbeit beginnen wir, ein zweites Tal zu graben. Die alte Geschichte verliert ihre lähmende Macht nicht durch gewaltsame Verdrängung oder einen aussichtslosen Kampf gegen das Vergangene, sondern weil wir einer neuen, lebensbejahenden Alternative kontinuierlich Energie und Aufmerksamkeit zuführen. Das Gehirn lernt, dass es eine Wahl hat. Die schmerzhafte Vergangenheit wird dadurch nicht gelöscht, aber sie transformiert sich: Sie wird zu einem Buch unter vielen in der reichhaltigen, vielschichtigen Bibliothek unseres Selbst – nicht mehr zur alles beherrschenden Enzyklopädie, die den gesamten Denkraum besetzt.

Dabei ist Gallaghers (2024) fundamentale Unterscheidung zwischen pathologischer Dissoziation und gesunder innerer Distanzierung der entscheidende Kompass. In der pathologischen Dissoziation, oft eine Folge schwerer Traumata, fragmentiert das Selbst-Muster; Teile des Erlebens werden abgespalten und sind dem bewussten Zugriff entzogen. Es ist ein Zustand der Ohnmacht und der Zersplitterung. Die therapeutische Distanzierung hingegen ist eine hochreife, bewusste Aktivierung unserer reflexiven Kapazitäten. Es ist der Schritt zurück von der Leinwand des eigenen Lebens, um das ganze Bild zu sehen. Markus bleibt in diesem Prozess mit seiner schmerzhaften Erfahrung der Angst zutiefst verbunden, aber er gewinnt die Freiheit, sich selbst aus verschiedenen Positionen zu sehen. Er ist nicht mehr *identisch* mit der Angst, sondern er ist derjenige, der die Angst in sich wahrnimmt.

Wir kultivieren hierbei eine bewusste innere Pluralität. Ein reifes Selbst-Konzept zeichnet sich nicht durch die Abwesenheit von Widersprüchen aus, sondern durch die Fähigkeit, diese auszuhalten und zu integrieren. Wir erlauben es uns, gleichzeitig die Geschichte der Angst *und* die des Mutes, die Geschichte des Scheiterns *und* die der Resilienz zu halten. Diese Komplexität ist kein Zeichen von Schwäche, sondern ein Zeichen psychologischer Agilität und Reife. Die therapeutische Beziehung fungiert dabei als jener geschützte Raum der biologischen Sicherheit (im Sinne von Porges' Polyvagal-Theorie), auf dem dieses neue, fragile Wachstum überhaupt erst möglich wird. Erst wenn das Nervensystem erfährt, dass keine unmittelbare Vernichtung droht, kann das Gehirn seine rigiden Vorhersagen lockern und die Feder für das nächste Kapitel ergreifen.

Zur eigenen Werkstatt: Werden Sie zum Autor Ihrer Geschichte

Diese Übung ist eine Einladung zur bewussten Selbst-Gestaltung. Nehmen Sie sich ein Notizbuch und Zeit, um die folgenden fünf Phasen nicht nur gedanklich zu streifen, sondern schreibend zu durchdringen.

1. Die Problemgeschichte benennen: Identifizieren Sie ein leidvolles Muster, das Sie schon lange begleitet. Geben Sie ihm einen konkreten Namen, als wäre es eine eigenständige Figur oder ein externer Akteur. Vermeiden Sie abstrakte Diagnosen. Statt »Meine Depression« wählen Sie zum Beispiel »Der graue Nebel«, »Der innere Scharfrichter« oder »Die Mauer der Erschöpfung«. Diese Personifizierung bricht die Identifikation und macht das Problem greifbar.

2. Externalisieren: Beschreiben Sie nun, wie dieser Akteur versucht, Ihr Leben zu regieren. Nutzen Sie konsequent die dritte Person: »Was flüstert der Scharfrichter Ihnen ein, wenn Sie einen Fehler machen? Mit welchen Argumenten versucht die Mauer Sie davon abzuhalten, das Haus zu verlassen?« Beobachten Sie die entstehende Distanz. Sie sind nicht mehr das Opfer eines Defekts, sondern ein Akteur in einer Beziehung zu einer fordernden Instanz. Diese Verschiebung eröffnet den Raum für Widerstand.

3. Einzigartige Ereignisse suchen: Werden Sie zum Archäologen Ihrer eigenen Vergangenheit. Suchen Sie nach mindestens drei konkreten Situationen, die der Macht der Problemgeschichte widersprechen. Wann hat der Nebel Sie gerufen, aber Sie haben ein Fenster geöffnet? Wann hat der Scharfrichter geurteilt, aber Sie haben sich selbst ein Lächeln geschenkt? Notieren Sie jedes Detail: Wo waren Sie? Wer war dabei? Was haben Sie körperlich gespürt? Diese Details sind der neurobiologische Anker für ein neues Vorhersagemodell.

4. Alternative Geschichte entwerfen: Was sagen diese einzigartigen Momente über Ihre wahren Qualitäten, Ihre Werte und Ihre stillen Hoffnungen aus? Wenn diese Momente die ersten Szenen eines neuen Films wären, wie würde der Titel lauten (z. B. »Die Entdeckung der eigenen Kraft« oder »Das Wagnis der Verletzlichkeit«)? Formulieren Sie eine erste Skizze dieser Erzählung. Wie unterscheidet sich die Syntax dieser Geschichte von der alten Architektur der Absage?

5. Nähren und bezeugen lassen: Eine Geschichte braucht Nahrung, um lebendig zu werden. Welcher winzige, reale Schritt fügt dieser neuen Erzählung heute ein weiteres Kapitel hinzu? Und – ganz entscheidend – wem können Sie von dieser Entdeckung erzählen? Das Teilen mit einem vertrauten »Zeugen« verwandelt die innere Erkenntnis in eine soziale Realität. Es signalisiert Ihrem System: Die Veränderung ist real, sie wird gesehen, sie hat einen Platz in der Welt.

Sie schreiben hier nicht nur Sätze auf Papier; Sie intervenieren direkt in die spatiotemporale Organisation Ihres Gehirns. Sie schreiben nicht die erste Version Ihrer Geschichte – diese wurde oft von anderen oder durch Umstände begonnen –, aber Sie entscheiden ab heute über die nächste Seite. Und dieses Wissen ist der Schlüssel, um das Labyrinth der Erstarrung endgültig hinter sich zu lassen.

14 Heilung zwischen den Zeilen – Die Bibliotherapie

Nicht jede Transformation entspringt einem Willensakt; manche beginnt mit der stillen Bereitschaft, sich von der Welt berühren zu lassen. Wir wenden uns nun einem der ältesten und zugleich zugänglichsten Werkzeug der Selbstheilung zu: dem Lesen. Die Idee, in den Worten anderer Trost, Orientierung und Heilung zu finden, ist tief in der westlichen Kulturgeschichte verankert. Sie reicht zurück bis in die Antike, zur philosophischen Tradition der »consolatio«, der Trostschrift, in der Denker wie Cicero oder Boethius dem Leid mit der Kraft des reflektierten Gedankens begegneten (siehe hierzu Leidig, 2025c).

Die moderne ▶ Bibliotherapie greift dieses Erbe auf, zielt aber auf eine noch tiefere Ebene der Erfahrung. Es geht nicht nur um den Trost, den eine klare Argumentation spenden kann, sondern um die transformative Kraft, die in der Begegnung mit einer Geschichte selbst liegt. Der Philosoph Martin Seel unterscheidet hier treffend zwischen der alltäglichen ästhetischen Wahrnehmung – dem flüchtigen Genuss einer schönen Formulierung oder eines stimmigen Bildes – und der seltenen, aber umso wirkmächtigeren ästhetischen Erfahrung, die für uns zum Ereignis wird (vgl. Seel, 2004). Es ist jener Moment, in dem ein Text uns nicht nur unterhält, sondern uns erschüttert, unsere Sicht auf die Welt verändert und uns mit einer neuen Bewusstheit beschenkt. Bibliotherapie ist die Kunst, sich gezielt auf die Suche nach diesen transformativen ästhetischen Ereignissen zu begeben.

Im Spiegel der Geschichten: Wie Lesen uns verwandelt

Warum berühren uns Geschichten so tief? Aus der Perspektive des prädiktiven Gehirns ist eine gute Geschichte weit mehr als nur Unterhaltung. Sie ist ein perfekt ausgearbeitetes fremdes generatives Modell einer Welt. Das Lesen erlaubt uns, in einem sicheren Flugsimulator unser eigenes, oft rigides und verarmtes Modell der Wirklichkeit vorübergehend zu verlassen und in einem anderen

»probezuwohnen«. Es ist eine Form der epistemischen Erkundung mit minimalem Risiko, die uns eine Fülle an »einzigartigen Ergebnissen« und alternativen Mustern liefert, ohne dass wir sie selbst mühsam im realen Leben erschaffen müssen. Diese magische Verwandlung, die Literatur in unserer Psyche bewirken kann, entfaltet sich oft in einem mehrstufigen Prozess.

Der erste Funke ist meist die Identifikation, die das Eis der Isolation bricht. Wenn wir in eine gute Geschichte eintauchen, fühlen wir mit den Charakteren. In den Kämpfen eines Romanhelden erkennen wir unsere eigenen wieder. Keine Autorin der Gegenwart hat diese Brücke zwischen Literatur, Neurowissenschaft und dem Rätsel des Ichs so eindrücklich ausgelotet wie Siri Hustvedt. Sie betont, dass Literatur weit mehr ist als nur ein Training zur Perspektivenübernahme. Beim Lesen, so Hustvedt, findet eine Art intersubjektive Verschmelzung statt: Wir leihen der Figur unser Bewusstsein, und unser Gehirn simuliert ihre Gedanken, Gefühle und Wahrnehmungen. Es ist eine tiefgreifende, verkörperte Erfahrung, die die Grenzen zwischen dem eigenen Selbst und dem des anderen porös werden lässt (vgl. Hustvedt, 2011).

Ist diese Verbindung einmal hergestellt, öffnet sich der Kanal für die Katharsis. Der Begriff beschreibt die emotionale Reinigung, die bereits Aristoteles (2014) als das Wesen der Tragödie verstand – ein sicherer Raum, um stellvertretend intensive Emotionen zu durchleben. Für Anna, die in ihrer rationalen Welt gefangen ist, könnte die Lektüre eines Romans, der von tiefer Trauer oder leidenschaftlicher Liebe erzählt, ein Weg sein, ihr affektives Selbst wiederzuentdecken. Plötzlich, während sie über einer Zeile brütet, spürt sie einen unerwarteten Kloß im Hals, eine längst vergessene Wärme in der Brust. Es ist ein wertvoller interozeptiver Vorhersagefehler, ein »Riss« in ihrem perfekt kontrollierten System, der ihr signalisiert, dass unter der Oberfläche ihres analytischen Verstandes noch etwas anderes, Lebendiges existiert.

Eine solche Erfahrung kann, wie die Theaterwissenschaftlerin Erika Fischer-Lichte in ihrer »Ästhetik des Performativen« (2004) beschreibt, zu einem transformativen Ereignis werden, das eine Schwelle überschreitet, von der es keinen »way of return« gibt. Die alte Selbstwahrnehmung wird irreversibel erschüttert. Dies bereitet den Boden für den entscheidenden Perspektivenwechsel. Geschichten konfrontieren uns mit neuen Sichtweisen, anderen Lebenswelten und alternativen Lösungen für Probleme. Sie können unsere festgefahrenen Denkmuster herausfordern und unsere Weltanschauung durchlässiger machen. Ein Roman mit einem Protagonisten, der ähnliche Ängste wie Markus überwindet, liefert ihm eine kraftvolle Gegengeschichte. Er sieht, dass ein anderes Ende möglich ist, und diese neue Information beginnt, sein altes, pessimistisches Vorhersagemodell zu erschüttern.

Schließlich schenken uns Geschichten Hoffnung durch Modelllernen. Charaktere in Büchern können uns als Vorbilder dienen. Ihre Resilienz, ihr Mut oder ihre Fähigkeit zur Vergebung können uns zeigen, dass Veränderung möglich ist und dass auch wir unsere eigenen »Drachen« besiegen können. So kann die ästhetische Erfahrung zu einem neuen, veränderten Selbstkonzept führen, zu jener tiefen Einsicht, die Arthur Rimbaud in seinem berühmten Bonmot formulierte: »Ich ist jemand anderes« (Rimbaud, 1871/2021, S. 29).

Synthese: Geschichten als Training für das spatiotemporale Selbst

Die transformative Kraft der Literatur lässt sich im Licht unserer Grundkonzepte noch präziser fassen. Eine Geschichte ist eine Quelle für »gut kalibrierte Überraschungen« mit geringer erwarteter freier Energie. Sie erlaubt uns, die Konsequenzen alternativer Handlungsstrategien zu beobachten, ohne das Risiko eines realen Scheiterns einzugehen. Dies senkt die Unsicherheit über alternative Lebenswege und macht sie für unser prädiktives System als gangbare Optionen erst denkbar. So wird Lesen zu einer eleganten Form der epistemischen Handlung.

Doch die Wirkung geht tiefer. Lesen ist ein direktes Training für unser spatiotemporales Selbst (Northoff, 2023). Wenn wir in eine Geschichte eintauchen, verlassen wir die Koordinaten unserer eigenen, oft eingeschränkten inneren Welt. Für Markus, dessen innerer Raum auf die klaustrophobische Zelle seiner Angst kollabiert ist, kann ein Roman diesen Raum explosionsartig erweitern. Er reist an ferne Orte, bewegt sich durch komplexe soziale Landschaften und erlebt stellvertretend eine Weite, die seinem eigenen System fremd geworden ist. Für Anna, deren innere Zeit zu einer Endlosschleife erstarrt ist, kann eine Geschichte mit einem klaren Anfang, einer spannungsreichen Entwicklung und einem hoffnungsvollen Ende die Erfahrung eines linearen, zielgerichteten Zeitflusses wiederherstellen. Literatur kann die rigide Form unseres Erlebens aufweichen und uns daran erinnern, dass unser inneres Universum größer und dynamischer sein kann.

Gleichzeitig ist das Lesen eine Erkundung alternativer Selbst-Muster (Gallagher, 2024). Wenn wir uns mit einer Figur identifizieren, simulieren wir nicht nur ihre Handlungen, sondern ihr gesamtes Sein – ihr verkörpertes, affektives und soziales Selbst. Wir »leihen« uns vorübergehend ihr Selbst-Muster und erkunden, wie es sich anfühlt, die Welt durch ihre Augen zu sehen. Diese Simulationen erweitern die Bibliothek unserer eigenen möglichen Selbst-Zustände.

Sie liefern uns neue »Mosaiksteine«, die wir in unser eigenes, sich wandelndes Selbst integrieren können. In diesem Prozess verwandelt sich die objektive, artikulierte Bedeutung des Textes in eine subjektive, gefühlte Bedeutsamkeit für den Leser. Darin liegt der Kern der transformativen, ästhetischen Erfahrung.

Die Apotheke der Literatur: Wie wir die richtige Medizin finden

Wenn Geschichten also transformative Räume für unsere Innenwelt sind, stellt sich eine entscheidende praktische Frage: Wie wählen wir dann das richtige Buch? Wie findet man den einen Roman, der tröstet, die eine Biografie, die inspiriert, das eine Gedicht, das die Seele trifft? Diese Frage führt uns hinein in die Kunst und Praxis der Bibliotherapie – eine subtile Kunst der Passung, ein Akt der Resonanz. Es geht darum, ein Buch zu finden, dessen Thema, Stimmung, Sprache und Komplexität mit der aktuellen Lebenssituation und dem inneren Anliegen des Lesers in Schwingung tritt.

Die Apotheke der Literatur hat viele verschiedene Angebote, jede mit ihrer eigenen heilsamen Wirkung. Klassische Romane sind wie Elixiere – sie stärken unsere emotionale Intelligenz und zeigen uns die Tiefe menschlichen Handelns. Biografien wirken wie Stimulanzien – sie wecken unseren Mut und zeigen, dass bewunderte Menschen mit Widrigkeiten rangen. Psychologische Ratgeber sind wie präzise Arzneien – sie liefern konkrete Werkzeuge und Erklärungsmodelle. Und Poesie schließlich ist der Balsam für die tiefsten Schichten unserer Seele – sie berührt jene pränarrativen, subtilen Gefühlsebenen, die der Prosa oft verschlossen bleiben. Um die passenden Empfehlungen zu finden, sind persönliche Gespräche mit Freunden oder leidenschaftlichen Buchhändlerinnen oft wertvoller als jede Bestsellerliste.

Manchmal kann ein Buch, das ein Problem direkt spiegelt, am heilsamsten sein. Wer trauert, kann in der Lektüre die Erlaubnis finden, den eigenen Schmerz in seiner ganzen Tiefe anzuerkennen, weil ein anderer ihn so präzise in Worte gefasst hat. In anderen Phasen, wenn die Last des Alltags erdrückend ist, ist vielleicht gerade ein Buch hilfreich, das uns in eine völlig andere Welt entführt und uns eine Pause von unseren Sorgen verschafft. Ein fesselnder Kriminalroman oder eine epische Fantasygeschichte kann hier wie ein Kurzurlaub für die Seele wirken, der uns erlaubt, mit neuer Kraft zu unseren eigenen Herausforderungen zurückzukehren.

Die Auswahl beginnt mit einem Innehalten, einem Horchen auf die aktuelle ▸ Resonanzfähigkeit: Benötigt die Seele gerade den stillen Trost der Lyrik, der sich wie eine schützende Decke um sie legt, oder verlangt sie nach der sezierenden Klinge eines philosophischen Gedankens? Sucht sie die Inspiration einer Biografie oder das heilsame Vergessen in einer Erzählung?

Dieser Prozess ist ein intuitives Tasten ohne Leistungsdruck. Ein Buch nach wenigen Seiten wegzulegen, ist kein Versagen, sondern ein notwendiger Akt der Selbstfürsorge und ein Zeichen dafür, dass man der eigenen inneren Stimme Vorrang gewährt. Denn die transformative Kraft eines Werkes entfaltet sich erst in der synchronen Begegnung von Text und dem richtigen inneren Moment.

Das Buch in der eigenen Hand: Lesen als Selbstmanagement und innere Kultivierung

Über die gezielte Anwendung in Krisen hinaus entfaltet das Lesen seine vielleicht tiefste Wirkung als eine der zugänglichsten Methoden der langfristigen Selbstfürsorge und des bewussten ▶ Selbstmanagements. In einer Kultur, die Selbstmanagement oft mit der kalten Logik der Effizienz gleichsetzt, entfaltet eine regelmäßige Lesepraxis eine andere, tiefere Form der Selbstkultivierung. Sie zielt nicht auf die Steigerung unserer Produktivität, sondern auf die Anreicherung unserer Innenwelt. Sie kann zu einem stabilisierenden Ritual werden, das uns hilft, die Seele im Gleichgewicht zu halten und einen inneren Reichtum aufzubauen, der uns in den unvermeidlichen Stürmen des Lebens trägt.

In einer Welt der ständigen digitalen Ablenkung, des pausenlosen Informationsstroms und der fragmentierten Aufmerksamkeit erweist sich das konzentrierte Eintauchen in ein Buch als ein beinahe radikaler Gegenentwurf. Es ist ein Akt der bewussten Aufmerksamkeitsfokussierung, eine aktive Entscheidung für die Tiefe anstelle der Breite. Dieser Prozess verlangsamt den Geist, zwingt ihn, sich auf eine einzige Erzählung, einen einzigen Gedankengang zu konzentrieren, und beruhigt so das Nervensystem. Das bewusste Schaffen einer Lesesituation – der gemütliche Sessel, die Tasse Tee, das abgeschaltete Smartphone – wird zu einem Ritual, das eine Oase der Ruhe schafft. Es ist ein bewusster Rückzug, nicht um vor der Welt zu fliehen, sondern um sich in ihr neu zu sammeln und zu justieren. Dieser selbst geschaffene Schutzraum ist die Voraussetzung dafür, die leisen Stimmen der eigenen Intuition und Reflexion überhaupt wieder hören zu können.

Doch dieser stille Zufluchtsort ist mehr als nur ein passiver Rückzug; er ist der nötige Nährboden für die vielleicht wichtigste Tugend eines reifen Geistes: seine Beweglichkeit und Offenheit. Regelmäßiges Lesen ist das beste Training, um unsere gedanklichen Muster geschmeidig zu halten und der mentalen Erstarrung vorzubeugen. Jedes Buch ist eine Reise in eine andere Welt, eine andere Perspektive, einen anderen Geist. Es konfrontiert uns mit Lebensentwürfen, Wertesystemen und Denkweisen, die unseren eigenen fundamental widersprechen können, und verhindert so, dass wir in unseren eigenen Filterblasen erstarren. Das Lesen eines historischen Romans trainiert unsere Fähigkeit, uns in eine andere Zeit hineinzuversetzen; ein gutes Sachbuch fordert unsere etablierten Meinungen heraus; ein komplexer Roman zwingt uns, Ambiguität und widersprüchliche Charakterzüge auszuhalten. So kultiviert Lesen aktiv unsere Fähigkeit zur Empathie und zum Perspektivenwechsel – zwei der grundlegendsten Vermögen eines kultivierten Geistes. Wie die Forschung zeigt, beruhen diese Fähigkeiten auf spezifischen neuronalen Netzwerken, dem sogenannten »Theory-of-Mind-Netzwerk« (ToM), das das neuronale Substrat unserer Fähigkeit bildet, die Welt durch die Augen eines anderen zu sehen.

Diese so trainierte geistige Beweglichkeit ist es wiederum, die uns öffnet für die dritte große Gabe der Literatur: ihre Funktion als schier unerschöpfliche Quelle der Inspiration. Bücher sind Speicher menschlicher Erfahrung, Archive von Ideen und Lebensentwürfen. Sie zu lesen, bedeutet, mit den klügsten, kreativsten und weisesten Köpfen der Geschichte in einen stillen Dialog zu treten. Eine Biografie kann den Funken für einen beruflichen Neuanfang zünden, indem sie zeigt, dass auch bewunderte Menschen mit Zweifel und Scheitern rangen. Ein philosophischer Gedanke kann eine lang gehegte Frage klären. Eine Romanfigur kann uns durch ihre Haltung im Angesicht von Widrigkeiten den Mut geben, für eine eigene Überzeugung einzustehen. Literatur erweitert nicht nur unser Wissen, sondern unseren Möglichkeitsraum; sie zeigt uns, was es alles bedeuten könnte, ein Mensch zu sein.

Die Kultivierung einer Leseroutine, das bewusste Auswählen von geistiger »Nahrung«, kann so zu einem unverzichtbaren Bestandteil einer bewussten ▶ Lebenskunst werden. Sie ist eine Form der mentalen Hygiene, eine aktive Pflege des inneren Gartens, die uns hilft, resilienter, weiser und mitfühlender zu werden. Sie ist die stille, aber beständige Weigerung, die eigene Innenwelt veröden zu lassen.

Die Zukunft des Lesens: Digitale Wege zur Seele

In unserer digitalen Welt hat die Literatur nur ihre Trägermedien gewechselt; ihre transformative Essenz bleibt unberührt. Ob die Worte von Pixeln aufleuchten oder von einer Stimme ins Ohr geflüstert werden, die Magie der Verwandlung wirkt fort. E-Books und Hörbücher machen Literatur zugänglicher als je zuvor und bieten neue Möglichkeiten für eine moderne Lebenskunst.

Das Hörbuch wird so zur intimen Stimme eines Freundes auf langen Wegen. Ein guter Sprecher kann einer Geschichte eine emotionale Tiefe und Nuancierung verleihen, die über das gelesene Wort hinausgeht. Die Stimme umgeht oft den intellektuellen Filter des lesenden Auges und spricht direkt zu unseren affektiven, oft unbewussten Schichten. Sie kann uns begleiten, während wir alltägliche Tätigkeiten verrichten: auf dem Weg zur Arbeit, beim Sport, bei der Hausarbeit. So wird aus »verlorener« Zeit wertvolle Zeit der Reflexion und Inspiration. Für Anna, die kaum Zeit für sich findet, könnte ein Hörbuch während ihres Arbeitsweges zu einem täglichen Fenster in eine andere Welt werden, das ihr neue Ideen schenkt, ohne dass sie dafür zusätzliche Zeit freischaufeln muss.

Das E-Book wiederum ist die tragbare Bibliothek in der Tasche – die diskrete Lösung, um sich einem heiklen Thema ohne Scham zu nähern. Es bietet eine nie da gewesene Zugänglichkeit. Markus, der sich vielleicht schämen würde, in einer Buchhandlung einen Ratgeber über Beziehungsangst zu kaufen, kann sich ein solches Buch mit wenigen Klicks anonym auf sein Gerät laden. Diese Niederschwelligkeit kann ein entscheidender erster Schritt sein, um sich einem schwierigen Thema überhaupt erst zu nähern. Darüber hinaus bieten E-Reader Funktionen, die das Lesen zu einem aktiven, gestaltenden Prozess machen: Das Markieren wichtiger Passagen, das Anfertigen von Notizen oder das Nachschlagen unbekannter Begriffe verwandelt den Leser vom reinen Konsumenten zum aktiven Gesprächspartner des Textes.

Natürlich gilt es, die Herausforderungen zu beachten: Die permanente Verfügbarkeit von Ablenkungen auf Smartphones kann das tiefe Lesen untergraben. Die haptische, sinnliche Erfahrung eines physischen Buches – sein Gewicht, der Geruch des Papiers, das Geräusch des Umblätterns – geht verloren. Doch eine bewusste Lebenskunst nutzt hier gerade den Umstand, dass wir das Medium wählen können. Vielleicht ist der ablenkungsfreie E-Reader das ideale Werkzeug für den konzentrierten Roman am Abend, während das Hörbuch der perfekte Begleiter für den Weg zur Arbeit ist. Die neuen Medien erweitern den Werkzeugkasten der Bibliotherapie und bieten unzählige neue, flexible Wege, um die heilsame Kraft der Geschichten in einen modernen, oft hektischen Alltag zu integrieren.

Zur eigenen Werkstatt: Die literarische Apotheke

Diese Übung soll Ihnen helfen, zum bewussten Kurator Ihrer eigenen seelischen Nahrung zu werden und die transformative Kraft der Literatur aktiv zu nutzen.

Schritt 1: Die Diagnose – Wonach hungert Ihre Seele?

Halten Sie inne und horchen Sie auf die leise innere Stimme: Wonach hungert Ihre Seele im Moment? Welches innere Elixier brauchen Sie gerade?

- Trost und Geborgenheit? (Fühlen Sie sich einsam, traurig oder überfordert?)
- Inspiration und Mut? (Stehen Sie vor einer Herausforderung, fühlen sich festgefahren?)
- Klarheit und Perspektive? (Sind Sie verwirrt, suchen nach Antworten?)
- Flucht und Erholung? (Sind Sie erschöpft und brauchen eine Pause?)

Schritt 2: Die Expedition vorbereiten – Das richtige Buch und die richtige Haltung

Das passende Genre finden: Je nach Ihrer Diagnose können unterschiedliche literarische Gattungen heilsam wirken.
Für Anna (wie ein Uhrwerk – perfekt abgestimmt, aber erstarrt): Ein Roman, der von tiefer, irrationaler Leidenschaft oder von einem radikalen Ausbruch aus Konventionen erzählt. Vielleicht Hermann Hesses »Narziß und Goldmund« (1930/2024) oder die Memoiren einer Abenteurerin – Bücher, die das Öl in ihren festgefahrenen Zahnrädern sind.
Für Markus (wie ein Mensch in einer Zelle, der sich nach draußen sehnt): Eine Geschichte über tiefe, verlässliche Freundschaft oder eine Biografie, die zeigt, wie jemand nach vielen Rückschlägen doch noch ein Gefühl der Zugehörigkeit findet. Vielleicht John Williams' »Stoner« (1965/2021) – ein Buch, das zur Tür wird, deren Schlüssel er vergessen hatte.
Die Haltung kultivieren: Betreten Sie die Welt des Buches nicht als Konsument, sondern als Entdecker. Seien Sie neugierig auf das, was der Text mit Ihnen macht. Legen Sie ein Notizbuch bereit.

Schritt 3: Die Kunst des resonanten Lesens – Ein Dialog mit dem Text

Lesen Sie langsam. Achten Sie nicht nur auf die Handlung, sondern auch auf die Sprache, die Bilder, die Atmosphäre.
Markieren Sie Resonanzpunkte: Unterstreichen Sie Sätze, die Sie besonders berühren, irritieren oder zum Nachdenken anregen.

Führen Sie ein Lesetagebuch: Notieren Sie zu diesen Stellen Ihre spontanen Gedanken, Gefühle und Körperempfindungen. Welche Erinnerungen werden geweckt? Welchen inneren Anteil spricht der Text gerade an?
Stellen Sie Fragen an den Text: »Warum fühle ich mich von dieser Figur so verstanden?«, »Welche meiner eigenen Überzeugungen wird hier gerade herausgefordert?«

Schritt 4: Die Ernte einfahren - Integration in Ihr Leben

Nachdem Sie das Buch beendet haben, nehmen Sie sich Zeit für die Integration.
Schreiben Sie einen Brief: Schreiben Sie einen Brief an eine der Hauptfiguren. Was würden Sie ihr raten? Wofür danken Sie ihr?
Identifizieren Sie eine neue Möglichkeit: Welche neue Sichtweise oder Handlungsmöglichkeit hat das Buch für Sie eröffnet? Formulieren Sie sie als einen konkreten Satz.
Entwerfen Sie ein kleines Experiment: Was wäre der allerkleinste, sicherste Schritt, den Sie in den nächsten Tagen tun könnten, um diese neue Möglichkeit auszuprobieren? Für Anna könnte es sein, eine halbe Stunde früher Feierabend zu machen und ohne Ziel durch die Stadt zu schlendern. Für Markus, einem Freund eine kleine, persönliche Sorge anzuvertrauen.
So wird das Lesen von einer passiven Freizeitbeschäftigung zu einer aktiven, transformativen Praxis - einer Reise, von der Sie verändert zurückkehren.

15 Die Archäologie der Seele – Psychodynamische Einsichten

Wir haben nun eine Reihe von kraftvollen Werkzeugen kennengelernt, um unsere inneren Dialoge und die Geschichten, die wir über uns erzählen, bewusster zu gestalten. Doch was geschieht, wenn wir trotz aller Einsicht und ehrlicher Bemühung immer wieder in dieselben schmerzhaften Muster zurückfallen? Was, wenn wir uns dabei beobachten, wie eine unsichtbare Kraft die Umsetzung unserer neuen, hoffnungsvollen Entwürfe sabotiert?

Manchmal reichen die bewusste Arbeit an unseren Erzählungen und die Ausrichtung auf unsere Werte nicht aus, weil die stärksten Widerstände nicht aus einem Mangel an Wissen oder Willen stammen. Sie wurzeln tiefer, in den verborgenen Schichten unserer Psyche, in jenen frühen, prägenden Beziehungserfahrungen, die die grundlegende Architektur unseres Fühlens und Handelns geformt haben. Dieses Kapitel widmet sich einer entscheidenden Frage: Warum scheitern manchmal selbst die besten Vorsätze und die klarsten Einsichten?

Die psychodynamische Antwort lautet: Weil die Wurzeln des Problems nicht in unseren bewussten Geschichten liegen, sondern in unserer unerzählten, verkörperten Beziehungsgeschichte. Um diese verborgenen Dynamiken zu verstehen und zu transformieren, müssen wir tiefer graben – wir müssen zu Entdeckerinnen und Entdeckern unserer eigenen psychischen Archive werden.

Die Echos der Vergangenheit: Das Unbewusste als tiefster Prior

Die psychodynamische Tradition, begründet von Sigmund Freud und weiterentwickelt durch zeitgenössische Forscher, hat unser Verständnis des Menschen revolutioniert, indem sie das Unbewusste ins Zentrum rückte: Ein Großteil unseres Erlebens wird von unbewussten Wünschen, Ängsten und Konflikten gesteuert, die oft in unserer Kindheit wurzeln.

Aus der Perspektive des prädiktiven Gehirns können wir diese Einsicht präzise fassen: Das psychodynamische Unbewusste ist die tiefste Schicht unseres generativen Modells – hochpräzise Priors, geformt durch unsere frühesten und emotional intensivsten Beziehungserfahrungen. Entscheidend ist, dass dieses tiefe Modell nicht kognitiv, sondern affektiv codiert ist (siehe hierzu die Affektlogik von Ciompi und die Konsistenztheorie von Grawe). Der Patient *weiß* kognitiv, dass seine alte Angst-Strategie irrational ist. Aber sein affektives System strebt unbewusst nach der Konsistenz, die zwanzig Jahre lang gelernt wurde: »Nähe = Gefahr« oder »Leistung = Wert«. Diese affektive Konsistenzlogik übertrumpft kognitives Wissen. Das ist die erste große Einsicht: Kognition allein reicht nicht, weil das tiefe Modell auf affektiver Ebene funktioniert.

Dieses tiefe Modell entsteht nicht in einem isolierten Geist, sondern ist von Anfang an ein Modell vom Selbst-in-Relation-zum-anderen (Gödde, 2022). Es ist das Destillat früher Interaktionen, die uns gelehrt haben, was wir erwarten können, wenn wir uns verletzlich zeigen. Dies ist nicht ein kognitiver Glaube, sondern eine verkörperte, neurophysiologisch verankerte Realität, eingeschrieben in die spatiotemporale Dynamik unseres Gehirns (Northoff, 2023).

Gallagher (2024) zeigt uns, dass dieses unbewusste Modell die gesamte Selbst-Muster-Architektur prägt – nicht nur kognitiv, sondern körperlich, affektiv, behavioral, intersubjektiv. Bei Anna hat die chronische Frustration von Leichtigkeit sich in einem rigiden Betarhythmus verdichtet – der temporalen Struktur ihres Gehirns, die Raum und Zeit zusammenzieht. Bei Markus hat die Erschütterung seiner Bindungsbedürfnisse sich in einer räumlich kollabierten Angst-Hypervernetzung manifestiert – eine Architektur, in der der soziale Raum zu einer existenziellen Bedrohung wurde.

Ein zentraler Mechanismus der ▶psychodynamischen Therapie ist die ▶Übertragung: Wir projizieren unbewusst frühere Beziehungsmuster auf die Gegenwart. Markus' prädiktives System schreit: »Diese Nähe kenne ich – sie endet mit Verlassenheit!« und erzeugt die entsprechende emotionale Reaktion, bevor sein Verstand dies analysieren kann. Diese unbewusste Projektion ist nicht irrational – sie war einmal eine intelligente Überlebensstrategie. Das Problem ist nur, dass sie sich nicht mehr an die veränderte gegenwärtige Realität anpasst.

Um den unerträglichen Schmerz abzuwehren, entwickelt unsere Psyche Abwehrmechanismen – hochautomatisierte Strategien zur kurzfristigen Reduktion von freier Energie. Annas Perfektionismus ist eine solche Abwehr: Sie hat gelernt, dass äußere Kontrolle die unbewusste Angst vor Wertlosigkeit verhindert. Die Tragik: Diese Abwehr verhindert genau jene korrigierenden Erfahrungen, die das fehlerhafte Modell langfristig aktualisieren würden. Sie opfert das Lernen für kurzfristige Beruhigung.

Die Werkstatt der Möglichkeiten: Der therapeutische Raum als Entropie-Container

Wie können diese tiefen, unbewussten Muster gelockert werden? Die psychodynamische Therapie funktioniert auf eine Weise, die tiefgreifender ist als bloße intellektuelle Einsicht – sie adressiert die affektive, körperliche und räumlich-zeitliche Struktur des Selbst-Musters gleichzeitig.

Der therapeutische Raum kann als ein sorgfältig konstruierter niedrig entropischer Container betrachtet werden (Rabeyron, 2022). Die äußere Stabilität – konstante Zeit, gleicher Ort, verlässliche Therapeutin, garantierte Vertraulichkeit – schafft eine Markov-Decke (Kirchhoff, Parr, Palacios, Friston u. Kiverstein, 2018), die schützende Membran zwischen innerer und chaotischer äußerer Welt.

Das Paradoxe: Nach innen hin erlaubt dieser sichere Container der Psyche des Patienten, ihre innere Entropie zu erhöhen. Sie darf chaotisch werden, ohne dass sie diese Desorganisation selbst regulieren muss. Der Therapeut wird zum Hilfssystem, das hält, was der Patient nicht selbst halten kann. Dies ist nicht metaphorisch: Ein agitierter Patient überträgt psychische Energie. Eine verwirrte Patientin darf es sein, weil die Therapeutin der unverrückbare Kompass ist.

Dies erklärt auch die Fragilität des Settings. Wenn Vertraulichkeit verletzt wird oder die Stunden unregelmäßig stattfinden, kollabiert das System. Markus' überaktives Angstnetzwerk erkennt jede Pore sofort. Annas Kontrollsystem tendiert zur Hypervigilanz, wenn ihr vertrauter Raum verloren geht.

Die fünf therapeutischen Prozesse: Vom Chaos zur Bedeutung

Rabeyron (2022) zeigt, dass die sechs Kernprozesse psychodynamischer Therapie einer natürlichen Progression entlang einer Entropie-Achse folgen – vom primärsten Erleben zur höchsten Ordnung.

Stufe 1: Primäre emotionale Synchronisation – Übertragung und therapeutische Beziehung

Dies ist reine intersubjektive Synchronisation. Zwei Gehirne synchronisieren sich zu einer Dyade – ihre Vorhersagemodelle informieren sich gegenseitig. Ein zentraler Mechanismus dieser Synchronisation ist die erwähnte Übertragung: Der Patient projiziert unbewusst alte Beziehungsmuster auf die Therapeutin. Er erwartet Zurückweisung, weil seine Mutter ihn zurückwies. Er erwartet Strafe, weil sein Vater ihn bestrafte. Diese unbewussten Erwartungen beeinflussen sein Verhalten subtil – er provoziert gerade das, was er befürchtet.

Die Therapeutin beobachtet dies durch ihre Gegenübertragung – ihre eigene emotionale Reaktion auf den Patienten. Sie spürt die Wut des Patienten, bevor sie ihm bewusst wird. Sie erkennt, wie er unbewusst seine eigenen Bedürfnisse sabotiert. Dieses subtile emotionale Echo – diese Resonanz zwischen zwei psychischen Systemen – wird zu einem diagnostischen Instrument. Es ist nicht eine theoretische Deutung, sondern ein echtes Erleben: Die Therapeutin spürt, was der Patient nicht spüren kann, und trägt es, bis er es selbst halten kann. Diese Co-Kreation eines »analytischen Feldes« ist therapeutisch fundamental, auch ohne ein einziges interpretierendes Wort.

Stufe 2: Zufällige Exploration – Freie Assoziation und Tagträumen

Wenn emotionale Sicherheit hergestellt ist, kann der Patient in eine zufälligen, unbewussten Exploration seiner inneren Welt eintauchen. Freie Assoziation ist die therapeutische Grundregel (Barrett, 2017): alles sagen ohne Kontrolle, ohne logischen Zusammenhang. Dies funktioniert nicht kognitiv, sondern weil es affektiv ist – die fraktale Affektlogik ermöglicht Erkundung auf einer anderen Ebene als gewöhnliches Denken. Annas Betawellen-Dominanz bröckelt auf. Sie kann nicht planen, nicht vorhersagen, und das ist okay.

Stufe 3: Die kritische Schwelle – Play und der transitorische Raum

Play ist das, was viele Patienten verloren haben – eine Fähigkeit, mit Möglichkeiten zu experimentieren, ohne dass sie real sind. Play ist der Übergangspunkt, bei dem maximale neuronale Plastizität zwischen Ordnung und Chaos wandert. Der transitorische Raum ist, wo innere Fantasie und externe Realität temporär verschmelzen (Rabeyron, 2022).

Stufe 4: Reflektive Ordnung – Reflexivity

Mit zunehmendem Vertrauen entwickelt der Patient Reflexivität: die Fähigkeit, seine Erfahrung zu beobachten – »Ich beobachte eine Angst in mir« statt »Ich bin ängstlich.« Dies ist fundamental: ein Übergang von der Verstrickung zur Beobachtung. Diese neue Reflexivität bewirkt eine flexible, nicht rigide Ordnung. Annas alte Grübelei war Kontrolle. Jetzt kann sie sagen: »Das ist interessant. Was könnte darunter liegen?«

Stufe 5: Narrative Synthetisierung – Narrativity

Der Patient integriert seine Erfahrung in eine neue Geschichte, so wie wir dies schon zuvor erfahren haben – nicht die alte (»Ich bin der Unerwünschte«), sondern eine flexiblere Erzählung mit Raum für Widerspruch. Die neue Narration synthetisiert alle vorherigen Ebenen: Die emotionale Sicherheit, die zufällige Exploration, das Spiel, die reflexive Beobachtung – alles wird in ein kohärentes, aber offenes Ganzes verwoben.

Warum alle fünf Prozesse nötig sind: Nach Gallagher (2024) hat das Selbst-Muster zehn Dimensionen – körperlich, affektiv, behavioral, kognitiv, narrativ und weitere. Jeder Prozess adressiert eine andere Dimension gleichzeitig:

- Übertragung: das relationale Selbst,
- freie Assoziation: das affektive Selbst,
- Play: das verkörperte (embodied) Selbst,
- Reflexivity: das kognitive Selbst,
- Narrativity: das narrative Selbst.

Die Therapie wirkt nur dann tiefgreifend, wenn alle Dimensionen des Musters gleichzeitig umstrukturiert werden. Dies erklärt auch, warum oberflächliche Therapieversuche scheitern: Sie adressieren nur eine oder zwei Dimensionen, während die anderen teilweise unverändert bleiben.

Der thermodynamische Kern: Spatiotemporale Umstrukturierung

Warum braucht psychodynamische Therapie so lange? Die Antwort liegt in einem thermodynamischen Prinzip, das Rabeyron (2022) erforscht hat: ein kontrolliertes Oszillieren zwischen Entropie-Expansion und Entropie-Reduktion.

Der therapeutische Prozess folgt nicht einer linearen Trajektorie. Es ist ein subtiles Wechselspiel, das echte, tiefe Transformation ermöglicht. Dies hat direkte Auswirkungen auf die spatiotemporale Gehirndynamik (Northoff, 2023):

Expansionsphase (innere Öffnung): Der Patient wird ermutigt, chaotischer zu werden – mehr freie Assoziation, mehr Träume. Seine innere freie Energie steigt. Seine alten, rigiden Bahnen bröckeln. Neurobiologisch: Annas schnelle Betawellen (Antizipation) werden aufgebrochen. Markus' räumlich kollabiertes Angstnetzwerk wird aktiviert – und erlebt, dass Aktivierung nicht Zusammenbruch bedeutet.

Integrationsphase (Neuordnung und Bedeutungsgebung): Diese chaotischen Inhalte werden durch Reflexion und inneres Verstehen neu strukturiert.

Nicht durch externe Kontrolle, sondern durch authentische Neugestaltung. Neurobiologisch: Neue Alphawellen entstehen bei Anna (präsentes Sein). Bei Markus öffnet sich der räumliche Kontext wieder. Eine neue räumlich-zeitliche Gehirnstruktur emergiert.

Eine psychische Dynamik, die sich über drei Jahrzehnte durch kontinuierliche Wiederholung in die Architektur des Selbst eingeschliffen hat, lässt sich nicht in wenigen Wochen zu wahrer Flexibilität transformieren. Echter Wandel ist kein plötzliches Ereignis, sondern eine rhythmische Bewegung zwischen Expansion und Integration, die sich über mehrere, tiefer liegende Ebenen des Seins vollzieht.

Dieser Prozess beginnt notwendigerweise an der Oberfläche: bei den kognitiven Widerständen. Es ist jene Phase, in der sich nach Wochen oder Monaten eine intellektuelle Klarheit einstellt. Der Patient »weiß« nun um seine Muster; er versteht die Kausalität seiner Biografie. Doch dieses Wissen gleicht zunächst nur einer neuen Landkarte – man sieht den Weg zwar vor sich, doch die Beine weigern sich noch, ihn zu beschreiten.

Damit die Veränderung an Tiefe gewinnt, muss sie die Ebene der affektiven Konsistenz erreichen. Das Gefühlssystem folgt einer eigenen, langsameren Chronologie. Es braucht oft ein bis zwei Jahre, bis die neue Realität emotional akzeptiert wird und das Herz lernt, dem neuen Kurs ebenso zu vertrauen wie dem Verstand. Es ist ein Prozess des langsamen Einsickerns, bei dem die alte emotionale Logik allmählich einer neuen Resonanz weicht.

Noch tiefer gründet die somatische Verankerung. Hier geht es um die biologische Basis unseres Seins: Das Nervensystem muss sich durch unzählige iterative Zyklen zu neuen neuronalen Organisationsmustern weiterentwickeln. Diese Umstrukturierung der prädiktiven Architektur beansprucht oft ein bis drei Jahre konsequenter Arbeit. Es ist die Zeit, die der Körper benötigt, um Sicherheit nicht mehr in der alten Starre, sondern in der neuen Beweglichkeit zu finden.

Die finale Dimension dieses Wandels offenbart sich schließlich in der intersubjektiven Neugestaltung. Eine neue Art, Nähe zu suchen und Beziehungen zu gestalten, erfordert zumeist einen Zeitraum von zwei bis fünf Jahren. Erst in der fortlaufenden Begegnung mit dem anderen, im Spiegel der relationalen Resonanz, festigt sich die Transformation. Hier wird das Neue nicht mehr nur gedacht oder gefühlt, sondern in der sozialen Wirklichkeit gelebt – als ein gereiftes Muster, das die Freiheit der Wahl über den Zwang der Wiederholung stellt.

Zur eigenen Werkstatt: Die Archive der Seele erkunden

Eine vollständige psychodynamische Analyse ist ohne professionelle therapeutische Hilfe nicht möglich. Tiefe unbewusste Konflikte benötigen die Sicherheit des therapeutischen Settings und eine trainierte Therapeutin. Was wir jedoch tun können, ist unsere Sensibilität für die Echos der Vergangenheit zu schärfen. Diese Übung ist eine sanfte, neugierige Spurensuche – eine Vorbereitung auf die tiefere Arbeit.

Schritt 1: Wiederkehrende emotionale Muster identifizieren
Denken Sie an nahe Beziehungen. Gibt es Situationen, die bei Ihnen eine überproportional starke emotionale Reaktion auslösen? Panik, wenn sich jemand nicht meldet; Wut bei Kritik; Scham bei Fehlern; Leere, wenn Sie allein sind? Wählen Sie ein solches Muster – eines, das Sie überrascht, weil Ihre Reaktion größer ist, als die Situation rechtfertigt.

Schritt 2: Die Spurensuche – »Woher kenne ich dieses Gefühl?«
Konzentrieren Sie sich auf das Gefühl. Stellen Sie sich sanft die Frage: »Woher kenne ich dieses Gefühl? Gibt es frühere Situationen in meiner Kindheit, in denen ich mich ganz ähnlich gefühlt habe?« Warten Sie ab. Welche Bilder tauchen auf? Vielleicht hat Ihre Panik bei Vernachlässigung dieselbe emotionale Signatur wie frühe Verlassenheit. Oder Ihre Wut bei Kritik hat die Qualität einer frühen Beschämung. Es geht nicht darum, einen Schuldigen zu finden, sondern die stille Verbindung zwischen damals und heute anzuerkennen.

Schritt 3: Die Muster würdigen
Wenn eine Erinnerung auftaucht, würdigen Sie das Muster als das, was es war: eine damals sinnvolle Überlebensstrategie. Das Kind, das perfekt zu sein lernte, hat intelligent agiert. Der Jugendliche, der sich nach Zurückweisung verschloss, hat sich geschützt. Diese Strategien waren notwendig und mutig.
Indem wir die ursprüngliche Funktion anerkennen, können wir aufhören, uns zu verurteilen. Wir können mitfühlend prüfen: Dient diese alte Strategie mir heute noch – oder schadet sie mehr?

Schritt 4: Die Toleranz für inneres Chaos trainieren
Echte therapeutische Fortschritte kommen nicht nur vom Verstehen, sondern von der Fähigkeit, inneres Chaos zu tolerieren, ohne zu kollabieren: in Unsicherheit, Mehrdeutigkeit und Unordnung zu sein, ohne panisch eine Antwort zu suchen.

Wählen Sie eine Situation, in der Sie normalerweise in Ihre alte Abwehr fliehen (Perfektionismus, Rückzug, Kontrolle). Machen Sie bewusst einen Schritt dagegen. Halten Sie sich dort, ohne Lösungen zu suchen, für drei bis fünf Minuten auf.
Für Anna: Einen Fehler machen und nicht korrigieren. Die Unbehaglichkeit fühlen, fünf Minuten. Nicht korrigieren.
Für Markus: Augenkontakt halten, auch wenn Angst aufsteigt. Bleiben und atmen, nicht fliehen.
Für andere: Schweigen in einer Gruppe aushalten. Eine Frage stellen, ohne die Antwort zu wissen. Ein Gefühl ausdrücken, ohne es zu rationalisieren.
Dies trainiert, dass Chaos nicht Zusammenbruch ist. Dass Unsicherheit tolerierbar ist. Dass Sie in Desorganisation bleiben können, ohne sich zu verlieren.
Diese Übung wird Ihre unbewussten Konflikte nicht lösen. Aber sie kann Ihre Achtsamkeit dafür schärfen, wann die Vergangenheit in Ihre Gegenwart hineinwirkt. In diesem winzigen Moment der Bewusstheit – bevor Sie automatisch reagieren – liegt der Keim der Freiheit und der Beginn jener tieferen therapeutischen Arbeit, zu der dieses Kapitel Sie einlädt.

16 Die Wahrheit, die heilt – Die Kohärenztherapie

Wir wenden uns nun einem therapeutischen Ansatz zu, der in seiner Radikalität ebenso verblüffend wie zutiefst respektvoll ist: der Kohärenztherapie. Bruce Ecker und Laurel Hulley (1996) begründeten dieses Verfahren auf einer zentralen Prämisse, die unser bisheriges Verständnis von psychischem Leid grundlegend herausfordert. Jedes Symptom, mag es für den Betroffenen noch so irrational, hinderlich oder quälend erscheinen, folgt aus der Sicht des Gehirns einer zwingenden inneren Logik. Es ist keine Fehlfunktion eines defekten Apparates, sondern die notwendige und »kohärente« Konsequenz einer tief verborgenen, impliziten Lernerfahrung. Wir sprechen hier von einem impliziten Prior – einem emotionalen Wissen, das in einer oft weit zurückliegenden Situation überlebensnotwendig war und daher als unumstößliches Gesetz im limbischen System hinterlegt wurde. Während die ▸ kognitive Verhaltenstherapie (KVT) oft versucht, gegen solche Muster »anzutrainieren«, erkennt die Kohärenztherapie in ihnen eine archaische Schutzfunktion an, die das System vor einer einst realen Vernichtung bewahren sollte.

Leiden entsteht in dieser Logik nicht durch ein Versagen der Biologie, sondern durch einen tragischen Zeitfehler: Das Gehirn wendet eine ehemals lebensrettende Überlebensstrategie auf eine Gegenwart an, die diese Gefahr nicht mehr birgt. Das Gehirn agiert nach einer Karte, die eine Welt zeigt, die so nicht mehr existiert, was zu massiven Reibungsverlusten in der Gegenwart führt. Die Kohärenztherapie ist somit kein Kampf gegen das Symptom und keine bloße Symptomkontrolle, sondern eine archäologische Expedition zu seiner Quelle – eine Suche nach dem Moment, in dem das heute Leidvolle noch die einzige Rettung war. Sie zielt nicht auf eine oberflächliche Verhaltensänderung ab, die oft nur durch ständige Willenskraft aufrechterhalten werden kann, sondern auf die »Gedächtnisrekonsolidierung« (Nader, Schafer u. Le Doux, 2000). Dieser fundamentale Mechanismus erlaubt es dem Gehirn, eine alte emotionale Wahrheit unter hochspezifischen Bedingungen zu »entsperren«. Das ehemals starre neuronale Netzwerk wird für ein kurzes Zeitfenster wieder plastisch und formbar. In diesem Zustand kann es im Licht neuer, widersprüchlicher Evidenz aktualisiert und in einer veränderten, adaptiven Form wieder abgespeichert werden – ein Prozess, der das Potenzial hat, das Symptom nicht nur zu lindern, sondern an seiner Wurzel aufzulösen.

Der therapeutische Prozess folgt dabei einer präzisen und hocheffektiven Choreografie von drei Bewegungen. Zuerst wird der implizite Prior durch gezielte, erlebnisorientierte Techniken aufgespürt und aus dem Dunkel des Unbewussten in das helle Licht des gefühlten Erlebens gehoben (Discovery). Es geht darum, dass der Patient die »Notwendigkeit« seines Leidens nicht nur versteht, sondern körperlich spürt. Anschließend wird diese alte Wahrheit unmittelbar mit einer widersprüchlichen, aber ebenso unabweisbaren Erkenntnis aus dem heutigen Leben konfrontiert (Juxtaposition). Diese direkte Konfrontation zweier unvereinbarer Realitäten im selben Moment erzeugt im Gehirn einen hochpräzisen Vorhersagefehler – jenen neurobiologischen Schockmoment, der die chemischen Brücken der alten Synapsenverbindungen löst und das Muster für eine dauerhafte Neuschreibung zugänglich macht.

Die Neurobiologie der Transformation

Die Eleganz der Kohärenztherapie offenbart sich erst vollständig, wenn wir sie durch die Prismen unserer Grundkonzepte betrachten – sie ist weit mehr als eine klinische Technik; sie ist ein Transformationsprozess, der sich simultan auf vier miteinander verwobenen Ebenen vollzieht. Um die Tragweite dieses Prozesses zu verstehen, müssen wir die Trennung zwischen »Psyche« und »Biologie« aufheben und den Wandel als eine Reorganisation des gesamten lebenden Systems begreifen.

Auf der operativen Ebene begegnen wir einer präzisen therapeutischen Choreografie. Der Behandler fungiert hier nicht als moralischer Lehrer oder Trainer, der versucht, das Symptom durch rationale Argumente zu entkräften oder durch neue Gewohnheiten zu überlagern. Viele klassische Verfahren setzen auf »Coping« oder »Gegenkonditionierung« – sie versuchen, dem Gehirn beizubringen, den Impuls des Symptoms zu unterdrücken oder durch eine neue, »positive« Reaktion zu ersetzen. In der Kohärenztherapie hingegen wird in der *Discovery-Phase* die tiefe, bisher unbewusste Logik des Leidens freigelegt. Es ist, als würde man in einem dunklen Keller das Licht einschalten: Plötzlich wird sichtbar, dass das vermeintlich sinnlose Verhalten (das Symptom) in Wahrheit ein hochpräzises Werkzeug zum Überleben war. Die darauffolgende »Juxtaposition« ist die operative Kernintervention: Sie zwingt das Gehirn in einen

Zustand des unlösbaren Widerspruchs, indem sie die alte Schutzlogik direkt neben eine gegenwärtige Erfahrung stellt, die diese Logik Lügen straft.

Diese operative Handlung findet ihr präzises Echo auf der mathematischen Ebene, die weit über eine bloße Neujustierung von Überzeugungen hinausgeht. Hier begegnen wir der Rechtfertigung für die radikale Wirksamkeit der Kohärenztherapie durch das uns vertraute Freie-Energie-Prinzip. In herkömmlichen Therapien versuchen wir oft, die freie Energie – den statistischen Vorhersagefehler – zu minimieren, indem wir neue, positive Erwartungen über die alten legen. Mathematisch gesehen entstehen dadurch zwei konkurrierende Modelle, die beide im Gehirn existieren. In der Kohärenztherapie hingegen nutzt die Juxtaposition eine spezifische Instabilität des prädiktiven Systems: die erzwungene Inkohärenz. Ein impliziter Prior ist ein statistisches Modell, das bisher eine extrem hohe Präzisionsgewichtung besaß – zum Beispiel die absolute Gewissheit: »Wenn ich Schwäche zeige, werde ich verstoßen.«

Indem wir nun das Gehirn zwingen, diese alte Vorhersage simultan mit einer gegenwärtigen, unabweisbaren sensorischen Evidenz der Sicherheit zu halten, erzeugen wir eine informationelle Singularität. Es entsteht ein Vorhersagefehler von so massiver Präzision, dass das »Bayesian Update« nicht mehr nur als sanfte Korrektur, sondern als radikaler Systemumbruch erfolgt. In diesem Moment der zeitgleichen Bewusstheit zweier sich gegenseitig ausschließender Wahrheiten kollabiert die mathematische Wahrscheinlichkeit des alten Modells auf null. Das Gehirn erkennt, dass die Aufrechterhaltung des alten Priors angesichts der neuen, hochpräzisen Daten energetisch ruinös wäre; die metabolischen Kosten, eine falsche Weltkarte gegen die unmittelbare sensorische Realität zu verteidigen, steigen ins Unermessliche. Es ist diese mathematische Unhaltbarkeit, die das Gehirn dazu zwingt, den alten Pfad nicht nur zu ignorieren, sondern ihn im Prozess der Rekonsolidierung physisch zu überschreiben. Die Kohärenztherapie nutzt somit das FEP nicht nur zur Erklärung von Stabilität, sondern als Hebel für einen geplanten Umsturz der alten Ordnung, nach dem das System keine andere Wahl hat, als sich auf einem höheren Niveau von Kohärenz neu zu organisieren.

Dass dieser Wandel weit mehr ist als eine bloße Revision von Gedanken, zeigt die neurobiologische Ebene, auf der wir der Dynamik des neuronalen Codes begegnen. Wie Wolf Singer in seiner Forschung zur neuronalen Synchronisation (Singer, 1999, 2013) darlegte, existiert ein impliziter Prior physisch als ein kohärentes Schwingungsmuster – ein Rhythmus, in dem räumlich verteilte Hirnareale im exakten Millisekunden-Gleichtakt feuern. Diese rhythmische Kopplung fungiert als biophysikalischer Anker unserer emotionalen Überzeugungen; sie sorgt dafür, dass weit auseinanderliegende Regionen wie die Amygdala und der präfrontale Kortex zu einer unerschütterlichen Funktionseinheit verschmelzen. Die therapeutische Juxtaposition wirkt hier als gezielte Desynchronisation. Wenn die alte Erwartung auf die neue Realität prallt, wird der taktführende Rhythmus des Symptoms gestört; die neuronale Kohärenz, die das Trauma bisher wie in einem Tresor schützte, zerfällt unter der Wucht des Widerspruchs. Dieser Zerfall der rhythmischen Starre ist die biophysikalische Voraussetzung für die Gedächtnisrekonsolidierung, da das System kurzzeitig seinen Halt verliert und in einen labilen Zustand übergeht. Erst wenn das Schwingungsmuster destabilisiert ist, können sich die synaptischen Brücken öffnen, um neue Informationen dauerhaft in den ursprünglichen Schaltkreis zu integrieren. Es handelt sich um eine tatsächliche Transformation der »Firmware«, eine physische Neukonfiguration des neuronalen Ensembles. Im Gegensatz zu vielen anderen Therapieformen, die lediglich eine neue »Software«-App – eine konkurrierende Verhaltensweise – über das alte Programm legen, wird hier der Quellcode des Leidens selbst editiert und dauerhaft überschrieben.

Schließlich mündet dieser Prozess auf der phänomenologischen Ebene in eine fundamentale Wandlung des Selbsterlebens. Der Patient tritt aus einer ohnmächtigen Starre heraus, in der das Symptom wie eine fremde, unkontrollierbare Macht über sein Leben verfügte. Diese neue Form der »Agency« (Urheberschaft) ist kein abstraktes Konzept, sondern das unmittelbar erlebte Gefühl: »Ich werde nicht mehr gelebt – ich lebe.« Es ist der Augenblick, in dem die alte »emotionale Wahrheit« ihre unbedingte Macht verliert. Aus der Innenperspektive fühlt sich dies oft wie ein »Aufbrechen« oder ein tiefes »Durchatmen« an.

Was die Kohärenztherapie in diesem Kontext so einzigartig macht, ist ihre radikale Ablehnung des klassischen »Gegensteuerns«. Die meisten Therapien versuchen, das »Falsche« (Angst, Perfektionismus) durch das »Richtige« (Ruhe, Selbstakzeptanz) zu ersetzen. Neurobiologisch bedeutet das jedoch oft nur, dass ein zweiter, konkurrierender Pfad im Gehirn angelegt wird. In Stressmomenten gewinnt jedoch meist der ältere, tiefere Pfad – das Symptom kehrt zurück. Die Kohärenztherapie hingegen zielt auf die fundamentale Auflösung des Ursprungskonflikts ab. Sie heilt nicht durch Korrektur von außen, sondern durch die Entmachtung des alten Wissens von innen. Indem sie die neurobiologische und mathematische Inkohärenz eines alten Priors nutzt, erlaubt sie dem System eine radikale Reorganisation, nach der das Symptom schlicht nicht mehr »nötig« ist, um die Welt zu erklären.

Rhythmus und Bedeutung: Von Singer zu Northoff

Um zu verstehen, wie Heilung auf der tiefsten Zellebene operiert, müssen wir die Natur des impliziten Priors als ein dynamisches Zeitphänomen begreifen. Er ist weit mehr als eine bloße psychologische Überzeugung oder ein »Glaube«. In der neurobiologischen Realität manifestiert sich ein solcher Prior als ein starres Synchronisationsmuster zwischen weitverzweigten Hirnarealen. Wolf Singers bahnbrechende »Binding-by-Synchrony«-Hypothese (2025) liefert uns hierfür den entscheidenden Schlüssel: Das Gehirn agiert hier wie ein Orchester: Nicht die Lautstärke der einzelnen Instrumente entscheidet über die Melodie, sondern das präzise Zusammenspiel im Takt. Es löst das fundamentale Problem, wie es räumlich getrennte Sinneseindrücke zu einer einheitlichen Bedeutung verknüpft, durch eine hochpräzise zeitliche Koordination. Bedeutung entsteht nicht durch die Summe der Signale, sondern durch deren millisekundengenaue Taktung. Wahrnehmung ist demnach ein »zeitlicher Code«. Wenn Tausende Neuronen ihre Impulse synchronisieren, erschaffen sie eine kohärente »Gestalt« – ein Objekt, ein Gefühl, eine Wahrheit. In der Kohärenztherapie erkennen wir, dass das Symptom eine solche persistente, über die Zeit hinweg erstarrte Gestalt ist.

Georg Northoff (2023) erweiterte diese Einsicht fundamental durch das Konzept der hierarchischen Verschachtelung (»Temporal Nestedness«). Er zeigt auf, dass unser Gehirn wie ein fraktales System aus Rhythmen funktioniert, das Informationen auf unterschiedlichen Zeitskalen gleichzeitig verarbeitet. Langsame Deltawellen (die tiefen Bässe des Gehirns) bilden den Rahmen und modellieren die schnelleren Thetawellen, die ihrerseits als Träger für die blitzschnellen Gamma-Spikes von Singer fungieren. Diese Architektur ist das neurobiologische Rückgrat unserer Flexibilität: Sie erlaubt es uns, winzige Details blitzschnell zu erfassen, ohne den großen, langsamen Kontext aus den Augen zu verlieren. In einem gesunden System fließen diese Rhythmen ineinander; die langsame Welle »informiert« die schnelle über den Zustand der Welt.

Ein impliziter pathologischer Prior stellt aus dieser Sicht eine erstarrte Frequenzverschachtelung dar. Die natürliche Hierarchie der Rhythmen ist in sich zusammengebrochen oder in einem »Limit Cycle« gefangen. Die langsamen, kontextgebenden Rhythmen haben ihre modulierende Kraft verloren; sie können die schnellen, reaktiven Prozesse nicht mehr flexibel an die Gegenwart anpassen. Stattdessen diktiert ein archaischer Takt das gesamte Geschehen. Annas Gehirn schlägt seit Jahrzehnten im selben rigiden Rhythmus der Kontrolle. Ihre Gammaprozesse – jene schnellen Einheiten, die eigentlich für die Verarbeitung neuer, freudvoller Reize zuständig wären – sind unlösbar an eine Deltaphase gekoppelt, die permanent »Gefahr« signalisiert. Sie kann nicht in die Gegenwärtigkeit wechseln, weil ihre neuronale Hierarchie physisch im Modus der Antizipation eingefroren ist.

Auch Markus' Hypervigilanz ist das Resultat einer solchen rhythmischen Sklerose: Die Amygdala und Teile seines Default Mode Networks befinden sich in einer dauerhaften, ununterbrochenen Angst-Synchronisation. Dieser Zustand verbraucht enorme Mengen an metabolischer Energie, da das System ununterbrochen »hochgefahren« bleibt. Er kann neurobiologisch nicht in den Zustand innerer Sicherheit gleiten, weil der dafür notwendige langsame, beruhigende Rhythmus von der starren Frequenz der Bedrohung überlagert und unterdrückt wird. Die Kohärenztherapie setzt genau hier an: Sie zielt darauf ab, diese gefrorene Hierarchie zu destabilisieren, damit das Gehirn seine Fähigkeit zurückgewinnt, wieder in vielen verschiedenen Takten zu tanzen – ein Prozess, der physisch einer Befreiung aus einer rhythmischen Zwangsjacke gleichkommt.

Der Vorhersagefehler als neurobiologischer Schock

Diese gefrorenen Hierarchien lassen sich nicht durch Willenskraft aufbrechen, da die bewusste Anstrengung meist auf einer kognitiv-kortikalen Ebene verharrt, während der implizite Prior tief in der subkortikalen, rhythmischen Architektur des Gehirns verwurzelt ist. Um diese Bastion zu stürmen, benötigt das System eine Erschütterung seiner mathematischen Sicherheit: den hochpräzisen Vorhersagefehler. Wenn Markus' System die alte, überlebenswichtige Prognose macht – »Wenn ich mich öffne und meine Bedürfnisse zeige, werde ich vernichtet« – und die Therapeutin genau in diesem Moment der höchsten affektiven Aktivierung präsent, verlässlich und liebevoll bleibt, registriert das Gehirn eine sensorische und informationelle Unmöglichkeit. Es erlebt eine kognitive und somatische Dissonanz, die so gewaltig ist, dass sie das gesamte prädiktive Modell zur Kapitulation vor der unmittelbaren Evidenz zwingt.

Dieser radikale Widerspruch unterbricht die starre Rhythmushierarchie unmittelbar und kraftvoll. In diesem Moment der absoluten Überraschung verliert die Amygdala ihre diktatorische Taktgeberschaft über das gesamte Netzwerk; die gewohnte, schützende Synchronisation bricht zusammen und es kommt zur Desynchronisation. In dieser Lücke – einer Art Moment des neuronalen Innehaltens oder der Leere – öffnet sich das zeitlich begrenzte Fenster der Rekonsolidierung. Der alte, starre Code wird durch chemische Prozesse an den Synapsen labilisiert; er ist nicht länger eine festgeschriebene Wahrheit, sondern wird für einige Stunden wieder zu veränderbarer, plastischer Information. In diesem Zustand wird die alte Aufzeichnung dekodiert und unmittelbar mit dem neuen, verkörperten Erleben der Sicherheit überschrieben. Das Gehirn beginnt, eine neue, flexible Rhythmushierarchie zu etablieren, in der Nähe nicht mehr zwangsläufig Angst-Frequenzen triggert, sondern Raum für kontextabhängige, sichere Bindungsmuster lässt.

Die Transformation in der Praxis: Anna und Markus

In der Kohärenztherapie bringen wir den alten Code aus dem Archiv in das helle Licht des Bewusstseins. Bei Anna, die in der Leere ihres perfekt kontrollierten Lebens gefangen ist, nutzen wir die Technik der Symptomdeprivation. Hierbei laden wir sie ein, sich sensorisch und ganz konkret vorzustellen, ihren Perfektionismus für einen einzigen Tag abzulegen: Wie würde sich ihr Atem verändern? Wie säße sie auf ihrem Stuhl, wenn das Streben nach Perfektion wegfiele? Es geht darum, diesen Zustand als unmittelbar gefühlte Realität zu evozieren. In diesem Moment der vorgestellten Schutzlosigkeit stößt sie unvermittelt auf die nackte, ungeschönte Angst: die Überzeugung, ohne makellose Leistung fundamental ungeliebt und wertlos zu sein. Der implizite Prior offenbart sich als unerbittliche, verkörperte Wahrheit: »Nur wenn ich bedürfnislos und perfekt bin, darf ich existieren.«

Die anschließende Juxtaposition konfrontiert sie mit dem befreienden logischen Bruch ihres Systems. Anna erkennt im emotionalen Erleben, dass ihr mühsam aufrechterhaltenes Überlebensprogramm – das Verbergen jeder Bedürftigkeit – sie genau in jene Katastrophe führt, die es unter allen Umständen vermeiden sollte: in eine tiefe, schmerzhafte Isolation. Die Evidenz der gegenwärtigen Leere widerspricht der alten Verheißung von Sicherheit durch Kontrolle. In diesem Spannungsfeld wird die starre Delta-Theta-Hierarchie ihres Systems desynchronisiert. Die neuronale Architektur, die den Perfektionismus als einzige Überlebensoption festschrieb, verliert ihre zwingende Logik; ein neuer, lebendigerer Rhythmus, der Raum für Unvollkommenheit lässt, beginnt zu pulsieren.

Bei Markus, dessen Leben von der chronischen Erwartung der Verlassenheit überschattet wird, nutzen wir das empathische Statement, um die unbewusste Logik sprachlich zu präzisieren und so den kognitiven Schutzwall zu umgehen. Wenn die Therapeutin ausspricht: »Es fühlt sich für Sie so an, als wäre jede Form von Nähe der sichere Vorbote von Schmerz und Verlust«, wird der implizite Prior greifbar. Wenn Markus schließlich im geschützten Raum der Therapie wagt, das Undenkbare zu tun und zu sagen: »Ich brauche dich«, erwartet sein gesamtes biologisches System die Vernichtung oder den sofortigen Rückzug des Gegenübers.

Doch die Katastrophe bleibt aus. Die Therapeutin bleibt präsent, ruhig und empathisch. Diese sensorische Widerlegung der alten Vorhersage im Hier und Jetzt erzeugt die entscheidende korrigierende Erfahrung. Markus lernt nicht durch intellektuelle Einsicht, sondern auf der tiefsten neurologischen Ebene des limbischen Systems, dass sein altes Wissen – so wahr es früher auch war – in der Gegenwart nicht mehr gilt. Die Juxtaposition zwischen der alten »Todesangst« und der neuen, sicheren Bindung bricht die rhythmische Starre auf. Das Selbst-Muster reorganisiert sich spontan neu, weil eine seiner tragenden, aber destruktiven Säulen weggebrochen ist.

Die Kohärenztherapie greift nicht an den Symptomen an, sondern transformiert das Fundament, auf dem sie stehen. Indem sie einen zentralen impliziten Prior durch Rekonsolidierung auflöst, ermöglicht sie dem gesamten psychischen System eine emergente Neuordnung. Es ist ein Akt der Befreiung: Das Selbst heilt sich von innen heraus, sobald die ehemals gefrorenen Rhythmen ihre Starrheit aufgeben und wieder in der Komplexität vieler Takte tanzen dürfen. Die Heilung ist hier kein mühsames Dazulernen, sondern ein tiefes Verwerfen einer alten, nicht mehr passenden Weltkarte.

Zur eigenen Werkstatt: Die Logik des Symptoms entschlüsseln

Die volle Wirksamkeit der Kohärenztherapie entfaltet sich am sichersten im Dialog mit einem geschulten Gegenüber, das die feinen Nuancen emotionaler Aktivierung halten kann. Dennoch können Sie die Grundhaltung der respektvollen Detektivarbeit nutzen, um eine neue, forschende Beziehung zu Ihren eigenen Mustern aufzubauen. Es ist eine Einladung, dem Symptom nicht mehr mit Ablehnung, sondern mit einer radikalen Neugier zu begegnen.

1. Die verdeckte Absicht erforschen: Wählen Sie ein wiederkehrendes Muster (z. B. Prokrastination, soziale Rückzugstendenzen oder Perfektionismus). Fragen Sie sich in einem Moment der Stille: Wenn dieses Symptom für einen Augenblick einfach verschwinden würde – welches unerträgliche Gefühl würde dann ungeschützt an die Oberfläche drängen? Wovor bewahrt Sie das Leid im tiefsten Inneren? Oft dient das Symptom dazu, eine noch größere Katastrophe – etwa den Verlust von Zugehörigkeit oder totale Ohnmacht – abzuwehren.

2. Den impliziten Prior präzise formulieren: Versuchen Sie, die kohärente Logik hinter Ihrem Verhalten in einem klaren Satz zu fassen. Dieser Satz ist kein intellektuelles Urteil, sondern eine Brücke zu Ihrem limbischen System.

Er muss sich nicht »vernünftig« für Ihren Verstand, sondern unabweisbar »wahr« für Ihr Nervensystem anfühlen. Nutzen Sie die folgende Struktur als Schablone:

> »Die Welt ist für mich so, dass ich [Symptom] unbedingt aufrechterhalten muss, weil sonst [gefürchteter Schmerz] einträte.«

Führen Sie den Satz fort: »... und das wäre absolut unerträglich, denn ...« Vertrauen Sie dabei weniger Ihrem Kopf als vielmehr Ihrem Körper. Suchen Sie nicht angestrengt nach den Worten, sondern lassen Sie sie entstehen und spüren Sie nach, bei welcher Formulierung Ihr System mit einem Resonanzsignal »antwortet« – oft erkennbar an einem plötzlichen Innehalten, einem tiefen, unwillkürlichen Durchatmen oder einer feinen emotionalen Erschütterung. Wenn dieser Moment eintritt, haben Sie den neurobiologischen Ankerpunkt Ihres Musters berührt.

3. Die Gegenevidenz in der Biografie finden: Suchen Sie nach einer realen, unbestreitbaren Erfahrung in Ihrem heutigen Leben, die diesem Prior direkt widerspricht. Es darf kein schöner Gedanke oder eine Affirmation sein, sondern muss eine gelebte Tatsache sein. Wenn Ihr Prior etwa sagt: »Niemand hält meine Wut aus«, suchen Sie nach dem einen Menschen, der geblieben ist, als Sie laut wurden. Finden Sie das »einzigartige Ereignis«, das beweist, dass die Weltkarte Ihres limbischen Systems veraltet ist.

4. Die Juxtaposition wagen: Dies ist der entscheidende neurobiologische Hebel. Bringen Sie beide Wahrheiten – die alte emotionale Überzeugung und die neue, unabweisbare Realität – gleichzeitig in Ihr Bewusstsein. Lassen Sie die Spannung zu, die entsteht, wenn diese beiden Welten aufeinandertreffen. Versuchen Sie nicht, den Widerspruch kognitiv zu glätten oder wegzudiskutieren. Bleiben Sie einfach präsent mit der Inkohärenz.

In diesem Moment der bewussten Spannung beginnt das Gehirn, seine ältesten Karten neu zu zeichnen. Sie signalisieren Ihrem System, dass die alte Strategie energetisch nicht mehr sinnvoll ist, da sie auf falschen Voraussetzungen beruht. Dieser Prozess der Desynchronisation ist der Beginn einer tiefgreifenden Befreiung – weg von der automatisierten Wiederholung hin zu einer bewussten Gestaltung Ihres Seins.

17 Von der Macht der Tat – Die prozessbasierte Wende und die Kunst der Akzeptanz

Nachdem wir uns der Archäologie der Seele gewidmet und die tiefen Geschichten erkundet haben, die unser Leben lenken, kehren wir an die Oberfläche zurück – zu dem, was sichtbar und gestaltbar ist: unserem Verhalten. Doch wir kehren mit geschärftem Blick zurück. Wir suchen nicht mehr nach schnellen Reparaturen, sondern nach einer neuen Architektur des Erlebens.

Die Verhaltenstherapie hat eine faszinierende Evolution durchlaufen, die selbst eine Geschichte von wachsender Einsicht in die Komplexität menschlicher Prozesse ist. Die erste Welle, der Behaviorismus, sah den Menschen als ein durch äußere Reize geformtes System – der Fokus lag auf sichtbarer, messbarer Handlung an der Markov-Decke zwischen Organismus und Welt. Die zweite Welle, die kognitive Wende, vollzog einen entscheidenden Schritt nach innen: Aaron Beck und Albert Ellis erkannten, dass nicht der Reiz selbst, sondern unsere Bewertung – unsere Gedanken – Gefühle und Handlungen bestimmt. Das ABC-Modell (Ereignis → Gedanke → Konsequenz) wurde zum Werkzeug. Für Markus lässt sich sein Leiden perfekt damit beschreiben: Das Ereignis (Partnerin möchte Abend allein verbringen) triggert den Gedanken »Das ist der Anfang vom Ende«, was zur Konsequenz führt – Panik und klammerndes Verhalten.

Dieser Ansatz stieß aber an Grenzen. Der Versuch, negative Gedanken zu widerlegen, wurde für viele selbst zu einem anstrengenden inneren Kampf. Dies führte zur dritten Welle: der ▶Akzeptanz- und Commitment-Therapie (ACT). Sie fragt nicht mehr »Ist dieser Gedanke wahr?«, sondern fundamentaler: »Ist es sinnvoll, sich mit diesem Gedanken zu streiten?« Sie konzentriert sich auf die Veränderung unserer Beziehung zu Gedanken, nicht auf deren Inhalte. Diese Verschiebung enthält einen epochalen Erkenntnissprung: Der Schmerz liegt nicht in den Gedanken und Gefühlen selbst, sondern in unserem Kampf dagegen.

Der konzeptuelle Sprung: PBT als übergeordnetes Metaprinzip

Diese drei Wellen – behavioral, kognitiv, Akzeptanz – werden heute in einem übergeordneten konzeptuellen Rahmen neu verstanden: der Prozessbasierten Therapie (PBT; Hofmann u. Svitak, 2024). PBT ist nicht selbst eine neue Therapieform, sondern ein Metaprinzip, eine fundamentale Neuausrichtung der therapeutischen Frage. Statt »Was hat der Patient?« (Depression, Angststörung, Phobie) fragt PBT: »Welche Prozesse halten das Leiden dieses spezifischen Menschen in diesem Kontext aufrecht?«

Diese Verschiebung mag subtil erscheinen, ist aber für den Erfolg entscheidend. Sie transformiert Therapie von einer Symptombekämpfungs-Praxis zu einer Prozessumgestaltungs-Praxis. Ein Patient mit Depressionen ist nicht ein Träger einer Krankheit, sondern ein lebendiges System, in dem emotionale Prozesse (Vermeidung), kognitive Prozesse (Grübeln), Verhaltensprozesse (Rückzug) und motivationale Prozesse (Entkopplung von Werten) sich gegenseitig verstärken – ein selbstverstärkender Attraktor der Hoffnungslosigkeit (siehe Kapitel 5; Hofmann, Curtiss u. Hayes, 2020).

Interessanterweise war die Akzeptanz- und Commitment-Therapie dieser konzeptuellen Wende bereits dreißig Jahre voraus. Gegründet 1999 von Steven Hayes und Kollegen, operierte ACT von Anfang an nach diesem Prozessprinzip – nicht Symptombekämpfung, sondern Adressierung der Kernprozesse psychologischer Inflexibilität (Hayes, Strosahl u. Wilson, 2012). Heute verstehen wir ACT als einen Prototyp des PBT-Rahmens, ein Musterbeispiel dafür, wie prozessorientierte Therapie funktioniert. Die moderne PBT-Bewegung hat ihre Lehren aus ACT gelernt und diese nun in einen kohärenten, übergreifenden Rahmen integriert.

Die philosophischen und neurowissenschaftlichen Grundlagen

Die Idee der Akzeptanz durchzieht die menschliche Weisheitstradition: Von den Stoikern (Epiktet: Dichotomie des Kontrollierbaren) bis zum Buddhismus (Nicht-Urteilen) – der Gedanke ist konsistent. Wahre Freiheit liegt nicht in der Leugnung unserer Grenzen, sondern in der präzisen Vermessung jenes Raumes, in dem wir wieder zum Autor unserer eigenen Bewegung werden. Es ist die bewusste Entscheidung, Energie nicht im sinnlosen Kampf gegen das Unveränderliche zu verschwenden, sondern sich auf die Gestaltung der eigenen Haltung zu konzentrieren (siehe Kapitel 20). Im therapeutischen Kontext wird Akzeptanz oft als Resignation oder passive Duldung missverstanden. Das Gegenteil ist wahr. Sie ist ein aktiver, mutig wohlwollender Akt – die Entscheidung, den inneren Krieg gegen die eigene Erfahrung zu beenden. Sie bedeutet: unangenehmen Gefühlen, Gedanken und Körperempfindungen zu erlauben, da zu sein, ohne sich von ihnen beherrschen zu lassen. Unsere Symptome sind wie Boten mit wichtigen Nachrichten – über alte Verletzungen, gegenwärtige Werte, zukünftige Möglichkeiten. Erst dieser Akt der Anerkennung nimmt ihnen ihre lähmende Macht und ermöglicht uns, ihre Botschaft zu verstehen.

Die Eleganz von ACT offenbart sich, wenn wir ihre Kernmechanismen durch die Linse des Freie-Energie-Prinzips und der prädiktiven Verarbeitung verstehen – dem neurobiologischen Grundgerüst aus Kapitel 2 und 3. Das psychische Leiden beginnt mit einem subtilen, aber fatalen kognitiven Prozess: der kognitiven Fusion. Wir verschmelzen so sehr mit unseren Gedanken, dass wir sie nicht als Gedanken erleben, sondern als die Realität selbst. Der Gedanke »Ich bin ein Versager« ist für Markus keine flüchtige Interpretation – es ist eine objektive Tatsache, so gefühlt wie »Gras ist grün«. In der Sprache des prädiktiven Gehirns bedeutet dies, dass dieser Gedanke – dieser Prior, diese grundlegende Annahme über sich selbst – eine extreme Präzision erlangt hat. Das Gehirn behandelt diese Überzeugung als unumstößlich und filtert wie ein unerbittlicher Türsteher alle neuen, widersprechenden Erfahrungen (ein Lob, eine Erfolgsgeschichte) als Fehler, als irrelevant oder als bloßes »Rauschen«.

Ist ein solcher Gedanke erst einmal zur gefühlten, unumstößlichen Wahrheit erstarrt, setzt dies eine automatische Kaskade in Gang: die Erlebnisvermeidung. Das System handelt – durch sozialen Rückzug, Ablenkung, Überarbeitung –, um die vorhergesagten aversiven Gefühle nicht zu erleben und so den Vorhersagefehler zu minimieren. Annas pausenlose Überarbeitung ist genau eine solche Strategie: eine sozial anerkannte, aber dennoch destruktive Form der Erlebnisvermeidung, die das quälende Gefühl der inneren Leere durch konstante Aktivität überschüttet. Das Problem ist fundamental: Dieses Vermeidungssystem ist energetisch ruinös. Es ist ein Zustand chronisch hoher freier Energie, der enorme metabolische Ressourcen verbraucht und den Organismus erschöpft (siehe Kapitel 1: Selfish-Brain-Theorie).

Die drei Kernmechanismen: Wie ACT konkret wirkt

Die ACT-Theorie verdichtet sich in drei ineinandergreifenden Techniken, die direkt bei diesen Kernprozessen angreifen und die neuronale Architektur des Leidens umgestalten.

Defusion – die Hypnose durchbrechen: Unser Gehirn erzählt ständig Geschichten. »Ich bin unzulänglich« ist an sich neutral – ein Muster neuronaler Aktivität, nichts weiter. Aber durch Wiederholung, emotionale Ladung und Selbstidentifikation wird diese Geschichte zur gefühlten Wahrheit. Sie erlangt extreme Präzision und wird ein hochgewichteter, unverrückbarer Prior. Der Weg aus dieser Hypnose ist Defusion – das Niedersenken dieser Präzision. Praktisch bedeutet das: die Gedanken auf Distanz halten. Techniken wie Gedanken-Distanzierung (»Mein Verstand spielt die ›Ich-bin-Versager‹-Geschichte ab«) oder Semantisierung (einen Gedanken schnell wiederholen, bis er nur noch ein seltsames Geräusch ist) sind neurologisch präzise – sie reduzieren die Aktivierungsenergie des starren Musters. Der Gedanke bleibt, verliert aber seine Absolutheit. Für Markus bedeutet dies konkret: Wenn der Gedanke »Sie wird mich verlassen« auftaucht, lernt er zu denken: »Das ist ein Signal meines Angstsystems, basierend auf alten Verletzungen – Information, nicht Realität. Mein Gehirn hat gelernt, das Schlimmste vorherzusagen, weil das überlebenswichtig war.« Diese Unterscheidung – zwischen Gedanke und Tatsache – senkt die Präzision messbar. Der Gedanke wird zu dem, was er ist: ein mentales Ereignis, nicht eine Wahrheit über die Welt.

Akzeptanz – auf Vermeidung verzichten: Erlebnisvermeidung ist elegant, aber fatal: Das Gehirn handelt, um den vorhergesagten Schmerz nicht zu erleben. Kurzfristig energieeffizient – langfristig verheerend, denn das Gehirn korrigiert niemals sein fehlerhaftes Modell und bleibt gefangen in der Überzeugung: »Wenn ich mich exponiere, werde ich zerstört.« Akzeptanz bedeutet: diese Vermeidungsreaktion gezielt unterbrechen. Es ist paradox: Anstatt den Wasserball unter Wasser zu drücken (was Energie verschlingt), erlauben wir ihm, an die Oberfläche zu kommen. Wir lassen das Gefühl da sein. Dies erzeugt kurzfristig einen Vorhersagefehler: Das Gefühl ist tatsächlich da – aber die vorhergesagte Katastrophe nicht. Diese Diskrepanz ist neurologisch kraftvoll. Sie signalisiert: »Mein Modell ist falsch.« Der Lernprozess beginnt. Mit jeder wiederholten Exposition ohne Katastrophe wird das alte Modell neu verhandelt. Für Anna konkret: Statt ihrer üblichen Flucht in die Arbeit nachzugeben, wenn die Leere auftaucht, erlaubt sie sich, diese fünf Minuten lang mit dem Gefühl zu sitzen. Sie beobachtet: Wie fühlt sich das an? Verändert es sich? Sie macht die Erfahrung: unangenehm, aber nicht tödlich. Es verändert sich. Es hat eine innere Struktur. Diese Extinktionserfahrung – eine neue, sichere Erfahrung in Gegenwart des alten Stimulus – überschreibt die alte Angstassoziation. Ihr Affektsystem wird grundlegend reprogrammiert.

Werteklärung – mit Kompass handeln, nicht mit Angst: Psychologische Inflexibilität entsteht, wenn Vermeidung unsere Werte dominiert. Ein Patient sagt:

»Ich will authentisch sein, aber Angst macht mich zum Chamäleon.« Ein anderer: »Ich sehne mich nach Nähe, aber Angst isoliert mich.« Die Vermeidungsstrategie hat die Oberhand über den Wert gewonnen. Werteklärung stellt die radikale Frage: Was ist wichtiger – Sicherheit oder Authentizität? Nähe oder Schutz? Dies ist kein intellektueller Prozess, sondern eine neurobiologische Relaisstation. Die Antwort aktiviert ein anderes motivationales System: das Annäherungssystem statt des Vermeidungssystems. Wenn ich mich bewusst für »Authentizität trotz Urteil« entscheide, wird mein Verhalten nicht mehr durch Angstreduktion gesteuert, sondern durch das Streben, nach meinen Werten zu leben. Dies ist nicht willentliche Unterdrückung – es ist eine Neuorganisation der neurobiologischen Prioritäten. Mein Handeln wird angetrieben durch das tiefe Engagement mit dem, was mir wirklich wichtig ist. Für Anna könnte dies bedeuten: Der Wert »bedeutungsvolle Arbeit« wird wichtiger als »finanzielle Sicherheit«. Dieses innere Ja zu dem tieferen Wert erzeugt eine neue Kraft, neue Neuroplastizität. Sie kann die Angst in sich wahrnehmen – aber sie wird nicht mehr von ihr versklavt.

Von der Einsicht zur Aktion: Die neurobiologische Transformation

Wir wissen, das Gehirn liebt Vorhersagbarkeit. Seine liebsten Wege sind ausgetretene Pfade, wiederholte Muster. Doch dies ist genau das Gefängnis: Die Sicherheit der Gewohnheit ist auch eine Form der Lähmung. ACT setzt hier an und sagt nicht »Ändere deine Gedanken« (was zu mehr inneren Kämpfen führt) und nicht »Fühle dich anders« (was unrealistisch ist). Sie sagt: »Ändere deine Handlung. Ändere deine Beziehung zu deiner Erfahrung. Ändere deine Ausrichtung, hin zu deinen Werten.« Der innere Kampf der Erlebnisvermeidung ist ein Zustand chronisch hoher freier Energie. Akzeptanz und Defusion sind eine Form der Deeskalation – sie bringen Stille in den Maschinenraum des Gehirns. Sie flüstern dem System zu: Es besteht kein Grund zur Panik. Die freigesetzte Energie kann nun wertebasiertes Handeln antreiben – eine zielgerichtete Form der aktiven Inferenz, die darauf abzielt, die Welt so zu gestalten, dass sie unseren tiefsten Überzeugungen von einem guten Leben entspricht.

Forschung und die Flexibilität als Kunstform

Forschung bestätigt, dass diese Prozesse wirksam sind, und gibt uns ein immer feineres Bild der dahinter liegenden Mechanismen. Studien zeigen, dass Neubewertung von Bedrohung und Angstlöschung entscheidend für den Therapieerfolg sind (Antichi u. Giannini, 2023). Wenn Markus das Schweigen seiner Partnerin nicht als unmittelbare Katastrophe, sondern als mögliches Zeichen von Müdigkeit interpretiert, verändert er aktiv sein Vorhersagemodell. Er bietet seinem Gehirn eine alternative, energetisch weniger kostspielige Hypothese an. Jedes Mal, wenn auf das Schweigen keine Zurückweisung folgt – wenn die Partnerin am nächsten Morgen noch da ist, wenn die Liebe besteht – wird die alte, automatisierte Angstreaktion gehemmt und durch eine neue, sicherere Assoziation überschrieben. Dies ist keine bloße Willensanstrengung, sondern ein echter neuroplastischer Prozess: Das Gehirn lernt, dass die Welt weniger gefährlich ist, als seine alten Karten behaupteten.

Allerdings wirkt dieser Prozess nicht bei jedem gleich, und die therapeutische Reise ist selten linear. Die Studie von Rudenstine, Espinosa, Cancelmo und Puliyampet (2019) deutet auf ein faszinierendes Paradox hin: Gerade Patientinnen und Patienten, die mit dem expliziten Ziel der ▶ Emotionsregulation in die Therapie kommen, könnten anfangs größere Schwierigkeiten mit dem Konzept der Akzeptanz haben. Ihr gesamtes System ist auf die Vorhersage und Kontrolle von Gefühlen ausgerichtet – ein hochpräziser Prior für die Notwendigkeit von Kontrolle. Für sie ist ein Gefühl keine neutrale Information, sondern eine Bedrohung, die es zu managen gilt. Die Einladung zur Akzeptanz wird von ihrem prädiktiven System daher als massiver Vorhersagefehler interpretiert: »Hilfe soll Kontrolle bedeuten, nicht Kontrollverlust!« Dies kann zu einer vorübergehenden Zunahme der Angst führen, da die einzige bekannte Überlebensstrategie infrage gestellt wird. Es unterstreicht daher die immense Bedeutung einer sorgfältigen, transparenten Psychoedukation und einer stabilen, tragfähigen therapeutischen Beziehung, die der Patientin die Sicherheit gibt, dieses Wagnis einzugehen (Makover, 2024). Der Therapeut wird hier zum sicheren Hafen – durch seine ruhige, nicht wertende Präsenz signalisiert er kontinuierlich: Es ist sicher, sich dem zu öffnen, was wehtut.

Das übergeordnete Ziel von ACT und PBT ist die Kultivierung psychologischer Flexibilität: der Fähigkeit, bewusst präsent zu sein, sich inneren Erlebnissen zu öffnen und das Handeln an Werten auszurichten, anstatt von kurzfristigen Impulsen und Vermeidungsstrategien gesteuert zu werden. Harris und Pica (2025) zeigen in ihrer Arbeit zur Leistungspsychologie: Dies ist nicht nur ein klinisches Ziel, sondern eine fundamentale Lebenskompetenz. Die Fähigkeit zur Defusion wird zum entscheidenden Werkzeug im Umgang mit Phänomenen wie dem Impostor-Syndrom – jenem nagenden Gefühl, die eigenen Erfolge nicht verdient zu haben. Sie erlaubt uns, »Ich bin ein Betrüger« als das zu erkennen, was es ist: eine alte Geschichte, eine Interpretation, nicht eine objektive Tatsache. Das wertebasierte Handeln wird zum Kompass, der uns die

Kraft gibt, angenommene Leistungsgrenzen zu durchbrechen. Anstatt von der Angst vor dem Scheitern geleitet zu werden, orientieren wir uns an der Freude und dem Sinn, die in der Verfolgung unserer tiefsten Werte liegen. Und schließlich ist die Akzeptanz schmerzhafter Gefühle die unabdingbare Voraussetzung, um mit der unvermeidlichen Zurückweisung und dem Misserfolg des Lebens umzugehen – die Kunst, den Schmerz zu fühlen, ohne sich von ihm definieren zu lassen oder ihn zum Anlass für einen Rückzug aus dem Leben zu machen.

Zur eigenen Werkstatt: Ihr persönliches Verhaltenslabor

Diese Übung kombiniert die Einsichten aus KVT und ACT, um Ihnen ein kraftvolles Werkzeug zur Selbstveränderung an die Hand zu geben.

Schritt 1: Das Muster analysieren (die KVT-Perspektive)
Identifizieren Sie eine konkrete Situation, die Sie tendenziell meiden, obwohl sie Ihnen wichtig ist. Das könnte sein: in einem Meeting Ihre wahre Meinung sagen, ein schwieriges Gespräch beginnen, sich für einen Kurs anmelden. Anna vermeidet, mit ihrem Chef über einen Jobwechsel zu sprechen, obwohl dieser zu einer sinnvolleren Arbeit führen würde. Markus vermeidet, verletzliche Dinge gegenüber seiner Partnerin auszusprechen – wenn er unsicher ist oder wenn er sie braucht. Was ist der automatische Gedanke – dieser hochgewichtete Prior – der Sie abhält? Was ist das Schlimmste, was Ihr Verstand Ihnen prophezeit? Annas Gedanke: »Wenn ich gehe, bin ich untreu gegenüber meinem bisherigen Pfad. Ich werde scheitern.« Markus' Gedanke: »Wenn ich sage, dass ich sie brauche, wird sie das als Schwäche sehen und mich verlassen.«

Schritt 2: Die Haltung ändern (die ACT-Perspektive)
Betrachten Sie diesen Gedanken mit Distanz. Sagen Sie sich: »Ich bemerke, mein Verstand spielt die ›Ich-werde-scheitern‹-Geschichte ab. Das ist ein Gedanke, nicht eine Tatsache.« Eine kraftvolle Technik: Wiederholen Sie den Kerngedanken (»scheitern«, »verlassen«, »schwach«) eine volle Minute lang schnell und laut, bis er nur noch ein seltsames Geräusch ist. Spüren Sie, wie der Gedanke seine emotionale Ladung verliert? Stellen Sie sich dann vor, Sie wären achtzig Jahre alt und blickten auf Ihr heutiges Leben zurück. Welchen Rat würde Ihr weiseres, älteres Ich Ihnen geben? Was ist die eine zentrale Qualität, von der Sie sich wünschen würden, dass Sie sie mehr gelebt hätten – unabhängig vom Erfolg? (Mut? Authentizität? Wachstum? Verbundenheit?) Fragen Sie sich auch: Was sind die langfristigen Kosten dieser Vermeidung? Was verpasse

ich – Freude, Beziehungen, Chancen, Wachstum –, weil ich dieser Situation ausweiche? Ist dieser Wert – dieser Traum – Ihnen wichtig genug, die Angst zu spüren? Sprechen Sie sich dann die Erlaubnis zu: »Ich bin bereit, die Angst vor Scheitern (oder Zurückweisung oder Schwäche) zu spüren, um für meinen Wert einzustehen. Ich werde die Angst mitbringen – aber sie wird nicht mehr mein Steuer führen.«

Schritt 3: Das wertebasierte Experiment (Exposition)
Was ist der allerkleinste nächste Schritt in Richtung Ihres Wertes? Es geht nicht darum, das Problem zu »lösen« oder perfekt zu sein – sondern eine neue Erfahrung zu machen, die Ihrem Gehirn zeigt: Ich kann das aushalten. Ich bin nicht verloren. Für Anna könnte dies bedeuten: Eine kurze, ehrliche E-Mail an ihren Chef schreiben, um ein Gespräch über ihre berufliche Zukunft zu bitten. Danach: ein Treffen mit ihrem Coach buchen, um sich auf ein tieferes Gespräch über ihre Werte vorzubereiten. Dann: mit Organisationen Kontakt aufnehmen, die im sozialen Sektor arbeiten. Für Markus könnte dies bedeuten: Mit seiner Partnerin über eine kleine Unsicherheit sprechen – etwa ein berufliches Projekt, das nicht perfekt lief. Danach: ihr sagen, wenn er sich unsicher in der Beziehung fühlt: »Es ging mir durch den Kopf, dass du mich vielleicht verlassen könntest. Ich weiß, das ist meine alte Angst, nicht die Realität, aber ich wollte es dir sagen.« Dann: beginnen, aktiv zuzuhören, ohne sich ständig zu bewerten, was sie von ihm denkt. Durch diesen Prozess lernen Sie das Kernstück: Sie müssen nicht angstfrei sein, um mutig zu leben. Sie lernen, die Angst mitzunehmen – nicht als Feind zu bekämpfen, sondern als alten Begleiter, dessen Stimme Sie hören und dessen eigentlich »positive« Absicht, Sie zu schützen, Sie anerkennen.

18 Das Innere Team – Wer spricht, wenn ich »Ich« sage?

Die Vorstellung eines monolithischen, unteilbaren »Ich« gehört zu den hartnäckigsten und zugleich wirkungsmächtigsten Illusionen der abendländischen Geistesgeschichte. Seit Jahrhunderten pflegen wir das Bild eines zentralen Souveräns, einer Art unangefochtenen Kapitäns, der in der vermeintlichen Einsamkeit seines Bewusstseins logische und weise Entscheidungen trifft. Es ist die Sehnsucht nach einer ungeteilten, stabilen Identität, die uns glauben lässt, wir wären eine Einheit, die stets mit einer Stimme spricht. Doch wie wir bereits in der Analyse von Shaun Gallaghers ▶ »Pattern Theory of Self« (Kapitel 8) und Georg Northoffs raumzeitlicher Neurophilosophie gesehen haben, existiert im Gehirn kein physischer Ort, kein »Ego-Zentrum«, das als alleiniger Dirigent fungiert. Das Selbst ist kein Ding, sondern ein dynamisches Ereignis – ein Mosaik aus Prozessen, das sich in jedem Moment neu zusammensetzt.

Wer in Momenten tiefer Zerrissenheit tiefer blickt, begegnet keinem geordneten Reich, sondern einer lärmenden, oft widersprüchlichen Versammlung. Unsere Psyche gleicht weniger einem disziplinierten Solisten als vielmehr einem polyfonen Jazz-Ensemble, in dem rivalisierende Stimmen, gegensätzliche Motive und historische Echos oft gleichzeitig um das nächste Solo ringen, ohne dass eine feste Partitur den Ablauf vorgibt. Dieses innere Drama ist jene fundamentale Erfahrung, die wir in Kapitel 10 als »Architektur der Erstarrung« kennengelernt haben. Dort sahen wir am Beispiel von Buridans Esel, wie das Patt zwischen zwei gleich starken Modellen zu einer existenziellen Lähmung führt. Ambivalenz ist der schmerzhafte Riss, der auftritt, wenn ein Teil von uns sich leidenschaftlich nach dem Wagnis des Aufbruchs sehnt, während ein anderer bereits im Hintergrund die Sandsäcke für die Verteidigung des vertrauten Schmerzes stapelt. Diese innere Vielheit ist kein Zeichen einer pathologischen Fragmentierung, sondern die natürliche Signatur eines hochkomplexen Systems, das versucht, auf eine widersprüchliche Umwelt zu reagieren. Die Implikation ist weitreichend: Wenn wir nicht *eine* Person sind, sondern eine Gemeinschaft von Anteilen, dann ist psychische Gesundheit nicht das Ergebnis von Unterdrückung, sondern von gelungener innerer Diplomatie.

Die Ökologie der Vielheit: Das Modell der Ego-States

Die Geschichte der Psychologie ist voll von Versuchen, diese Vielheit zu kartografieren und ihr eine Ordnung zu geben. Schon Plato beschrieb in seinem Dialog »Phaidros« das Gleichnis des Seelenwagens, in dem ein Vernunft-Lenker versucht, zwei grundverschiedene Rosse zu bändigen: ein edles, weißes Pferd, das nach Idealen strebt, und ein wildes, schwarzes Tier, das den Trieben folgt. Diese frühe Einsicht in die inhärente Multimodalität der Psyche findet ihre moderne Entsprechung in der Modularitätstheorie und der ▶ »Ego-State-Therapie« (Watkins u. Watkins, 1997). Letztere postuliert, dass unsere Identität nicht aus einem homogenen Block besteht, sondern aus einem Spektrum kohärenter Organisationen – sogenannten »Ich-Zuständen«. Jeder dieser Zustände bindet eine spezifische Konstellation aus Wahrnehmungen, Affekten, somatischen Empfindungen und Erinnerungen zu einer funktionalen Einheit.

Ein ▶ Ego-State ist dabei weit mehr als eine bloße Stimmung; er ist eine temporäre Ganzheit, ein Zeugnis unserer evolutionären und biografischen Anpassungsfähigkeit. Wir sind neurobiologisch darauf programmiert, je nach Kontext unterschiedliche Versionen unserer selbst zu »laden«, die für die jeweilige Anforderung optimiert sind. Diese Flexibilität ist der Kern unserer Resilienz: Das souveräne, analytisch scharfe Teammitglied im Büro teilt sich zwar dieselbe biologische Hardware mit dem unsicheren, schutzbedürftigen Kind, das am Sonntagabend am elterlichen Esstisch sitzt, doch die »Firmware« – das aktivierte Selbst-Muster – ist eine völlig andere. In der Arbeitswelt operieren wir aus einem Modus der Kompetenz und Kontrolle, während in der Intimität der Herkunftsfamilie oft archaische Skripte der Anpassung oder Rebellion getriggert werden.

Das Faszinierende und zugleich Gefährliche an dieser Architektur ist, dass jeder dieser Anteile innerhalb seines Aktivierungsfensters den Anspruch erhebt, das vollständige und einzige Ich zu sein. Wenn ein Ego-State das »Steuer« übernimmt, färbt er die gesamte Wahrnehmung der Welt ein. Wenn Annas »Perfektionist« das Wort ergreift, handelt es sich nicht um einen Gedanken, den sie *hat,* sondern um einen Zustand, der sie *ist.* In diesem Modus ist sie sich der existenziellen Notwendigkeit makelloser Arbeit absolut sicher; die Welt erscheint ihr dann nicht mehr als ein Ort der kreativen Möglichkeiten, sondern als eine bedrohliche Arena, in der jeder Fehler zur totalen Entwertung führt. Ihr gesamtes prädiktives System ist dann auf die Detektion von Mängeln kalibriert.

Ebenso operiert Markus' »Angst-Wächter« aus einer fundamentalen, unerschütterlichen Gewissheit heraus: Er »weiß«, dass Nähe zwangsläufig in Vernichtung mündet. Für Markus ist dieser Wächter kein Berater, den man ignorieren könnte, sondern die Stimme der Realität selbst. Diese Zustände sind, im Sinne von Shaun Gallagher (2013), vollendete Selbst-Muster, die den gesamten Organismus reorganisieren. Sie sind in unsere Körperhaltung eingeschrieben – die hochgezogenen Schultern Annas, der flache Atem von Markus –, sie modulieren unsere Herzrate durch den Zugriff auf das autonome Nervensystem und sie diktieren die Syntax unserer inneren Monologe. Wenn ein Ego-State aktiv ist, verändert sich sogar die Art und Weise, wie wir Sätze bilden: Der Perfektionist spricht in unerbittlichen »Muss«-Kategorien, während das verletzte Kind in wortloser Angst oder fragmentierten Bildern verharrt. Die Ökologie der Vielheit zu verstehen, bedeutet anzuerkennen, dass wir ein System aus Bewohnern sind, von denen jeder seine eigene Geschichte, seine eigene Logik und seinen eigenen Überlebensauftrag hat.

Die mathematische Konkurrenz: Wer erhält das Mikrofon?

Betrachten wir dieses Parlament mal wieder durch die Linse des Freie-Energie-Prinzips, so wird die innere Zerrissenheit als ein Wettstreit konkurrierender generativer Modelle erkennbar. Ein Ego-State ist in dieser Lesart kein bloßes psychologisches Konstrukt, sondern ein prädiktives Modell, das als aktiver Filter der Realität fungiert, das versucht, die Überraschung und damit die freie Energie aus seiner hochspezifischen Perspektive zu minimieren (Friston, 2010). Jedes Teammitglied ist überzeugt, die stabilste Vorhersage über die Welt zu treffen. Der eigentliche Konflikt liegt dabei in der uns schon bekannten Präzisionsgewichtung (Precision Weighting): Das Gehirn weist einem Modell eine höhere »Lautstärke« oder »Glaubwürdigkeit« zu als dem anderen. In einer hierarchischen Architektur bedeutet das: Der dominante State bestimmt als »Top-down«-Filter, welche einlaufenden Sinnesdaten als wichtig erachtet und welche als unbedeutendes Rauschen verworfen werden.

Annas Perfektionist zum Beispiel operiert mit einer extrem hohen Präzisionsgewichtung für Fehlersignale. Selbst wenn sie 99 Prozent einer Aufgabe brillant gelöst hat, zoomt dieses Modell mit mathematischer Unerbittlichkeit auf das fehlende eine Prozent. Der Vorhersagefehler ist in diesem Modell so »teuer«, dass das gesamte System in Alarmbereitschaft versetzt wird. Die leiseren Signale des »kreativen Träumers«, die nach Ruhe oder spielerischem Ausdruck rufen, werden nicht einfach nur ignoriert – sie werden statistisch als »Rauschen« weggefiltert. Sie erreichen die Ebene der bewussten Handlungsplanung (Active Inference) gar nicht erst. Das »Mikrofon« der Aufmerksamkeit ist hier dauerhaft besetzt. Innerer Frieden bedeutet in diesem Sinne also nicht, den Perfektionisten zu »besiegen«, sondern die statistische Autorität im System neu zu verteilen, sodass die Signale des Träumers wieder an Glaubwürdigkeit gewinnen und in den pluralistischen Dialog einfließen können.

Neurobiologisch findet dieser Prozess seine präzise Entsprechung in der rhythmischen Organisation des Gehirns, wie wir sie von Georg Northoff (2023) kennen. Jeder Ich-Zustand besitzt eine eigene raumzeitliche Signatur – eine Art energetischen Fingerabdruck. Wenn Markus' »Angst-Wächter« das System »kapert«, geschieht eine physische Transformation: Die gesamte hierarchische Verschachtelung (Temporal Nestedness) seiner Hirnrhythmen verschiebt sich. Die langsamen, tragenden Wellen der Sicherheit werden von der schnellen, reaktiven Frequenz der Hypervigilanz synchronisiert und gleichgeschaltet.

Markus befindet sich dann in einem sogenannten rhythmischen Attraktor – einem energetischen Wirbel, der nur noch eine einzige Melodie zulässt: die der Verteidigung. Aus der Innenperspektive fühlt sich dies an, als würde Markus' Physis in der Starre eines gepanzerten Fahrzeugs aufgehen. Die Panzerung ist nicht metaphorisch; sie ist die biophysikalische Konsequenz einer neuronalen Architektur, die keine »weichen« Frequenzen mehr zulässt. In diesem Zustand prallen freundliche Signale der Partnerin buchstäblich an der rhythmischen Mauer ab, da das System nicht mehr in der Lage ist, mit langsamen, bindungsorientierten Rhythmen zu schwingen. Die mathematische Logik der Angst hat die physische Realität seines Körpers vollständig besetzt.

Veteranen vergangener Schlachten: Die Logik der Protektoren

Viele unserer anstrengendsten Teammitglieder sind in Wahrheit alte Veteranen, die nie erfahren haben, dass der Krieg längst vorbei ist. Sie wurden in hochkritischen Lebensphasen rekrutiert, in denen ihre radikalen Strategien die einzige Möglichkeit zur Konsistenzwahrung und zum psychischen Überleben darstellten (Grawe, 2004). Man kann sie sich als Spezialkräfte vorstellen, die unter extremen Bedingungen ausgebildet wurden – ihre Methoden sind hart, ihr Blick ist unerbittlich, aber sie waren einst die einzig verfügbare Antwort auf eine existenzielle Notlage. Diese Anteile sind keine Fehlfunktionen, sondern Helden der Vergangenheit, die für ihre Dienste jedoch einen hohen Preis verlangen: die Herrschaft über die Gegenwart.

Annas Perfektionist entstand vermutlich als eine Art hochgerüsteter Überlebensanzug in einem Umfeld, in dem emotionale Zuwendung und Sicherheit streng an messbare, fehlerfreie Leistung geknüpft waren. Für das Kind Anna war ein kleiner Fehler nicht bloß ein Missgeschick, sondern ein drohender Abbruch der Bindung – eine existenzielle Katastrophe, die ihr gesamtes prädiktives System in Alarmbereitschaft versetzte. Ihr Perfektionist leistete damals Großartiges: Er hielt sie im Licht der Anerkennung, sicherte ihr den Platz in der Gemeinschaft und schützte sie vor der Kälte der Ablehnung. Die Implikation ist jedoch fatal: Um geliebt zu werden, musste sie ihre eigenen Bedürfnisse unsichtbar machen. Der Perfektionist schützte sie, indem er sie versklavte.

Markus' Wächter wiederum ist das Produkt einer frühen, überwältigenden Bedrohung, gegen die nur radikaler Rückzug und emotionale Taubheit halfen. Er lernte in einem traumatischen Umfeld, dass jede Form von emotionaler Öffnung eine Angriffsfläche bietet, die in tiefer Verletzung oder gar Vernichtung mündet. Sein Schweigen und seine Distanz waren damals kein Mangel an Mut, sondern die klügste strategische Entscheidung eines hochgradig alarmierten Gehirns, um die Integrität seines Selbst zu schützen. Der Preis für dieses Überleben war jedoch eine chronische Isolation, die er heute als unüberwindbare Mauer erlebt.

Ihre heutige Rigidität ist daher kein Ausdruck von Bosheit oder Eigensinn, sondern eine Form tragischer Treue zu einer überholten, aber ehemals lebensrettenden Überlebensregel. Sie agieren wie Soldaten in einem vergessenen Bunker im tiefsten Dschungel, die auch Jahrzehnte nach dem Friedensschluss noch jeden harmlosen Passanten als feindlichen Spion identifizieren. Das prädiktive System dieser Anteile ist auf eine Gefahrenlandschaft kalibriert, die in der gegenwärtigen Realität nicht mehr existiert. Die Konsequenz ist eine energetische Verschwendung ungeahnten Ausmaßes: Das System ist permanent »hochgefahren«, um Gefahren abzuwehren, die längst Geschichte sind.

Das Problem dieser »Protektoren« liegt in ihrer kognitiven Geschlossenheit (»Cognitive Closure«). Da sie jede widersprechende Erfahrung – wie das aufrichtige Lob eines Chefs bei Anna oder die authentisch liebevolle Zuwendung einer Partnerin bei Markus – durch den dichten Filter ihrer alten Angst interpretieren, immunisieren sie sich erfolgreich gegen das notwendige Bayesian Update der Heilung (Clark, 2016). Neue, positive Evidenz wird vom prädiktiven Gehirn nicht als Chance zur Modellkorrektur begriffen, sondern als »Rauschen«, als gefährliche Täuschung oder als bloßer Zufall abgetan, der die »wahre« Regel der Bedrohung nur verschleiert. Sie behandeln die sichere Gegenwart wie eine tückische Ausnahme von einer vermeintlich universellen Regel der Vernichtung. Heilung bedeutet hier, den Veteranen zu helfen, ihre Schützengräben zu verlassen, indem man ihnen zeigt, dass der Krieg vorbei ist – ohne ihre einstige heldenhafte Leistung zu verleugnen.

Die Kunst der inneren Regie: Das reflexive Selbst

Wenn das »Ich« kein einzelner Akteur ist, sondern ein dynamisches Beziehungsgefüge, wer übernimmt dann die Führung? Wer ist es, der zwischen dem Perfektionisten und dem Träumer vermittelt, wenn beide mit absoluter Gewissheit sprechen? Hier stoßen wir auf die Notwendigkeit einer inneren Regie. Diese Regie ist kein Homunculus, keine kleine, isolierte Person im Kopf, die von oben herab Befehle erteilt. Sie ist vielmehr eine emergente Eigenschaft des Gesamtsystems – das, was wir in Kapitel 8 als das reflexive Selbst eingeführt haben. Man kann sie sich als die Fähigkeit des Systems vorstellen, sich selbst beim Funktionieren zuzusehen. Dieses »Beobachten des Beobachters« ist der archimedische Punkt, von dem aus wir die Hebelkraft über unsere automatisierten Muster gewinnen.

Innere Führung bedeutet in der Praxis vor allem eines: jene entscheidende Millisekunden-Pause zwischen dem Reiz und der automatischen Aktivierung eines Ego-States zu weiten. In dieser Lücke liegt unsere einzige wirkliche Freiheit. Ohne diese Pause ist unser Handeln lediglich eine Kette von Reflexen, eine ständige Reinszenierung alter prädiktiver Modelle. Es ist die Fähigkeit zur Metakognition, also das Vermögen, wahrzunehmen, dass der »Wächter« oder der »Richter« gerade das Steuer übernehmen will, *ohne* unmittelbar mit ihm zu verschmelzen. Der Teamleiter ist vergleichbar mit dem Dirigenten eines hochkarätigen Orchesters. Er selbst produziert keinen direkten Klang – er spielt kein Instrument –, aber er sorgt für die zeitliche Abstimmung, die Dynamik und die harmonische Synergie aller Stimmen. Er fungiert als übergeordneter Monitor, der die Partitur der aktuellen Situation interpretiert: Er entscheidet, wann die scharf tönende Trompete des Protests angemessen ist und wann das sanfte Cello der Verbundenheit den Raum füllen darf.

Ein fähiger Teamleiter zeichnet sich dadurch aus, dass er die spezifischen Stärken jedes Mitglieds kennt, aber auch deren blinde Flecken und Grenzen respektiert. Er weiß, dass ein Orchester ohne Regie entweder in Kakofonie verfällt oder in die monotone Dominanz eines einzelnen Instruments erstarrt. Für Markus bedeutet dies: Er lernt, den Moment zu bemerken, in dem sein »Angst-Wächter« beginnt, das gesamte System mit Adrenalin und Warnsignalen zu fluten. Anstatt in dieser Panikwelle zu ertrinken, tritt das reflexive Selbst einen Schritt zurück. Es beobachtet den Wächter dabei, wie er die emotionalen Schotten dichtmacht, und benennt den Vorgang innerlich: »Ich bemerke, dass ein Teil von mir gerade versucht, mich durch Distanz vor möglichem Schmerz zu schützen.« Allein diese sprachliche Differenzierung – die Verwendung von »Ein Teil von mir« statt »Ich bin« – schafft jenen metakognitiven Raum, der für eine bewusste Neuentscheidung notwendig ist.

Für Anna bedeutet diese Form der Führung, den Perfektionisten, nicht länger als Feind zu bekämpfen oder ihn unterdrücken zu wollen. Wir wissen aus Kapitel 16, dass Widerstand gegen einen konsistenzwahrenden Anteil dessen Präzisionsgewichtung nur erhöht und ihn somit noch lauter und rigider macht. Stattdessen lädt sie ihn als wertvolles, wenn auch einseitig spezialisiertes Teammitglied an den virtuellen Verhandlungstisch. Sie lernt die hohe Kunst der inneren Diplomatie und der komplementären Führung: »Ich höre deine Sorge um unsere Professionalität und ich schätze deine unermüdliche Präzision. Aber für die nächsten zwei Stunden übergebe ich das Mandat dem kreativen Träumer, weil wir jetzt neue Inspiration brauchen, keine Fehlerkontrolle. Ich versichere dir, dass dein Anliegen später wieder Gehör findet.«

Dieser bewusste Wechsel der Aufmerksamkeit ist weit mehr als eine psychologische Übung; es ist angewandte Neuroplastizität in Echtzeit (Doidge, 2007). Jedes Mal, wenn Anna oder Markus sich entscheiden, nicht dem gewohnten Pfad der automatischen Reaktion zu folgen, sondern einen alternativen, ressourcenorientierten State zu aktivieren, schwächen sie die synaptische Dominanz des alten Musters. Sie »füttern« buchstäblich ein anderes neuronales Netzwerk. Man kann sich dies wie das Begehen eines neuen Pfades in einem verwilderten Garten vorstellen: Mit jedem Schritt wird der neue Weg fester und verlässlicher, während der alte Pfad der zwanghaften Wiederholung allmählich verblasst und an Attraktivität verliert. Die innere Regie ist somit das entscheidende Werkzeug, mit dem wir die funktionale Architektur unseres Gehirns im Hier und Jetzt aktiv umgestalten – weg von der starren Herrschaft der Veteranen hin zu einem flexiblen, hochgradig kontextsensitiven Selbst-Muster, das in der Lage ist, die volle Komplexität des Lebens zu orchestrieren.

Heilung durch Integration: Die Synergie des Friedens

Heilung im Kontext des ▶ Inneren Teams bedeutet nicht die gewaltsame Ausmerzung schwieriger Anteile, sondern deren geduldige Reintegration in eine kooperative Gemeinschaft. Ein verletzter, traumatisierter Anteil wie Markus' »innerer Junge« kann nicht einfach »wegtherapiert« werden, ohne das gesamte System zu schwächen. Er benötigt stattdessen die Erfahrung der ▶ Nachbeelterung (»Reparenting«): die symbolische und zugleich tief gefühlte Versorgung mit jener Sicherheit, Validierung und nährenden Zuwendung, die in der ursprünglichen biografischen Situation schmerzlich fehlte (Young, Klosko u. Weishaar, 2003).

Dieser Prozess gleicht einer inneren Adoptionszeremonie. Wenn der fürsorgliche, bewusste Erwachsenen-Ich-Zustand lernt, dem ängstlichen Kind-Anteil schützend zur Seite zu stehen, geschieht etwas Revolutionäres im prädiktiven Gehirn: Es erhält eine »korrektive emotionale Erfahrung«. Diese Erfahrung liefert die entscheidende neue Evidenz, die das statistische Gewicht der alten Überzeugungen erschüttert. Es ist ein direktes Update der Priors: Das Gehirn registriert, dass Liebe und Nähe nicht mehr zwangsläufig in Verlassenwerden oder Vernichtung münden müssen, weil jetzt eine interne Instanz – der erwachsene Markus – die Sicherheit garantiert, die früher von außen kommen musste. Wenn dieser tiefste, archaische Schmerz durch die konstante Präsenz des Erwachsenen-Ichs gelindert wird, geschieht eine Kettenreaktion der Entspannung: Der Angst-Wächter bemerkt, dass sein Schutzobjekt (das Kind) nicht mehr in akuter Gefahr schwebt. Er kann seine Waffen niederlegen und seine enorme Wachsamkeit in eine andere Form der Aufmerksamkeit transformieren. Er muss nicht mehr aggressiv abwehren, was nun intern geborgen ist.

Heilung bedeutet hier auch, das Potenzial der Anteile zu befreien. Wenn der »Wut-Anteil« nicht mehr blind zuschlagen muss, um eine alte Verletzung zu rächen, kann seine Kraft in eine gesunde Abgrenzungsfähigkeit und Klarheit münden. Wenn der »Perfektionist« nicht mehr das Überleben sichern muss, verwandelt sich sein zwanghafter Fokus in eine wertvolle Gabe für ästhetische Präzision und Qualität. Letztlich mündet die Reise durch die innere Landschaft in eine lebhafte, dynamische Stabilität. Es entsteht ein Zustand der inneren Kohärenz, der Dissonanzen aushalten kann, weil er um seine Fähigkeit zur Resonanz weiß. An die Stelle des lähmenden inneren Bürgerkriegs tritt die Synergie eines Teams, das seine unterschiedlichen Kompetenzen – die feine Sensibilität der Angst, die schützende Energie der Wut und die ordnende Präzision der Vernunft – in den Dienst eines stimmigen und autonomen Lebens stellt.

Wahre Freiheit ist dann nicht mehr die Abwesenheit von Konflikten, sondern die Kompetenz, sie intern zu moderieren. Die höchste Form der Selbststeuerung ist es, ein gütiger, klarer und visionärer Dirigent für das eigene innere Orchester zu sein. In diesem Zustand spielt das Orchester nicht mehr nur eine monotone Melodie der Angst oder der Leistung, sondern eine komplexe Symphonie, die alle Nuancen menschlicher Erfahrung – von der tiefsten Verletzlichkeit bis zur höchsten schöpferischen Kraft – integriert. Es ist der Moment, in dem aus der Kakofonie der Fragmente die Musik eines integrierten Selbst erwächst.

Zur eigenen Werkstatt: Eine innere Teamsitzung

Die folgende Übung ist eine praktische Einladung, die Architektur Ihres Inneren Teams nicht nur theoretisch zu verstehen, sondern sie im Laborraum Ihres eigenen Bewusstseins zu explorieren. Nutzen Sie diese Anleitung, um die Dynamik eines aktuellen inneren Konflikts zu erforschen und jene Position der inneren Regie zu kultivieren, die wir als das reflexive Selbst kennengelernt haben. Nehmen Sie sich dafür etwa 20 bis 30 Minuten Zeit in einer Umgebung, in der Sie ungestört sind. Ein Notizbuch kann hilfreich sein, um die »Stimmen« Ihres Teams festzuhalten.

Schritt 1: Das Setting bereiten und das reflexive Selbst aktivieren
Wählen Sie ein aktuelles Thema, das Sie beschäftigt – idealerweise eine Entscheidungssituation oder ein wiederkehrendes Muster (z. B. »Soll ich das schwierige Gespräch mit meinem Vorgesetzten suchen?« oder »Warum sabotiere ich meine Erholungsphasen?«). Schließen Sie die Augen und atmen Sie tief durch. Treten Sie bewusst einen Schritt zurück. Stellen Sie sich vor, Sie nehmen einen Platz ein, der leicht erhöht ist, wie der Beobachtungsposten eines Teamleiters oder der Dirigentenstab eines Orchesters. Dies ist die Instanz des reflexiven Selbst – sie bewertet nicht, sie verurteilt nicht, sie ist einfach nur neugierig, präsent und wohlwollend. Spüren Sie die Ruhe dieser Position; sie ist der Raum, in dem Freiheit entsteht.

Schritt 2: Die Teilnehmer visualisieren und verkörpern
Wer meldet sich zu diesem Thema zu Wort? Geben Sie den verschiedenen Anteilen Namen und – wenn möglich – eine visuelle Gestalt. Da ist vielleicht der »Perfektionist«, der ungeduldig mit dem Fuß wippt, oder der »Sicherheitswächter«, der ängstlich die Umgebung scannt. Es kann ein »innerer Kritiker«, ein »Abenteurer« oder ein »erschöpfter Helfer« sein. Gehen Sie über das Abstrakte hinaus: Wo in Ihrem Körper spüren Sie diese Anteile? Fühlt sich der Wächter wie ein Engegefühl in der Brust an? Sitzt der Kritiker als Kloß im Hals? Durch diese Verkörperung machen Sie die neuronalen Muster Ihres Inneren Teams physisch greifbar.

Schritt 3: Die wertschätzende Anhörung
Laden Sie jedes Mitglied ein, seine Position darzulegen. Es gilt die Regel der radikalen Akzeptanz: Jede Stimme hat das Recht, gehört zu werden, egal wie irrational oder unangenehm sie Ihnen zunächst erscheinen mag. Hören Sie zu,

ohne zu argumentieren. Was ist die Botschaft? »Wir dürfen kein Risiko eingehen, das wäre zu gefährlich!« oder »Wenn wir nicht perfekt sind, verlieren wir unser Gesicht!« Notieren Sie diese Argumente. Indem Sie sie hören, senken Sie den »Vorhersagefehler« im System – der Anteil muss nicht mehr lauter schreien, um wahrgenommen zu werden.

Schritt 4: Die archäologische Suche nach der positiven Absicht

Dies ist der wichtigste Schritt der inneren Diplomatie. Fragen Sie jeden Anteil, auch den scheinbar destruktiven: »Was ist dein ursprünglicher Schutzauftrag? Welches Gute willst du für mein Gesamtsystem erreichen?« Sie werden feststellen: Hinter der Prokrastination steht vielleicht der Schutz vor Versagen; hinter der Wut steht der Schutz Ihrer Grenzen. Markus lernt hier: Der Angst-Wächter will nicht die Nähe verhindern, er will den Schmerz des Verlusts verhindern. Erkennen Sie diesen Auftrag ausdrücklich an. Sagen Sie innerlich: »Ich verstehe, dass du mich schützen willst. Danke für deinen Dienst.« Diese Wertschätzung ist das Schmiermittel für die nachfolgende Transformation.

Schritt 5: Die neue Synthese und die Verhandlung der Active Inference

Fragen Sie als Teamleiter in die Runde: »Ich habe alle Bedenken gehört. Gibt es eine Lösung, die alle Bedürfnisse würdigt? Wie könnten wir einen ersten, sicheren Schritt in Richtung Ziel wagen, ohne die Sicherheitsbedürfnisse des Wächters komplett zu ignorieren?« Vielleicht schlägt das Team vor: »Wir führen das Gespräch, bereiten uns aber extrem gut vor.« Das Ziel ist keine faule Kompromisslösung, sondern eine Synergie, bei der sich die Teile gegenseitig ergänzen. Beobachten Sie, wie sich das Körpergefühl verändert, wenn ein Konsens gefunden wird – oft geht dies mit einer spürbaren Entspannung einher. Allein der Wechsel von der Identifikation (»Ich bin total verzweifelt«) zur Beobachtung (»Ich bemerke, dass ein Teil von mir verzweifelt ist, während ein anderer nach Sicherheit sucht«) verändert die neuronale Architektur Ihres Erlebens fundamental. Sie weiten die Markov-Decke Ihres Bewusstseins und öffnen den Raum für neue Handlungsoptionen, die zuvor in der Erstarrung des inneren Konflikts verborgen waren.

19 Aufbruch – Vom Werkzeug zur Haltung

Wir stehen an einer Schwelle. Die theoretische Reise durch die Architektur der Psyche ist zu Ende. Wir haben die Landkarten verstanden, die Werkzeuge in die Hand genommen, die Techniken trainiert. Nun kommt der entscheidende Moment: der Übergang vom Wissen zum Sein, vom Erlernen zur Verkörperung. Für Anna und Markus, die uns seit dem ersten Kapitel begleiten, zeigt sich dieser Übergang nicht in großen, heroischen Umbrüchen, sondern in stillen, alltäglichen Momenten – Momenten, in denen die mühsam gelernten Techniken plötzlich unsichtbar werden und zu einer neuen Intuition verschmelzen.

Annas neuer Weg: Das Kunstprojekt

Einige Monate nach ihrer Therapiereise hat Anna etwas getan, das sie sich nie hätte vorstellen können: Sie hat ein Kunstprojekt begonnen. Nicht als Ausgleich zur Arbeit – nein, als eigenständige, müßige Tätigkeit ohne Ziel. Eine Leinwand, Farben, Papier. Keine Deadline, kein Publikum, keine Bewertung.

Der erste Abend war quälend. Sie setzte sich hin, nahm einen Pinsel – und die alte Stimme kam: »Das ist Zeitverschwendung. Du solltest arbeiten. Deine Karriere ...« Die Angst war präsent, die Ungeduld auch. Doch etwas hatte sich geändert. Sie bemerkte die Stimme, ohne sie zu bekämpfen. »Ja, ich höre dich. Du willst, dass ich produktiv bin. Das ist dein Job. Aber nicht heute.« Dann begann sie, einfach zu malen.

Das Erstaunliche war nicht, dass die Angst verschwand – sie verschwand nicht. Das Erstaunliche war, dass sie nicht mehr wichtig war. Anna malte trotzdem. Ihre Hand zitterte nicht mehr vor dem ersten Pinselstrich. Ihre Gedanken liefen nicht in Spiralen ab (»Das sieht aus wie von einem Kind«). Sie war einfach da, und die Leinwand war da, und es genügte.

Nach dieser ersten Sitzung malte sie wieder. Und wieder. Nach drei Monaten regelmäßigen Malens geschah etwas Subtiles: Die Qualität ihrer Arbeit verbesserte sich nicht – aber ihre Fähigkeit, präsent zu sein, veränderte sich. Die obsessive Überprüfung (»Ist es gut genug?«) verstummte. Stattdessen kam eine andere Qualität: Entdeckungsfreude, Experimentierfreude, sogar Freude an Fehlern, weil Fehler zu neuen Formen führten.

Gleichzeitig bemerkte Anna etwas noch Subtileres an ihrem Arbeitsleben: Sie war besser. Nicht weil sie mehr arbeitete – sie arbeitete tatsächlich weniger –, sondern weil ihre Arbeit durchlässiger für Kreativität wurde. Ein Schriftsatz, der früher aus mechanischer Perfektion bestand, begann jetzt, elegante, überraschende Argumentationslinien zu enthalten. Ihre Kollegen bemerkten es. Ein Partner sagte: »Anna, das ist dein bestes Werk. Warum klingst du so entspannt?« Anna wusste es selbst nicht recht. Sie konnte nur sagen: »Ich mache etwas anderes. Etwas, das mir gehört.«

Das Paradox war vollkommen: Indem Anna aufhörte, ihr Leben von der Perfektion aus zu gestalten, wurde ihre Arbeit tatsächlich besser. Nicht weil sie die Techniken perfektioniert hatte – die waren längst gelernt –, sondern weil sich ihre innere Haltung verändert hatte. Die Perfektion war nun ein Werkzeug in ihrer Hand, nicht ihr Taskmaster. Sie hatte endlich gelernt, den Unterschied zu spüren.

Markus' neuer Weg: Das Vertrauen als Praxis

Markus' Weg war weniger linear als Annas. Seine Veränderung spielte sich nicht in neuen Aktivitäten ab, sondern in einem alltäglichen, entscheidenden Moment: Ein Freitagabend, und seine Partnerin sagte, dass sie sich mit Freundinnen treffen wollte, anstatt einen ruhigen Abend zu Hause zu verbringen.

Der alte Markus hätte Verständnis geheuchelt, während sein Körper erstarrte und sein Gehirn eine Schreckensgeschichte spann: »Sie braucht Raum. Das bedeutet, sie zieht sich zurück. Das ist der Anfang vom Ende.« Er hätte eventuell ein Gegenangebot gemacht (»Lass uns doch zusammen etwas machen«) oder sich in Arbeit verloren.

Doch in diesem Moment geschah etwas anderes. Markus spürte die vertraute Enge in seinem Bauch – die alte Angst. Aber er erkannte sie: »Ach, das ist es. Das ist nicht Realität. Das ist das alte Muster.« Er konnte die Geschichte sehen, die sein Gehirn erzählte, ohne sie zu glauben. Und dann – das war das Neue – schrieb er die Geschichte einfach um, anstatt sie zu bekämpfen. Nicht durch intellektuelle Anstrengung, sondern durch Aktion. Er sagte: »Das klingt schön. Viel Spaß. Ich gehe laufen.«

Das war nicht Gleichgültigkeit – das war echtes Vertrauen. Der Unterschied lag in seiner Körperhaltung: nicht angespannt, nicht nach innen gekehrt, sondern offen. Er ging wirklich laufen, nicht um sich abzulenken, sondern weil er wirklich laufen wollte. Und während er lief, ließ er die Gedanken vorüberziehen: »Sie ist weg ... Sie könnte dich verlassen ... Du bist allein ...« Und doch – sein Körper war nicht mehr verhärtet. Seine Atmung war ruhig. Seine Schritte waren gleichmäßig.

Als sie sich später trafen, küsste sie ihn. »Das freut mich, dass du nicht sauer bist«, sagte sie. Markus hätte früher etwas Beschwichtigendes geantwortet oder sich verletzt gefühlt. Jetzt sagte er einfach: »Ich war nicht sauer. Mir geht es gut. Du fehlst mir, aber mir geht es gut.« Die Ehrlichkeit in diesem Satz war für beide ein Geschenk.

In diesem Moment lernte Markus etwas, das keine Therapie hätte lehren können: dass Vertrauen nicht etwas ist, das man sich selbst zuspricht, sondern etwas, das man tut. Indem er die Angst fühlte und trotzdem vertraute, veränderte sich sein Gehirn. Die alte Überzeugung »Nähe bedeutet Verlassenwerden« wurde nicht durch rationale Argumente widerlegt – sie wurde durch wiederholte, körperliche Erfahrung neu geschrieben. Jedes Mal, wenn er tun konnte, was ihm wichtig war, während er die Angst mit sich trug, wurde das neuronale Netzwerk neu verdrahtet. Die alte Autobahn der Angst wurde leiser, während neue Pfade der Sicherheit entstanden.

Vom Erlernen zur Verkörperung: Der unsichtbare Moment

Was in Annas und Markus' Leben geschah, ist das Wesen von Integration: Die Techniken, die mühsam gelernt waren, verschwanden in den Hintergrund. Am Anfang war es ein bewusster Prozess: »Jetzt übe ich Defusion. Jetzt praktiziere ich Akzeptanz. Jetzt aktiviere ich den inneren Teamleiter.« Es war, als würde man Klaviernotationen lesen und jeden Finger bewusst platzieren.

Doch irgendwann geschieht die Alchemie. Die Noten werden unsichtbar. Der Pianist spielt die Musik, nicht die Notation. Die therapeutischen Techniken werden nicht mehr »angewendet«, sondern sie *sind* – sie sind zur Haltung geworden. Annas Inneres Team arbeitet nicht mehr unter Aufsicht; es arbeitet von selbst, flüssig, ohne dass sie »Teamleitung« bewusst praktiziert. Markus' Fähigkeit zur Defusion ist nicht mehr eine »Übung«; sie ist eine spontane Fähigkeit, die Angst zu sehen und dennoch zu handeln.

Dieser Moment ist schwer zu beschreiben, weil er unmerklich ist. Es gibt keinen dramatischen Punkt, an dem man sagen könnte: »Jetzt ist es geschehen.« Stattdessen bemerkt man irgendwann, dass man nicht mehr nachdenkt – man handelt einfach aus einer neuen Intuition heraus. Das Leben wird fließender, nicht weil die Probleme verschwunden sind (die werden vielleicht nie verschwinden), sondern weil sich die Beziehung zu den Problemen verändert hat. Sie sind nicht mehr Feinde, die besiegt werden müssen, sondern Partner, mit denen man tanzen kann.

Die offene Frage: Wozu?

Und doch stellt sich jetzt eine tiefere Frage ein. Anna ist frei von ihrem Perfektionszwang – aber wofür nutzt sie diese Freiheit? Sie malt, ja, aber ist das genug? Ist das Leben eine Reihe von Aktivitäten, die man »bewusster« ausführt? Markus hat gelernt zu vertrauen – aber dem Leben selbst zu vertrauen, ist noch einmal etwas anderes. Die Angst kann integriert werden; die Trauer, die Endlichkeit, die Tatsache, dass er eines Tages sterben wird und dass die Menschen, die er liebt, vor ihm gehen können – diese können nicht therapeutisch »gelöst« werden.

Die Psychologie hat uns zu diesem Punkt gebracht. Sie hat uns die Freiheit gegeben, zu wählen. Sie hat unsere innere Welt flexibler und resilienter gemacht. Aber sie kann uns nicht sagen, nach welchen Sternen wir navigieren sollen. Sie kann nicht antworten auf die Frage: Wozu diese Freiheit? Wozu dieses bewusste Leben?

Diese Frage führt uns hinaus aus dem Reich der Psychologie und hinein in das Reich der Philosophie, der Weisheit, der Spiritualität. Sie zwingt uns, uns einer noch tieferen Realität zu stellen: nicht nur der Architektur unserer eigenen Psyche, sondern der Architektur von Sinn, Sterblichkeit, Mitgefühl und unserem Platz in einer Welt, die nicht nach unseren Wünschen fragt.

Im dritten und letzten Teil dieses Buches werden wir uns diesen Fragen zuwenden. Wir werden mit dem Konzept des Sinns ringen, die Tiefe der Endlichkeit erforschen, die Kraft des Mitgefühls entdecken und lernen, wie wir inmitten von Chaos, Schmerz und Unsicherheit nicht nur überleben, sondern tiefgreifend lebendig sein können. Die Werkzeuge der Psychologie werden dann zu einer Grundlage – nicht nur um ein einzelnes Ziel zu erreichen, sondern der Aufbruch zu einer noch größeren Reise.

TEIL 3

Ars Vivendi – Die Kunst des gelingenden Lebens

TEIL 3 überschreitet die Grenzen der reinen Psychologie und widmet sich der Ars Vivendi, der Kunst eines gelingenden Lebens. Nachdem die Mechanismen des Geistes und die Werkzeuge der Veränderung etabliert sind, stellt dieser Teil die entscheidende Frage nach dem Wofür. Er verlagert den Fokus von der inneren Optimierung auf die Qualität unserer Weltbeziehung. Zentrale Themen sind die Auseinandersetzung mit der eigenen Endlichkeit als Quelle intensiven Lebens, die Suche nach Sinn (Viktor Frankl) und die Kultivierung von Resonanz (nach Hartmut Rosa) als Gegenentwurf zur Entfremdung. Das Finale bildet die Kunst des Mitgefühls (Shaun Gallagher) als Schlüssel zu einer tiefen, verbundenen Menschlichkeit.

Die Reise ins Innere, die wir in den letzten Kapiteln unternommen haben, führt uns an einen unerwarteten Ort: an die Grenzen des Inneren selbst. Wir haben gelernt, dass das Wissen um das Gehirn für eine wahre Lebenskunst nicht ausreicht. Denn die vielleicht wichtigste Erkenntnis der letzten hundert Jahre, sowohl in der Philosophie als auch in den Kognitionswissenschaften, ist eine zutiefst befreiende: Wir sind kein »Gehirn im Tank«. Unser Bewusstsein ist kein isolierter Geist in einer Maschine.

Die große phänomenologische Wende des 20. Jahrhunderts, von Husserl über Heidegger bis zu Merleau-Ponty, hat eine scheinbar simple, aber radikale Wahrheit wiederentdeckt: Wir sind keine distanzierten Beobachter, die eine äußere Welt analysieren. Wir sind immer schon mittendrin. Wir erleben einen Stuhl nicht als eine Ansammlung von Holz und Schrauben, sondern als eine unmittelbare Einladung zum Sitzen. Wir spüren den Wind nicht als eine physikalische Luftbewegung, sondern als Kühle auf der Haut. Die Welt offenbart sich uns nicht als Objekt der Betrachtung, sondern als Raum unserer Beteiligung.

Die modernen 4E-Kognitionswissenschaften geben dieser philosophischen Einsicht heute ein neurobiologisches Fundament. Sie beschreiben einen Geist, der verkörpert ist (embodied) und in seine Umwelt eingebettet (embedded). Ein Geist, der sich erst im Handeln (enacted) entfaltet und durch unsere Werkzeuge und Beziehungen erweitert wird (extended; Gallagher u. Zahavi, 2021). Diese Erkenntnis bedeutet zugleich eine Befreiung vom Mythos der reinen Selbstoptimierung: Ein verkörpertes Selbst kann man nicht wie eine Software updaten; man muss mit ihm leben, atmen und fühlen.

Und diese Verkörperung bedeutet zugleich etwas Grundlegendes: Wir sind immer schon in ein soziales Feld eingebettet: Dasein ist immer schon Mit-Sein (Heidegger, 1927/2006). Wir werden in ein Netz von Beziehungen hineingeboren, und unser Selbst entfaltet sich erst im Spiegel des anderen. Ein Säugling ohne Menschen stirbt; ein Erwachsener ohne Sinn verkümmert. Der Mensch ist von Grund auf ein soziales Wesen – nicht, weil er es sich wünscht, sondern weil dies die Struktur seiner Existenz ist.

Wenn wir dies ernst nehmen, erkennen wir etwas Paradoxes: Ein Leben, das sich nur um die Optimierung des eigenen inneren Systems dreht, muss leer bleiben. Denn es versucht, eine Antwort im Inneren zu finden, wo die Frage doch von der Welt an uns gestellt wird. Die Psychologie hat uns zu diesem Punkt gebracht. Sie hat uns geholfen, seetüchtig zu werden. Sie hat unsere innere Welt flexibler und resilienter gemacht. Aber sie kann uns nicht sagen, nach welchen Sternen wir navigieren sollen. Die Frage »Wie funktioniere ich besser?« wurde beantwortet. Nun stellt sich die tiefere, drängendere Frage: Wohin segeln wir? Wofür nutzen wir diese Freiheit?

Diese Fragen führen uns aus dem Reich der Psychologie hinaus und in das Reich der Philosophie, der Weisheit, der Spiritualität. Sie zwingen uns, uns einer noch tieferen Realität zu stellen: nicht nur der Architektur unserer eigenen Psyche, sondern der Architektur von Sinn, Sterblichkeit, Mitgefühl und unserem Platz in einer Welt, die nicht nach unseren Wünschen fragt. Dieser dritte Teil des Buches ist daher der Kunst gewidmet, nicht nur zu funktionieren, sondern zu leben – einer ▶ »Ars Vivendi«, einer neuen Lebenskunst für unsere Zeit.

Der Fokus verschiebt sich von der Reparatur von Defiziten zur Kultivierung jener Haltungen, die dem Leben Tiefe und Richtung geben. Wir überschreiten die Grenze von der Psychologie als der Wissenschaft des Funktionierens zur Philosophie als der Kunst des gelingenden Lebens. Wir fragen nicht mehr: »Wie mache ich mein Schiff seetüchtig?« Wir fragen: »Welchen Kurs soll es nehmen?«

Dieser Weg führt uns zu den fundamentalen Fragen, die unter der Oberfläche unserer alltäglichen Sorgen lauern. Er beginnt mit der mutigsten aller Konfrontationen: dem aufrichtigen Blick auf unsere eigene Endlichkeit. Denn erst im Angesicht der Vergänglichkeit entfaltet das Leben seine ganze kostbare Intensität. Von dort aus wenden wir uns der Suche nach Sinn zu – nicht als abstraktes Konzept, sondern als gelebte Erfahrung von Resonanz mit der Welt. Wir werden erkunden, wie aus dieser Verbundenheit Mitgefühl als eine radikale Form der Freundschaft mit uns selbst und anderen erwachsen kann. Und schließlich wagen wir einen Blick über den Horizont unseres alltäglichen Selbst hinaus, zu jenen Momenten der Transzendenz, in denen wir uns als Teil eines größeren Ganzen erfahren.

Die folgenden Kapitel sind die Einladung, die erlernten psychologischen Fähigkeiten in den Dienst eines Lebens zu stellen, das nicht nur weniger leidvoll, sondern reich an Sinn ist. Ein Versuch, aus dem Wissen des Kartografen die Weisheit des Navigators zu destillieren. Ein Versuch, nicht nur länger zu leben, sondern tiefgreifend lebendig zu sein.

20 Vom Trost der Endlichkeit

Es gehört zu den großen Paradoxien der Moderne, dass wir in dem Maße, in dem wir das Leben verlängert haben, den Tod aus ihm verbannt haben. Er ist zu einem administrativen Problem geworden, ausgelagert in die sterilen Zonen von Krankenhäusern und Pflegeheimen, ein technisches Versagen, das es zu managen gilt, kein existenzielles Ereignis mehr, das die Gemeinschaft durchdringt und zur Reflexion zwingt. Doch diese Verdrängung hat einen hohen Preis. Der Tod mag aus unserem Blickfeld verschwunden sein, aber die Angst vor ihm ist es nicht. Sie sickert durch die Ritzen unserer sorgfältig konstruierten Lebensentwürfe, sie manifestiert sich in der rastlosen Jagd nach Erfolg, in der panischen Angst vor dem Altern, in der Unfähigkeit, Stille auszuhalten.

Dieses Kapitel wagt den Gegenentwurf. Es argumentiert, dass die bewusste Konfrontation mit der eigenen Endlichkeit nicht, wie unsere Kultur suggeriert, eine morbide Übung in Verzweiflung ist, sondern die vielleicht wirksamste, wenn auch anspruchsvollste Methode, um zu einem intensiveren, wahrhaftigeren und letztlich sinnhafteren Leben zu finden. Es ist die ultimative Übung in Akzeptanz – jener Haltung, die uns lehrt, den inneren Krieg gegen das Unvermeidliche zu beenden, um die so freigesetzte Energie nicht für die Abwehr der Angst, sondern für die Gestaltung eines erfüllten Lebens zu nutzen. Denn erst der scharf gezogene Horizont der Endlichkeit verleiht der Struktur unserer Erfahrung ihre Tiefe und dem gegenwärtigen Moment sein unwiederbringliches Gewicht (siehe hierzu Leidig, 2025c).

Der verdrängte Schatten: Die Todesangst als unbewusster Motor

Die einfache, unerbittliche Tatsache unserer eigenen Endlichkeit ist vielleicht die fundamentalste und nicht relativierbare Wahrheit, der wir Menschen uns stellen müssen. Bevor wir fragen können, wie wir leben sollen, müssen wir uns diesem Faktum stellen, dass wir sterben werden.

Die Konfrontation beginnt selten mit dem Tod selbst, sondern mit den Schatten, die er auf das Leben wirft. Denken wir an den unermüdlichen Manager, dessen Kalender ein Meisterwerk der Effizienz ist. Er hat alles erreicht, was die Gesellschaft als Erfolg definiert: ein hohes Einkommen, ein repräsentatives Haus, eine scheinbar perfekte Familie. Doch in den seltenen Momenten der Stille, im fahlen Licht eines Hotelzimmers Tausende von Kilometern von zu Hause entfernt, überkommt ihn ein Gefühl unerklärlicher Leere. Diese nagende Angst versucht er mit einem weiteren Glas teuren Whiskys oder der Planung des nächsten, noch ehrgeizigeren Projekts zu betäuben. Seine unermüdliche Geschäftigkeit, diese rastlose Jagd nach dem nächsten Erfolg, ist oft kein Ausdruck von Lebensfreude, sondern eine unbewusste Flucht. Er rennt, nicht um etwas zu erreichen, sondern um dem leisen Flüstern seiner eigenen Vergänglichkeit zu entkommen.

In der Arbeit des amerikanischen Psychiaters und Existenztherapeuten Irvin D. Yalom findet dieses unbewusste Davonlaufen vor der eigenen Sterblichkeit seine präzise psychologische Diagnose. Er argumentiert, dass die Todesangst eine der vier fundamentalen »existenziellen Gegebenheiten« ist – neben Freiheit, Isolation und Sinnlosigkeit –, mit denen jeder Mensch konfrontiert ist (Yalom, 1980). Diese Angst, so Yaloms These, ist oft die verborgene, unbewusste Energiequelle hinter einer Vielzahl neurotischer Symptome und dysfunktionaler Lebensmuster. Sie ist der unsichtbare Motor, der uns in Hamsterräder treibt, uns an vergängliche Sicherheiten klammern lässt und uns davon abhält, ein wahrhaft freies Leben zu führen.

Die Schicksale unserer beiden Reisebegleiter, Anna und Markus, lesen sich wie präzise Fallstudien für diese These. Annas unerbittlicher Perfektionismus ist auf einer tieferen Ebene ein verzweifelter Versuch, die ultimative Verletzlichkeit und den totalen Kontrollverlust, den der Tod bedeutet, abzuwehren. Jedes Detail ihres Lebens muss beherrschbar sein, denn jeder Fehler ist ein leises Echo der letzten, großen Unkontrollierbarkeit. Markus' panische Angst vor dem Verlassenwerden ist ebenfalls ein Impuls aus dieser tieferen Furcht. Jede Trennung ist ein »kleiner Tod«, eine schmerzhafte Erinnerung an den endgültigen Abschied, der uns allen bevorsteht.

Diese psychologische Diagnose findet ihre verblüffende Entsprechung in der kalten Logik unserer neurobiologischen Architektur. Aus der Perspektive von Karl Fristons Freie-Energie-Prinzip ist der Tod der ultimative, nicht minimierbare Vorhersagefehler. Wir haben unser Gehirn als eine Vorhersagemaschine kennengelernt, die unaufhörlich versucht, zukünftige Zustände zu antizipieren und so ihre eigene Existenz zu sichern. Der Tod aber ist die maximale Überraschung, das Ende aller Vorhersagen, dem das System nichts mehr entgegensetzen kann. Die psychologischen Mechanismen der Verdrängung, die Yalom beschreibt, sind aus dieser Sicht ein verzweifelter, aber logischer Versuch des Gehirns, die freie Energie niedrig zu halten, indem es die Auseinandersetzung mit dieser unlösbaren, existenziellen Unsicherheit vermeidet.

Die Todesangst ist somit kein abstraktes Problem für Philosophen. Sie ist das heimliche Betriebssystem unseres Leidens – eine tief in unserer Biologie und Psychologie verankerte Kraft, die unser Leben im Verborgenen formt und oft vergiftet. Sie zu verstehen, ist der erste Schritt. Ihr furchtlos zu begegnen, ist der Beginn der Weisheit.

Das Sein zum Tode: Von der stoischen Übung zur existenziellen Entschlossenheit

Nachdem wir das Problem der verdrängten Todesangst als einen zentralen Motor modernen Leidens identifiziert haben, wenden wir uns nun den philosophischen Antworten zu. Die Geschichte der Philosophie ist reich an Versuchen, dem Menschen einen Trost angesichts seiner Sterblichkeit zu spenden. Eine der wirkmächtigsten und praktischsten Traditionen findet sich bei den Stoikern. Denker wie Seneca und Marc Aurel entwickelten die Praxis des Memento mori (»Bedenke, dass du sterben musst«) nicht als morbide Grübelei, sondern als eine kognitive Technik zur Neuausrichtung der Aufmerksamkeit und zur Wertschätzung des Lebens. Die ständige Vergegenwärtigung des eigenen Endes sollte helfen, sich von trivialen Sorgen, von der Jagd nach vergänglichem Ruhm und Reichtum zu befreien und sich auf das Wesentliche zu konzentrieren: ein tugendhaftes Leben im Einklang mit der Natur und der Vernunft.

Doch während die Stoiker die Konfrontation mit dem Tod primär als ethische Übung verstanden, war es Martin Heidegger, der diesen Gedanken auf eine tiefgreifendere, ontologische Ebene hob. Heideggers Analyse des »Seins-zum-Tode« ist keine bloße psychologische Technik zur Lebensverbesserung, sondern die schonungslose Freilegung der Grundverfassung des menschlichen Daseins selbst. Heidegger argumentiert, dass wir im Alltag meist in einer Form der Uneigentlichkeit leben. Wir fliehen vor der Konfrontation mit unserer eigenen, einzigartigen Existenz in die anonyme Welt des »Man«.

Das »Man« ist jene unpersönliche, öffentliche Sphäre der unhinterfragten Konventionen. Es ist die unsichtbare Macht, die uns vorschreibt, welche Bücher »man« liest, welche Urlaubsziele »man« anstrebt, wie »man« über Erfolg zu denken hat. Es ist die beruhigende Tyrannei des Selbstverständlichen, die uns die Last der eigenen Entscheidung abnimmt. Wir tun, was »man« tut, wir reden, was

»man« redet, und wir sterben, wie »man« stirbt – als ein unpersönlicher, statistischer Fall (Heidegger, 1927/2006, H. 126–130). Diese Flucht in die Öffentlichkeit ist eine tief sitzende Strategie, um der Angst auszuweichen, die aus der Erkenntnis unserer eigenen radikalen Vereinzelung und Endlichkeit erwächst.

Dieser alltägliche Schlummer wird durch eine spezifische Stimmung erschüttert, die wie ein Beben aus der Tiefe unseres Seins aufsteigt: die Angst. Sie ist nicht die gewöhnliche Furcht, die sich an ein konkretes Objekt klammert. Die existenzielle Angst hat kein bestimmtes Wovor. Sie ist der Moment, in dem die vertraute Welt als Ganzes ihre vertraute Melodie verliert und in einem unheimlichen Schweigen erstarrt. Es ist das Gefühl, dass uns der Boden unter den Füßen weggezogen wird und wir in eine grundlose Leere blicken. Diese Erfahrung des »Unheimlichen«, des fundamentalen Nicht-zu-Hause-Seins in der Welt, reißt uns aus allen vertrauten Bezügen und wirft uns auf unser nacktes, isoliertes Dasein zurück. In der Angst, so Heideggers berühmte Formulierung, offenbart sich uns das Nichts – und damit die Möglichkeit unserer eigenen Nicht-mehr-Existenz (Heidegger, 1927/2006, H. 184–191).

Genau in dieser erschütternden, oft als zutiefst verstörend empfundenen Erfahrung liegt jedoch die Chance zur Eigentlichkeit. Das »Vorlaufen zum Tode« ist Heideggers Begriff für die bewusste, entschlossene Antizipation der eigenen Sterblichkeit. Es ist der Akt, den Tod nicht als ein fernes, zukünftiges Ereignis zu betrachten, das man verdrängen kann, sondern ihn als die »eigenste, unbezügliche und unüberholbare Möglichkeit« in die eigene Gegenwart hereinzuholen (Heidegger, 1927/2006, H. 258–266). Diese Entschlossenheit befreit uns von den Illusionen und der Zerstreuung des »Man« und entlarvt die Nichtigkeit vieler unserer alltäglichen Sorgen. Annas verbissener Kampf um die perfekte Aktennotiz oder Markus' quälende Analyse einer zweideutigen Textnachricht erscheinen im Lichte des eigenen Endes plötzlich in ihrer ganzen, fast schon tragikomischen Bedeutungslosigkeit. Diese Perspektive zwingt uns, die Frage nach dem Sinn unseres einzigartigen, endlichen Lebens neu zu stellen und die Verantwortung dafür zu übernehmen. Die Konfrontation mit dem Nichts wird so paradoxerweise zur Quelle der höchsten Möglichkeit des Selbstseins und zur Bedingung eines freien, selbst gewählten Lebens.

Die Paradoxie der Akzeptanz: Wie der Tod zum Lehrmeister wird

Heideggers Konzept der »Entschlossenheit« – die grundlegende Bereitschaft, der eigenen Existenz offen zu begegnen – findet seine psychologische Übersetzung in der Haltung der Akzeptanz, die wir im zweiten Teil dieses Buches mit der Akzeptanz- und Commitment-Therapie (ACT) bereits kennengelernt haben.

Die Akzeptanz der eigenen Vergänglichkeit ist die vielleicht höchste und schwierigste Form dieser Haltung. Sie verlangt uns ab, nicht nur ein einzelnes unangenehmes Gefühl, sondern die grundlegendste Bedingung unserer Existenz anzunehmen. Es geht nicht darum, den Tod gutzuheißen. Es geht vielmehr darum, den inneren, energieraubenden Kampf gegen diese unveränderliche Tatsache aufzugeben. Dieser Kampf ist ein Krieg an zwei Fronten: ein innerer Krieg gegen die aufkommenden Gedanken und Ängste, die wir zu unterdrücken versuchen, und ein äußerer Krieg, der sich in einer rastlosen Flucht in Ablenkung und Betäubung manifestiert. Akzeptanz ist die bewusste Entscheidung, diesen sinnlosen Krieg zu beenden.

Dieser Akt der Akzeptanz ist aus der Perspektive des Freie-Energie-Prinzips ein Geniestreich der Selbstregulation. Er beendet den kostspieligen neuronalen Ausnahmezustand. Die ständige Unterdrückung des ultimativen Vorhersagefehlers – unserer Sterblichkeit – erzeugt eine chronisch hohe neuronale Anspannung. Die Energie, die zuvor in Verdrängung, Sorgen und komplexe Vermeidungsstrategien gebunden war, wird nun für ein bewusstes und werteorientiertes Leben verfügbar. Wir hören auf, gegen die Realität zu kämpfen, und beginnen, in ihr zu leben.

Die zentrale These, die sich aus dieser Verschränkung ergibt, ist somit paradox: Die bewusste Konfrontation mit dem Ende intensiviert das Erleben der Gegenwart. Ein Leben in der Verleugnung des Todes riskiert, in einer flachen, konturlosen Zeitlichkeit zu verharren, in der kein Moment sein volles Gewicht entfalten kann. Die bewusste Konfrontation mit dem Tod führt zu einer radikalen Wertschätzung des gegenwärtigen Moments. Es ist das Prinzip der temporalen Knappheit, das den Wert steigert. So wie ein seltenes Juwel kostbar ist, wird auch der einzelne, unwiederbringliche Moment kostbar, wenn wir seine Endlichkeit begreifen. Jeder Sonnenaufgang, jedes Gespräch mit einem geliebten Menschen, jede Mahlzeit gewinnt an unschätzbarer Bedeutung, wenn wir wissen, dass ihre Anzahl begrenzt ist.

Die Endlichkeit verwandelt sich so von einer abstrakten Bedrohung in ein strukturierendes Prinzip der Lebensführung. Sie wird zum unbestechlichen Kriterium, das uns zwingt, zwischen dem Wichtigen und dem bloß Dringenden zu unterscheiden. Sie lehrt uns die Kunst der Priorisierung, die Fähigkeit, zwischen dem Trivialen und dem Wesentlichen zu unterscheiden. Sie drängt uns, Unwesentliches loszulassen – die kleinen Kränkungen, die eitlen Sorgen, die endlosen Aufschübe – und das Leben nicht auf eine ferne Zukunft zu vertagen, sondern es jetzt, in seiner ganzen fragilen Kostbarkeit zu umarmen.

Zur eigenen Werkstatt: Ein Dialog mit der eigenen Endlichkeit

Die folgenden Reflexionen sind keine morbiden Gedankenspiele, sondern eine Einladung, die Weisheit der Endlichkeit als Kompass für das eigene Leben zu nutzen. Sie sind inspiriert von den Methoden der existenziellen Therapie und den philosophischen Übungen der Antike, die uns lehren, durch die Konfrontation mit dem Ende zu einem besseren Anfang zu finden.

- Geführte Reflexion (inspiriert von Yalom und Heidegger): Dies ist eine Übung in radikaler Ehrlichkeit. Nehmen Sie sich einen ruhigen Moment Zeit, in dem Sie ungestört sind. Schließen Sie die Augen und stellen Sie sich vor, Sie blicken am Ende eines langen Lebens zurück. Erlauben Sie den Bildern und Gefühlen, ohne Zensur aufzusteigen.
    - Fragen Sie sich: Worauf bin ich stolz, nicht im Sinne äußerer Erfolge, sondern im Sinne gelebter Werte? Was waren die Momente echter, unverfälschter Lebendigkeit, in denen ich ganz bei mir und in der Welt war? Was würde ich zutiefst bereuen, nicht getan, gesagt oder gewagt zu haben? Welche Ängste haben mich davon abgehalten? In welchen Momenten habe ich »eigentlich« gelebt, aus meiner eigenen, tiefsten Überzeugung heraus, und in welchen habe ich mich nur von den Erwartungen des »Man« leiten lassen? Welchen einen dringlichen Rat würde mein achtzigjähriges Ich meinem heutigen Ich mit auf den Weg geben?
- Das »Ein-Jahr-Experiment«: Dieses Gedankenexperiment dient der Klärung Ihrer wahren Prioritäten. Nehmen Sie ein Blatt Papier und ziehen Sie einen Strich in der Mitte.
    - Linke Spalte: Was würde ich sofort aufhören zu tun, wenn ich wüsste, dass ich nur noch ein Jahr zu leben habe? Seien Sie hier schonungslos. Welche Sorgen, Pflichten, Beziehungen oder Gewohnheiten sind die Investition meiner kostbaren Zeit nicht mehr wert?
    - Rechte Spalte: Was würde ich sofort anfangen zu tun? Welche lang gehegten Träume, ungesagten Worte, ungelebten Abenteuer würden plötzlich eine unaufschiebbare Dringlichkeit bekommen?
    - Analyse: Betrachten Sie nun Ihre Listen. Was sagen sie über Ihre wahren Werte aus? Die Dinge, die Sie aufgeben würden, verraten oft die Ängste und gesellschaftlichen Zwänge, die Sie gefangen halten. Die Dinge, die Sie beginnen würden, offenbaren die Werte, die Ihr Herz wirklich zum Klingen bringen.
- Praxis der Dankbarkeit: Dies ist eine tägliche Übung, um den Fokus von der Angst vor dem Verlust auf die Wertschätzung des Vorhandenen zu len-

ken. Führen Sie für eine Woche ein kleines Dankbarkeitstagebuch. Notieren Sie jeden Abend drei konkrete, oft unscheinbare Dinge, für die Sie an diesem Tag dankbar waren. Es geht nicht um große Ereignisse, sondern um die kleinen Momente der Gnade: der Geschmack des Morgenkaffees, ein freundliches Wort einer Kollegin, der Anblick des Himmels auf dem Nachhauseweg. Versuchen Sie, nicht nur das Ereignis zu notieren, sondern auch das Gefühl, das es in Ihnen ausgelöst hat. Diese bewusste Lenkung der Aufmerksamkeit ist eine praktische Übung, um dem Gehirn beizubringen, das Positive im Hier und Jetzt zu gewichten, anstatt sich in sorgenvollen Zukunftsprognosen zu verlieren.

Diese Übungen sollen uns nicht in Schwermut stürzen, sondern uns wachrütteln. Sie sind der Versuch, die Stille nach dem Sturm der Verdrängung nicht als Leere, sondern als einen Raum nahezu unendlicher Möglichkeiten zu erfahren.

21 Das Herz der Resonanz

Im Oktober 1707 zerschellte eine britische Flotte an den tückischen Klippen der Scilly-Inseln. Über zweitausend Seeleute ertranken in der Dunkelheit, weil ihre Kapitäne im sprichwörtlichen Blindflug navigierten – unfähig, ihre Ost-West-Position, den Längengrad, auf offener See präzise zu bestimmen. Es war eine nationale Katastrophe, die das Unvermögen offenbarte, die Dissonanz der Elemente zu bändigen. Das Parlament reagierte 1714 mit dem »Longitude Act« und lobte ein immenses Preisgeld aus. Die Wissenschaft jener Zeit suchte die Rettung zunächst in den Sternen, in monumentalen mathematischen Gitterstrukturen, die man wie ein Korsett über die See zu werfen versuchte. Man wollte die Welt messbar, berechenbar und damit verfügbar machen. Doch die Lösung kam nicht aus der mathematischen Vermessung der Unendlichkeit, sondern aus dem tiefen Verständnis der Schwingung. Um den Längengrad zu bestimmen, brauchte man auf See eine extrem präzise Zeitangabe: den Unterschied zwischen der lokalen Sonnenzeit und der Zeit am Nullmeridian. Doch keine Uhr jener Epoche überstand die Erschütterungen, Temperaturschwankungen und Feuchtigkeit der Ozeane. Der Zimmermann Harrison erkannte, dass nur ein Mechanismus, der seinen eigenen, stabilen Schwingungsrhythmus bewahrt, diese Aufgabe lösen konnte. Er begriff, dass man dem Chaos nicht mit starrer Arithmetik begegnen kann, sondern mit einem Mechanismus, der inmitten des Tobens seinen eigenen, unbeirrbaren Rhythmus bewahrt: dem Marinechronometer (Sobel, 2013).

Wir modernen Menschen gleichen diesen Kapitänen des 18. Jahrhunderts mehr, als uns bewusst ist. Wir navigieren durch unsere komplexe Gegenwart mit immer präziseren Karten aus Erfolg, Effizienz und digitaler Selbstoptimierung, während wir den Sinn wie eine geografische Koordinate behandeln, die es durch Anstrengung zu »erreichen« oder in Besitz zu nehmen gilt. Wir behandeln das Leben oft als eine logistische Herausforderung, als ein Problem, das durch Kontrolle gelöst werden muss. Doch genau hier liegt der fundamentale Irrtum: Sinn ist kein Ziel einer Jagd, keine Trophäe am Ende einer mühsamen Reise, sondern die Qualität einer geglückten Begegnung. Er ist die anspruchsvolle Kunst, nicht länger nach dem Echo der eigenen Wünsche in der Welt zu suchen, sondern selbst zur Antwort auf den Ruf der Welt zu werden.

Neurobiologisch betrachtet ist diese Resonanz weit mehr als ein flüchtiges Wohlgefühl; sie ist das präzise phänomenologische Signum einer tiefgreifenden Übereinstimmung zwischen unserem inneren generativen Modell und der komplexen Struktur der Wirklichkeit. Es ist jener befreiende Moment, in dem die neuronale Anspannung einer tiefen Kohärenz weicht. In diesem Augenblick hört unser Gehirn auf, die Welt gewaltsam kontrollieren oder »verfügbar« machen zu wollen, und beginnt stattdessen, mit ihr in einen gemeinsamen Rhythmus zu schwingen.

Die Systematik der Resonanz: Landkarte gelingender Beziehungen

Bevor wir den mechanistischen »Maschinenraum« dieser Schwingung betrachten, müssen wir verstehen, wie sich dieser Zustand des resonanten Austauschs in unserem Leben manifestiert. Resonanz bedeutet nicht bloßes Echo oder Einklang, sondern eine dynamische Wechselwirkung, in der beide Seiten – Subjekt und Welt – transformiert werden. Nach Hartmut Rosa (2019) entfaltet sich diese Qualität entlang dreier grundlegender Achsen, die wie ein Koordinatensystem gelingender Existenz wirken.

In der Horizontalen begegnen wir der sozialen Resonanz, dem Raum der ▸ Intersubjektivität und der echten Begegnung. Hier ist der andere kein Instrument zur Erreichung unserer Zwecke oder ein Objekt der Manipulation, sondern ein »unverfügbares« Gegenüber mit einer eigenen, unberechenbaren Stimme. Neurobiologisch manifestiert sich dieser Zustand in der »Inter-Brain Synchrony« (Hasson, Ghazanfar, Galantucci, Garrod u. Keysers, 2012): Wenn zwei Menschen in ein resonantes Gespräch eintauchen, beginnen sich ihre neuronalen Rhythmen in den Oszillationsbändern des Neokortex aneinander anzugleichen. Wenn Markus etwa lernt, seinen inneren Schutzwall fallen zu lassen, geschieht etwas Faszinierendes: Die prädiktive Spannung fällt ab, und er wird empfänglich für die Nuancen der Mimik und Stimme seiner Partnerin. In diesem Moment der Schwingungseinheit sinkt der individuelle prädiktive Stress massiv; das »Ich« findet im »Wir« eine energetische Heimat, in der die Grenzen der Markov-Decke fließend und durchlässig werden – ein Zustand, den wir oft als tiefe Geborgenheit oder »Gesehen-Werden« erfahren.

Die diagonale Achse der objektiven Resonanz beschreibt unsere Beziehung zur Welt der Dinge, zur Arbeit, zur Kunst oder zum Handwerk. Wir begreifen dies im Rahmen unseres Modells als einen geglückten Vorgang der aktiven Inferenz, bei dem das Gehirn nicht versucht, die Welt gewaltsam seinem Willen zu beugen. Stattdessen lassen wir uns vom »Eigensinn« des Materials führen. Wenn Anna aufhört, ihre schöpferische Arbeit als ein Projekt der totalen Kontrolle zu behandeln, beginnt das Werkstück ihr zu »antworten«. Es entsteht ein produktiver Widerstand: Das Holz antwortet dem Schnitzer, der Pinselstrich fordert den nächsten heraus. Sinn entsteht hier nicht durch die totale Beherrschung des Objekts, sondern aus dem Erleben einer Harmonie mit der physikalischen Realität, in der das Werkzeug zur Erweiterung des eigenen Körpers wird. In diesem Moment der Versunkenheit – oft als »Flow« bezeichnet – erleben wir eine tiefe Stimmigkeit zwischen unserer inneren Intention und dem äußeren Widerstand der Welt.

Die vertikale Achse und das Prinzip der Unverfügbarkeit

Die tiefste und tragfähigste Ebene bildet schließlich die vertikale Achse der existenziellen Resonanz. Sie weist über das unmittelbar Greifbare und Zwischenmenschliche hinaus und verbindet uns mit dem »Ganzen« – der Natur, dem Kosmos oder einer spirituellen Urdimension. Hier verorten wir den Zugriff auf jenen spirituellen Master-Prior, der uns auch dann noch trägt, wenn die sozialen oder beruflichen Achsen unseres Lebens brüchig werden oder wegzubrechen drohen. Es ist die Erfahrung einer tiefen Verbundenheit mit einem »antwortenden Universum« – jener Glaube, dass das Leben trotz allen Schmerzes einen bedingungslosen Sinn birgt. Neurobiologisch korrespondiert dies mit dem Alignment unserer langsamsten neuronalen Zeitskalen, den »Slow Cortical Potentials« (SCPs), mit den großen Rhythmen der Umwelt (Northoff, 2023).

Wahre Resonanz auf all diesen Achsen braucht jedoch zwingend das Scheitern der Vorhersage und die Akzeptanz der Unverfügbarkeit. Dies ist das große Paradoxon der Moderne: Wer versucht, Sinn und Resonanz durch Optimierung, Planung oder instrumentelle Gewalt zu erzwingen, erhöht die Top-down-Präzision seines Systems so sehr, dass er genau jene Fenster seiner Markov-Decke schließt, durch die der rettende »heilige Vorhersagefehler« eintreten könnte. Resonanz lässt sich nicht technisch managen; sie blüht dort auf, wo unsere Modelle an der Welt zerschellen und wir bereit sind, uns vom Unvorhersehbaren berühren zu lassen. Sinn ist keine Ware, die man erwerben kann, sondern ein Geschenk, das uns ereilt, wenn wir die Hände öffnen, statt sie zur Faust der Kontrolle zu ballen.

Die Mechanik des Geistes: Affektive Kritikalität und E/I-Balance

Wie ermöglicht die Hardware unseres Gehirns diese Resonanz? Die neurobiologische Voraussetzung liegt in einem spezifischen energetischen Betriebszustand: der affektiven Kritikalität. Aufbauend auf der wegweisenden Publikation von Tucker, Luu und Friston (2025) verstehen wir diesen Zustand als das dynamische Optimum am Übergangspunkt zwischen den antagonistischen Kräften zweier limbischer Schaltkreise, die unsere Weltbeziehung regulieren und die informationelle Flexibilität unseres Bewusstseins bestimmen.

Der erste dieser Kreise ist der Papez-Kreis, den wir als das proaktive »Gaspedal« und den eigentlichen »Architekten der Hoffnung« begreifen. In der Hierarchie des Predictive Processing ist dieses System für die Genese und mutige Projektion von Top-down-Vorhersagen (Priors) zuständig. Neurochemisch wird dieser Vorwärtsdrang primär durch den exzitatorischen Neurotransmitter Glutamat angetrieben. Phänomenologisch vermittelt der Papez-Kreis das Erleben von »Elation« – jene energetische Aufbruchstimmung und das notwendige Vorschussvertrauen, mit dem wir unsere inneren Modelle in die Welt tragen. Er ermöglicht es uns, die Welt nicht nur als passiv Erleidende zu erfahren, sondern als aktiv Gestaltende, die ihre Visionen auf die Wirklichkeit projizieren.

Diesem gegenüber steht der Yakovlev-Kreis als die energetische Bremse und der unbestechliche »Wächter unserer Integrität«. Seine Aufgabe ist der kontinuierliche Bottom-up-Abgleich unserer oft kühnen Vorhersagen mit den tatsächlichen, rohen Sinnesreizen der Realität. Er fungiert als Korrektiv, das uns davor bewahrt, in einer rein halluzinatorischen Scheinwelt zu leben. Neurochemisch wird dieser dämpfende, sichernde Prozess durch den inhibitorischen Botenstoff GABA vermittelt. In einem Zustand der Entfremdung oder chronischen Angst dominiert dieser Kreis so massiv, dass das System in einer inhibitorischen Lähmung verharrt. Jede Begegnung mit der Welt wird dann nur noch als Bedrohung oder unüberwindbarer Widerstand registriert, was die Markov-Decke verhärtet und den energetischen Fluss unterbricht.

Die entscheidende Größe für das Gelingen von Resonanz ist daher die affektive Kritikalität – jener hochsensible Punkt am Rande des Phasenübergangs, an dem das Gehirn weder in starrer, redundanter Ordnung (Subkritikalität) noch in ungeordnetem, chaotischem Rauschen (Superkritikalität) gefangen ist. Man kann es sich wie die Schwingungsfähigkeit einer Saite vorstellen: Ist sie zu locker (subkritisch), erklingt kein Ton; ist sie überspannt (superkritisch), reißt sie. Nur am Punkt der Kritikalität erreicht das System seine höchste Informationsverarbeitungskapazität bei minimalem metabolischem Aufwand. In diesem Zustand ist die E/I-Balance (»Excitatory-Inhibitory«) so präzise kalibriert, dass der Organismus einen Vorhersagefehler nicht als Angriff auf seine Integrität abwehrt, sondern als »heiligen Vorhersagefehler« begreift – als einen Impuls zur schöpferischen Transformation.

Wahre psychische Gesundheit offenbart sich in diesem Sinne als eine allostatische Orchestrierung der Kritikalität. Es ist der Zustand einer »entspannten Wachheit«, in dem das System flexibel genug ist, um zwischen Elation und Inhibition zu navigieren, ohne in einen der beiden Pole zu kollabieren. In dieser Balance ist das Ich mutig genug, seine Modelle kraftvoll in die Welt zu projizieren (Papez), und gleichzeitig demütig genug, der Wirklichkeit zuzuhören und sich von ihrer Antwort transformieren zu lassen (Yakovlev). Es ist die physikalische Basis jenes spirituellen Ja-Sagens, das Frankl (1946/2009) als Kern der menschlichen Freiheit beschrieb: Die Fähigkeit, in der Spannung zwischen Ideal und Realität resonanzfähig zu bleiben.

Das Resonanz-Inferenz-Modell: Das synergetische Räderwerk

Um diesen Übergang vom Suchen zum Schwingen wissenschaftlich fassbar zu machen, führt das Resonanz-Inferenz-Modell (RIM; Leidig, 2025a) die im ersten Teil vorgestellten Theorien als Kronzeugen in einem kongenialen Räderwerk zusammen. Es beschreibt den neuartig verstandenen »Maschinenraum« unserer Psyche, in dem die Einzeltheorien nicht bloß addiert werden, sondern zu einer funktionalen Ganzheit verschmelzen, die weit über die Summe ihrer Teile hinausgeht. Dieses Modell erlaubt es uns, die Architektur des Sinns Schicht für Schicht freizulegen und mechanistisch zu begreifen, wie aus neurobiologischen Prozessen existenzielle Erfüllung erwächst.

Den energetischen Motor dieses Systems bildet das Freie-Energie-Prinzip von Karl Friston. Es ist der Treibstoff, der jedes lebende System antreibt, sich gegen den thermischen Zerfall in die Entropie zu behaupten. In diesem Sinne ist der Geist kein passives Gefäß, sondern eine proaktive Kraft der Active Inference, die unablässig versucht, die Überraschung einer unvorhersehbaren Welt zu minimieren. Doch Energie allein ist richtungslos; sie braucht einen Raum, in dem sie sich entfalten kann. Hier tritt die spatiotemporale Struktur Georg Northoffs auf den Plan. Das Gehirn zimmert aus seinen eigenen rhythmischen Schwingungen – insbesondere den langsamen, tiefen Wellen der Slow Cortical Potentials – eine innere Bühne aus Zeit und Raum. Ohne diese zeitliche Kontinuität und die hierarchisch geschichteten Zeitskalen gäbe es kein »Dazwischen«, kein resonantes Feld, in dem Signale zu Bedeutung reifen könnten (Northoff, 2023).

Das Licht auf dieser Bühne wird durch die Affektlogik Luc Ciompis (1997) reguliert. Unsere Gefühle sind in dieser Choreografie nicht bloße Begleitmusik, sondern fungieren als das Flutlicht, das die Intensität und Farbe unserer Wahrnehmung steuert. Sie bestimmen die »Präzisionsgewichtung«: Ein affektiver Zustand entscheidet darüber, ob wir eine sensorische Abweichung als bedeutsamen Anruf der Welt werten, dem wir uns öffnen (Papez-Dominanz), oder als irrelevantes Rauschen unterdrücken (Yakovlev-Dominanz). Wenn Energie, Bühne und Licht zusammenwirken, entstehen Muster. Die Synergetik Hermann Hakens (1983, 1996) erklärt uns hierbei das Prinzip der Selbstorganisation: Wie sich aus dem neuronalen Zusammenspiel stabile »Ordnungsparameter« formen – jene Gewohnheiten und tiefen Überzeugungen, die unser Verhalten leiten.

Inmitten dieses synergetischen Musters tritt der Akteur hervor: das Selbst-Muster nach Shaun Gallagher (2024). Es ist das verkörperte, eingebettete und handelnde Selbst, das nicht isoliert im luftleeren Raum schwebt, sondern tief in den biologischen und sozialen Vollzügen verwurzelt ist. Damit dieses Ensemble jedoch nicht in sinnloser Bewegung verharrt oder in einem Kreislauf aus reiner Selbsterhaltung erstarrt, braucht es eine Richtung – eine teleologische Regieanweisung. Diese liefert der Logos-Vektor Viktor Frankls (▶ Logotherapie; Frankl, 2005). Er ist der gerichtete Impuls, der die Bewegung auf Stimmigkeit und Sinn ausrichtet und das gesamte System auf ein Ziel hin »versklavt«, das jenseits des eigenen Ichs liegt.

Im RIM wird psychische Gesundheit somit als ein energetisch hocheffizienter Zustand der Schwingungseinheit definiert. Es ist jener Moment, in dem die Zahnräder der Energetik (Friston), der Zeitlichkeit (Northoff), des Affekts (Ciompi), der Organisation (Haken), des Musters (Gallagher) und der Sinn-Ausrichtung (Frankl) perfekt ineinandergreifen. Die Psychopathologie hingegen erscheint als mechanische Dissonanz: Ein Zustand, in dem die Bühne der Zeit erstarrt, das Licht der Gefühle erlischt oder der Logos-Vektor bricht, wodurch das System in leidvollen, hoch vorhersehbaren, aber resonanzlosen Mustern gefangen bleibt. Das RIM zeigt uns, dass Transformation kein linearer Reparaturvorgang ist, sondern ein synergetischer Phasenübergang, der das gesamte Räderwerk zurück in die Lebendigkeit führt.

Der Schlussstein: Das spirituelle Selbst-Muster als bewusste Entscheidung

Die entscheidende Besonderheit des RIM liegt in der konsequenten Erweiterung von Gallaghers Pattern Theory of Self (2013) um den spirituellen Selbst-Muster-Anteil. Hierin liegt die wirksamste Transformationskraft zur Steigerung unserer Resilienz verborgen. Während das narrative Selbst-Muster – jener innere »Chef-erzähler«, der unaufhörlich an unserer Biografie webt – gewissermaßen als evolutionärer Standardmodus »immer schon da« ist und automatisch eine kohärente Identität durch Zeit simuliert, stellt die spirituelle Dimension eine völlig andere ontologische Qualität dar. Das narrative Ich ist eine Softwarefunktion zur biografischen Kohärenz; das spirituelle Selbst ist eine architektonische Kapazität zur existenziellen Positionierung.

Das spirituelle Selbst-Muster ist kein Automatismus des Gehirns. Es ist vielmehr eine Kapazität, für die man sich aktiv und bewusst entscheiden muss. Diese Entscheidung erwächst selten aus einem ruhigen Alltag, sondern meist aus der existenziellen Notwendigkeit, wenn wir durch das bewusste Erleben transformierender Erfahrungen für diese Dimension sensibilisiert wurden. Oft sind es Grenzsituationen – schwere Krisen, Verluste oder das radikale Scheitern unserer bisherigen narrativen Erklärungsmodelle –, die den Raum für diese Entscheidung öffnen. Wenn die Geschichte, die wir uns über uns selbst erzählen, in Stücke bricht, bleibt nur der leere Raum des Gewahrseins. In diesem Moment geschieht der Übergang vom passiven »Erzählt-Werden« zur bewussten Positionierung im Zentrum des eigenen Seins.

Mechanistisch betrachtet ist dieser spirituelle Anteil in den langsamsten »Intrinsic Neural Timescales« (INTs) des Gehirns verankert. Diese tiefen, zeitlichen Strukturen fungieren als höchster interner Regulator, der die energetische Integrität des Gesamtsystems überwacht. Während schnellere neuronale Zeitskalen flüchtige Emotionen und sensorische Reize verarbeiten, bildet der spirituelle Master-Prior ein stabiles Fundament, das ein »Bayesian Binding« höchster Ordnung ermöglicht. Er fungiert wie eine »Super-Metapher« oder ein spiritueller »Hyper-Prior«, der den Schmerz des Yakovlev-Kreises und den proaktiven Vorwärtsdrang des Papez-Kreises in einen globalen Horizont bedingungsloser Bejahung integriert.

Stellen wir uns das Gehirn als ein Schiff in stürmischer See vor: Das narrative Ich versucht verzweifelt, die Segel neu zu setzen und die Geschichte der Reise umzuschreiben, während der spirituelle Master-Prior der schwere Kiel ist, der die E/I-Balance unterhalb der Oberfläche stabilisiert. Wenn dieser Anteil kultiviert wird – etwa durch meditative Praxis oder die bewusste noetische

Umwertung im Sinne Frankls –, erlaubt er es uns, die »Totpunkt-Inhibition« der Angst zu überwinden. Das Gehirn erkennt durch diese bewusste Entscheidung zur Sinn-Ausrichtung, dass der Schmerz nicht das Ende des Modells oder eine Fehlfunktion darstellt, sondern die notwendige Reibungsenergie für eine Erweiterung des Selbst zur Reife. In dieser Dimension wird das Leid nicht mehr als Angriff auf das Ich gewertet, sondern als Anruf an das spirituelle Selbst, über die bisherigen Grenzen hinauszuwachsen.

Resilienz als dynamischer Tanz: Antifragilität und Noo-Dynamik

Wahre Resilienz wird in unserer modernen Kultur oft missverstanden. Wir betrachten sie häufig als eine Form der Robustheit – die bloße Fähigkeit, einem Druck standzuhalten wie eine starre Festungsmauer, oder als passive Widerstandskraft, die uns nach einer Erschütterung lediglich in den alten Urzustand zurückfedern lässt. Doch aus der Sicht des Resonanz-Inferenz-Modells ist dieses Verständnis zu kurz gegriffen. Ein System, das lediglich stabil bleibt, bricht zwangsläufig, wenn die Belastung seine Toleranzschwelle überschreitet. Wahre neuroexistenzielle Resilienz folgt daher dem Prinzip der Antifragilität nach Nassim Taleb (2012). Ein antifragiles System reagiert auf Stressoren, Schmerz und jene massive entropische Last, die mit dem Zusammenbruch gewohnter Weltmodelle einhergeht, nicht mit bloßem Aushalten. Es nutzt die Erschütterung als notwendigen energetischen Impuls für eine Transformation nach oben – es wächst am Widerstand, so wie ein Muskel unter Belastung Hypertrophie erfährt.

Wir beschreiben diesen Prozess als den »Affective Criticality Loop« (ACL; Leidig, 2025b). Dieser neuronale Regelkreis fungiert als ein hochdynamisches Gleichgewichtsorgan des Geistes, das – vergleichbar mit dem hochempfindlichen Kompensationspendel eines Marinechronometers – die strukturelle Ordnung selbst inmitten einer tosenden See garantiert. Der ACL navigiert ununterbrochen auf der messerscharfen Kante der Kritikalität. Droht das System unter extremer Last in die subkritische Lähmung der Depression abzugleiten, injiziert der Loop affektive Impulse der Elation; driftet es in das superkritische Rauschen der Panik ab, wirkt er als dämpfender Regulator. Diese Navigation ermöglicht es uns, unter Druck nicht nur stabil zu bleiben, sondern eine höhere Ebene der Organisation zu erreichen.

Der Schmerz spielt in dieser Alchemie der Resilienz eine zentrale Rolle. Im Sinne der Noo-Dynamik Viktor Frankls (2005) begreifen wir das Leiden nicht als einen biologischen Defekt, sondern als den existenziellen »Treibstoff« für den synergetischen Phasenübergang. Ohne die schmerzhafte Dissonanz zwischen dem, was ist, und dem, was im Lichte des Sinns sein sollte, gäbe es keinen energetischen Grund für das Gehirn, seine prädiktiven Modelle grundlegend zu revidieren. Die Spannung ist die Bedingung für das Erwachen.

In der bayesianischen Logik des Gehirns geschieht hier ein Prozess des »Explaining Away« (Hohwy, 2013): Der Schmerz wird nicht einfach unterdrückt, sondern durch einen übergeordneten spirituellen Master-Prior (den Sinn) integriert. Indem das Leid in eine bedeutsame Aufgabe transformiert wird – etwa das Zeugnisgeben, das Helfen anderer oder das persönliche Reifen –, ändert sich seine informationstheoretische Signatur. Der Sinn liefert das fehlende »Warum«, wodurch die metabolischen Kosten der Verzweiflung drastisch sinken. Die Hardware des Gehirns wird vor dem allostatischen Zusammenbruch geschützt, weil die entropische Last nicht mehr als destruktives Rauschen, sondern als gerichtete Energie wahrgenommen wird. Wahre Resilienz ist somit kein passives Zurückfedern, sondern eine schöpferische Navigation, in der das »Tragische« zum Fundament einer neuen, tieferen Resonanz mit dem Leben wird.

Zur eigenen Werkstatt: Praktiken der neuroexistenziellen Resonanz

1. Die neurolimbische Musterunterbrechung (Kultivierung des Zeugen): In Momenten starker affektiver Belastung – sei es Wut, Angst oder ein zwanghafter Drang – besteht die erste Aufgabe darin, die Identifikation mit dem limbischen Impuls zu brechen. Halten Sie inne und vergegenwärtigen Sie sich die mechanische Natur Ihres Erlebens. Sagen Sie sich innerlich: »Ich nehme wahr, dass mein Schutzsystem gerade mit hoher Präzision inhibiert« oder »Ich bemerke die drängende Elation meiner Impulse.« Dieser Akt des Labeling ist kein bloßes Wortspiel, sondern ein neurobiologischer Hebel. Er verschiebt die Präzisionsgewichtung von den schnellen, reaktiven Schaltkreisen hin zum langsameren Metagewahrsein. Dadurch schaffen Sie den notwendigen Raum zwischen Reiz und Reaktion – jenen Bruchteil einer Sekunde, in dem Sie nicht mehr Opfer Ihrer Neurochemie sind, sondern Zeuge eines biologischen Prozesses.

2. Die SCP-Synchronisation (Einschwingen auf die Grundwelle): Ihre existenzielle Kontinuität wird neurobiologisch durch die langsamsten Rhythmen Ihres Gehirns (Slow Cortical Potentials) getragen. Um sich mit dieser stabilisierenden »Bassnote« Ihres Seins zu verbinden, suchen Sie die bewusste Stille auf. Konzentrieren Sie sich nicht auf den flüchtigen Inhalt Ihrer Gedanken – die wie Wellen an der Oberfläche erscheinen –, sondern auf den weiten, zeitlosen Raum, in dem diese Gedanken überhaupt erst auftauchen. Versuchen Sie, das reine Gefühl der Existenz unterhalb aller mentalen Konstrukte zu spüren. Diese Übung stärkt den spirituellen Master-Prior und verleiht Ihrem Gesamtsystem eine übergeordnete zeitliche Integrität, die Sie vor dem allostatischen Zerfall in der Hektik des Alltags schützt.

3. Das absichtslose Verbundensein (Resonanzräume öffnen): Resonanz lässt sich nicht instrumentell erzwingen, aber man kann die Bedingungen für ihr Erscheinen optimieren, indem man die prädiktive Panzerung lockert. Suchen Sie regelmäßig Orte auf, die eine ▶vertikale Resonanz begünstigen – sei es eine Kathedrale, ein dichter Wald oder die Betrachtung eines großen Kunstwerks. Üben Sie sich dort im radikalen »Nicht-Wollen«. Verzichten Sie auf jegliches Ziel der Selbstoptimierung oder Analyse. Warten Sie geduldig auf jenen Moment der Affektion – jenes unwillkürliche, physisch spürbare Berührtwerden, das signalisiert, dass Ihr Gehirn sich für einen »heiligen Vorhersagefehler« geöffnet hat. Dies trainiert die Hardware Ihrer Freiheit, sich der Unverfügbarkeit der Welt wieder anzuvertrauen.

4. Die noetische Umkehrung und der somatische Anruf: In Momenten der Krise oder scheinbaren Ausweglosigkeit nutzen Sie die Kraft des Logos-Vektors als körperliche und geistige Neuausrichtung.

- **Der kognitive Schritt:** Fragen Sie nicht: »Warum geschieht mir das?«, sondern stellen Sie sich die aktive, noetische Frage: »Was will das Leben in diesem Moment von mir? Welche Antwort wird von mir verlangt?«
- **Der somatische Anker:** Während Sie diese Frage innerlich stellen, richten Sie Ihre Wirbelsäule bewusst auf. Begreifen Sie diese vertikale Achse als das physische Korrelat Ihrer Integrität inmitten des horizontalen Chaos.
- **Die Atem-Resonanz:** Atmen Sie tief ein und nehmen Sie die Situation als »Ruf« vollständig an (Affektion). Atmen Sie dann langsam und kraftvoll aus, während Sie sich innerlich als aktiv Antwortender begreifen (Selbstwirksamkeit). Diese Praxis führt Ihr System schlagartig aus der metabolisch kostspieligen Opferrolle zurück in einen Zustand energetischer Effizienz und Handlungsfähigkeit.

22 Die Kunst des Mitgefühls

Am Heiligabend 1968 vollzog sich am Rand des menschlich Fassbaren ein Ereignis, das die kartografische Gewissheit unserer Spezies für immer verändern sollte. Während die Besatzung der Apollo 8 den Mond umkreiste, tauchte über dem staubigen, grauen Horizont des Trabanten plötzlich ein leuchtend blauer, fragiler Edelstein auf: die Erde. Das Foto »Earthrise«, das in diesem Moment entstand, war weit mehr als eine technologische Trophäe des Kalten Krieges; es war ein Schlag gegen den provinziellen Narzissmus des Menschen. Shaun Gallagher (Gallagher, Janz, Reinerman, Trempler u. Bockelman, 2015) beschreibt solche Erfahrungen in seiner Neurophänomenologie als das Erhabene (»Awe«) – jene seltenen Momente, in denen die Welt unsere gewohnten Kategorien so massiv übersteigt, dass unser bisheriges Selbst-Muster (Pattern of Self) vorübergehend kollabiert. In dieser Sekunde des Staunens bricht das semantische Netz, mit dem wir die Wirklichkeit einfangen wollen.

Die schiere Unermesslichkeit und Fragilität dieses Anblicks bewirkte bei den Astronauten eine radikale Dezentrierung. In der Sprache des RIM bedeutet dies: Die prädiktive Kapazität des Gehirns war unfähig, dieses neue Signal in die bestehenden Modelle der territorialen Getrenntheit zu integrieren. Es kam zu einer erzwungenen Öffnung der Markov Decke. In diesem Zustand ehrfürchtiger Stille wurde die statistische Illusion der Isolation unhaltbar; die Astronauten erfuhren am eigenen Leib, was Gallagher als die »Akkommodation des Selbst« an ein größeres Ganzes beschreibt. Es war ein »heiliger Vorhersagefehler« von kosmischem Ausmaß: Die Verbundenheit der Wolken über dem Pazifik mit den Wäldern des Amazonas wurde nicht mehr nur als ökologische Hypothese gedacht, sondern als eine leibliche, pulsierende Realität empfunden, die das Ich als alleinigen Bezugspunkt hinwegfegte.

Diese Erfahrung des Erhabenen ist das makroskopische Gleichnis für das, was wir auf der mikroskopischen Ebene unseres eigenen Lebens oft schmerzhaft vermissen. Wir verbringen den Großteil unserer Existenz in der festen Überzeugung, eine isolierte Insel zu sein. Wir verteidigen unsere Grenzen, optimieren unsere privaten Territorien und behandeln den »anderen« oft wie ein fremdes Gestirn, dessen Gravitation wir fürchten. Wir leben in einer Welt der kalten Verfügbarkeit, in der wir versuchen, das Leben zu managen, anstatt es zu berühren. Doch wie die Astronauten der Apollo 8 müssen auch wir erkennen: Ein Leben mag äußerlich perfekt organisiert sein – doch ohne die Fähigkeit, uns selbst und anderen mit echter Wärme zu begegnen, bleibt es ein kaltes Kunstwerk. Es gleicht jener perfekt geölten Mechanik eines Leuchtturms, die zwar präzise rotiert, deren Spiegel aber stumpf geworden sind: Das Licht, das den anderen Orientierung und Wärme böte, bleibt aus.

Die Antwort auf diese Kälte ist die Kunst des Mitgefühls. Im Rahmen des Resonanz-Inferenz-Modells (RIM) begreifen wir Mitgefühl nicht als sentimentale Regung, sondern als eine hochdynamische Organisation des Geistes – ein intentionales Muster aus Wahrnehmung, Gefühl und Motivation, das nach Shaun Gallagher (2024) ein synergetisches Cluster aus physiologischer Regulation, kognitiver Perspektivenübernahme und affektiver Wärme bildet. Es ist der entscheidende Schritt von der statistischen Isolation des Ichs in die schwingende Teilhabe am Wir. Es ist die Transformation des Gehirns von einer defensiven Recheneinheit zu einem resonanten Feld.

Der innere Tyrann: Schopenhauer und die Architektur der Ich-Verhaftung

Um die entgrenzende Kraft des Mitgefühls zu verstehen, müssen wir zunächst sein dunkles Spiegelbild vollständig durchschauen: jenen Zustand der Ich-Verhaftung, in dem der innere Tyrann die uneingeschränkte Herrschaft übernommen hat. Arthur Schopenhauer (1819/2017) war einer der wenigen Philosophen, der die unbarmherzige Mechanik dieses inneren Despoten bis in seine metaphysischen Wurzeln durchleuchtete.

Für Schopenhauer ist jedes Individuum nichts weiter als eine temporäre Manifestation eines blinden, unaufhörlichen »Willens zum Leben«. Dieser Wille ist ein metaphysischer Urdrang, der sich in der gesamten Natur ausdrückt. Das fundamentale Problem unserer Existenz liegt jedoch in einer kognitiven Verzerrung: Unser Bewusstsein fragmentiert diesen einen Willen durch die Filter von Raum und Zeit. Schopenhauer nennt dies das »principium individuationis« – das Prinzip der Individuation. Es ist die »Urerfahrung der Trennung«, eine fundamentale Illusion, die uns vorgaukelt, wir wären isolierte Inseln in einem fremden Ozean, während wir in Wahrheit Wellen desselben Meeres sind.

Diese Fragmentierung ist die eigentliche Tragödie des Geistes. Wir erleben uns als ein »Ich«, das scharf von einem »Du« und einer »Welt« abgegrenzt ist. Diese Getrenntheit erzeugt zwangsläufig einen endlosen Kreislauf aus Begehren und Frustration. Wir halten unser kleines Ich für den Mittelpunkt des Universums. Alle anderen Wesen werden in dieser Logik zu »Nicht-Ichs« degradiert – zu Konkurrenten oder Instrumenten. In diesem Zustand sind unsere ▶ Resonanzachsen zur Welt vollständig gekappt; die Wirklichkeit wird zur stummen Oberfläche, auf der wir lediglich das Echo unserer eigenen ungestillten Bedürfnisse halluzinieren.

Aus dieser Verdunkelung erwächst der innere Tyrann. Im RIM begreifen wir ihn als rigiden, hegemonialen Hyper-Prior – ein dominantes Muster, das jede Information durch den Filter der Bedrohung verzerrt. Seine Funktion ist paradox: Er agiert als ein radikaler Selbstschutz-Mechanismus, der versucht, uns vor der vermeintlich größeren Gefahr der Zurückweisung oder Vernichtung zu bewahren, indem er uns in einem Gefängnis der Selbstabwertung isoliert. Er behauptet, uns sicher zu machen, doch der Preis ist eine enorme metabolische Last, da das System permanent in einem Zustand der Abwehrstarre (Inhibition durch den Yakovlev-Kreis) verharrt.

Betrachten wir die konkreten Manifestationen: Bei Markus erscheint er als monotone, beinahe mechanische Stimme: »Du bist im Kern fehlerhaft. Wenn sie dich wirklich kennen würden, würden sie dich verachten.« Dieser Tyrann ist ein Meister der prädiktiven Verzerrung. In Markus' Kopf wird selbst ein flüchtiges Lächeln eines Fremden zur zynischen Grimasse uminterpretiert, was jede spontane Resonanz im Keim erstickt. Er bleibt ein Gefangener seiner eigenen Vorhersage. Bei Anna hingegen tarnt sich der Tyrann als der gnadenlose Perfektionist. Er hat ihr inneres Modell in eine algorithmische Maschine der Effizienz verwandelt. Jede Pause wird als Schwäche gegeißelt, jeder Fehler als Beweis für mangelnden existenziellen Wert. Ihr Tyrann flüstert: »Sicherheit musst du dir jede Sekunde neu verdienen. Wer ruht, wird vernichtet.« In dieser Verfassung ist Anna unfähig zu echter Resonanz, denn Resonanz erfordert das Wagnis der Verletzlichkeit – einen Zustand, den ihr System als drohenden Kontrollverlust mit maximalen Alarmwerten quittiert.

Durchschautes Intersein: Erwachen aus der Gefangenschaft

Schopenhauer belässt uns jedoch nicht in dieser Diagnose. In einem Akt intuitiver Erkenntnis gelangt er zu einer befreienden Einsicht, die er mit der vedischen Formel »Tat tvam asi« – »Dies bist du« – auf den Punkt bringt. Im Moment echten Mitgefühls durchschaut der Mensch schlagartig die Illusion der Getrenntheit. Es ist kein mühsam konstruierter moralischer Gedanke, sondern eine unmittelbare Gewissheit. In dieser intuitiven Unmittelbarkeit erkennt man im Schmerz des anderen keinen fremden Datenstrom mehr, sondern eine andere Modalität desselben einen Lebensstroms, der auch das eigene Sein beseelt. Diese Einsicht ist für Schopenhauer der eigentliche Inhalt des Mitgefühls und das einzige Fundament einer echten Ethik (Marshall, 2022). Es ist das Durchdringen des »Schleiers der Maya«: Die künstlichen Mauern, die unser Gehirn durch Raum und Zeit errichtet hat, fallen in sich zusammen. Mitgefühl ist in diesem Sinne kein Akt des mitleidigen Herabblickens, sondern ein Akt des Erwachens zu einer Realität, die jenseits der egozentrischen Vorhersage liegt.

Der buddhistische Mönch und Visionär Thich Nhat Hanh hat diese fundamentale Verbundenheit mit dem Begriff des ▸ Interseins übersetzt. »Sein heißt Intersein« (Thich Nhat Hanh, 2017, S. 13), schreibt er prägnant. Nichts im gesamten Universum existiert aus sich selbst heraus, isoliert oder unabhängig von allem anderen. Sein berühmtes Gleichnis vom Blatt Papier illustriert dies mit poetischer Präzision: Wenn wir tief in ein Blatt Papier schauen, sehen wir darin die Wolke, ohne die es keinen Regen gäbe; wir sehen den Sonnenschein, ohne den der Baum nicht gewachsen wäre; wir sehen die Erde, die Nährstoffe lieferte, und den Holzfäller, dessen Schweiß und Nahrung in die Arbeit flossen. Entfernte man auch nur eines dieser »Nicht-Papier-Elemente«, würde das Blatt Papier augenblicklich aufhören zu existieren. Das Papier ist gewissermaßen eine kollektive Manifestation des gesamten Kosmos – es ist »leer« an einem getrennten Selbst, aber »randvoll« mit der Totalität der Welt.

Dieses Verständnis führt uns zum Prinzip der Leere (»Sunyata«), das im RIM eine radikale Umdeutung erfährt: Intersein bedeutet das Erkennen, dass unsere Markov-Decke keine unüberwindbare Betonmauer ist, sondern eine semipermeable, fließende Membran. Wir sind keine autarken Recheneinheiten, sondern Knotenpunkte in einem unendlichen, rekursiven Netz von Abhängigkeiten. Wenn wir begreifen, dass wir buchstäblich aus dem Licht und dem Atem des anderen bestehen, verliert der innere Tyrann seine mächtigste Waffe: die Angst vor dem Fremden. Die Verteidigung einer isolierten »Ich-Festung« wird nicht nur überflüssig, sondern in einem tiefen Sinne absurd, wenn es gar keine getrennte »Außenwelt« gibt, die uns vernichten könnte, ohne sich selbst zu schaden.

Auf dieser Basis wird Mitgefühl von einer mühsamen ethischen Pflichtübung zu einer logischen Konsequenz der Wirklichkeitswahrnehmung. Man braucht sich nicht länger zur Wärme zu zwingen, wenn man die fundamentale Wahrheit des Interseins verkörpert. Die Sorge um den anderen transformiert sich in eine erweiterte Form der Selbstfürsorge, die schlichtweg die künstlichen Grenzen der egoistischen Vorhersagemodelle überschritten hat. Mitgefühl ist die funktionale Auflösung der prädiktiven Dissonanz zwischen dem »Ich« und der »Welt«. Erst in dieser Weitung des Blicks wird das System wirklich resilient, da es nicht mehr gegen die Welt ankämpft, sondern mit ihr in Resonanz tritt.

Die neurobiologische Anatomie: Von der Empathie zum Mitgefühl

Wie aber bricht ein verhärtetes Herz aus seiner prädiktiven Isolation aus? Der erste Schritt ist oft eine primitive, beinahe mechanische Empathie – ein leibliches Miterleben, das tief unterhalb der Schwelle unseres bewussten Denkens in den Spiegelneuronen (Rizzolatti u. Craighero, 2004) verankert ist. Dieses System fungiert als ein basaler Resonanzraum, in dem wir die Bewegungen, Affekte und Schmerzsignale unseres Gegenübers simulieren. Es ist eine »somatische Ansteckung«, ein prädiktives Modell, das die Grenzen zwischen Selbst und Objekt vorübergehend verwischt, um soziale Kohärenz zu gewährleisten.

Doch in dieser evolutionär wertvollen Gabe verbirgt sich eine existenzielle Falle: der empathische Stress. Die bahnbrechende Forschung von Tania Singer und Olga Klimecki (2013) hat gezeigt, dass reine Empathie und echtes Mitgefühl neurobiologisch zwei grundverschiedene Kontinente bewohnen. Wenn wir im prolongierten Miterleben des Schmerzes verharren, ohne eine regulierende Metaperspektive einzunehmen, aktivieren wir die klassische Schmerzmatrix des Gehirns – insbesondere die anteriore Insula und den mittleren cingulären Kortex. Unser Gehirn begeht hier einen statistischen Kategorienfehler: Es registriert das Leid des anderen als eine unmittelbare biologische Bedrohung für die eigene Integrität. Da wir den Schmerz des anderen jedoch nicht durch eigene motorische Handlungen »weg-erklären« können, steigt die freie Energie im System massiv an. Wir fühlen uns überflutet, gelähmt und schließlich ohnmächtig. Diese chronische prädiktive Spannung führt zwangsläufig zur »Empathy Fatigue« – einem Zustand der energetischen Erschöpfung, bei dem das Ego sich zum Schutz hinter eine Mauer der Kälte zurückzieht.

Der rettende Schritt führt über eine transformierende Neuausrichtung zum echten Mitgefühl (Compassion). Dies ist kein gradueller Unterschied, sondern ein qualitativer Sprung der neuronalen Architektur. Mitgefühl bedeutet, das Leid des anderen wahrzunehmen, ohne sich in ihm zu verlieren. In diesem Moment schaltet das Gehirn von der verlustreichen Schmerzmatrix in das hocheffiziente Belohnungs- und Bindungssystem um. Regionen wie das ventrale Striatum, der Nucleus accumbens und der mediale orbitofrontale Kortex werden aktiv – Netzwerke, die normalerweise mit positiven Affekten, Sicherheit und dem nährenden Gefühl der Zugehörigkeit assoziiert sind (Klimecki, Leiberg, Ricard u. Singer, 2013).

Mitgefühl ist somit keine moralische Last, die uns Energie entzieht, sondern eine regenerative Ressource. Es ist die intelligenteste Strategie zur Regulation sozialer Unsicherheit. Während Empathie uns in der Dissonanz des »Mitleidens« gefangen hält, bietet Mitgefühl einen proaktiven Handlungsimpuls: den Wunsch nach Transformation. Dieser Impuls wirkt als ordnender Hyper-Prior, der die allostatische Last senkt und die lähmende Ohnmacht in eine warme, zielgerichtete Wirksamkeit verwandelt. Wir werden vom Mitleidenden zum Teilhabenden, der aus einer Position innerer Fülle agiert, anstatt im Mangel des anderen zu ertrinken.

Selbstmitgefühl: Die innere Revolution

Die Revolution des Herzens beginnt jedoch nicht mit dem heroischen Blick auf die ferne Not der Welt, sondern mit einer radikalen, oft als egoistisch missverstandenen Wendung nach innen: mit dem bewussten Akt der Freundschaft sich selbst gegenüber. Selbstmitgefühl (Neff, 2003) fungiert in der Architektur des Geistes als das direkte neurobiologische Gegenmittel zum inneren Tyrannen. Im Rahmen des RIM verstehen wir diesen Prozess als eine fundamentale Neugewichtung unserer inneren Vorhersagemodelle: Wir ersetzen den bedrohlichen Prior der »Unzulänglichkeit« durch den sichernden Prior der »bedingungslosen Annahme«.

Diese innere Entwicklung entfaltet sich in drei untrennbaren Dimensionen:

Alles beginnt mit der Selbstfreundlichkeit. Dies ist die bewusste Entscheidung, sich im Moment des Scheiterns nicht als unerbittlicher Richter, sondern als unterstützender Begleiter zu begegnen. Es ist der neurologische Schritt, den Automatismus der Geißelung durch ein nährendes Signal der Sicherheit zu ersetzen. Stellen wir uns Anna vor: Wenn sie einen Fehler macht, würde ihr innerer Tyrann normalerweise sofort eine Kaskade von Stresshormonen auslösen. Selbstfreundlichkeit bedeutet hier, innezuhalten und sich innerlich mit der gleichen Wärme zuzusprechen, die man einem geliebten Menschen schenken würde. Dies ist kein Akt der Schwäche, sondern ein strategischer Einsatz metabolischer Energie: Ressourcen werden für die proaktive Bewältigung frei, anstatt in der inhibitorischen Unterdrückung des Selbstwerts zu verpuffen.

Daraus erwächst organisch das Empfinden einer geteilten Menschlichkeit. Hier wird die philosophische Einsicht des Interseins zur psychologischen Rettung: Es ist die Erkenntnis, dass Leiden und die Angst, nicht zu genügen, die universale Grammatik der menschlichen Existenz bilden. Der innere Tyrann isoliert uns, indem er flüstert: »Nur du bist so fehlerhaft.« Selbstmitgefühl hingegen öffnet die Markov-Decke und erinnert uns daran, dass Millionen von Menschen in diesem Moment ähnliche Kämpfe durchleben. Markus, der sich in seiner sozialen Angst oft wie ein Außenseiter der Spezies fühlt, erfährt durch diesen Schritt eine radikale Entlastung. Sein Schmerz wird zur Brücke statt zur Mauer; die statistische Isolation des Ichs löst sich auf.

Getragen wird dieser Prozess von einer wachen Achtsamkeit. Dies ist die Fähigkeit, den eigenen Schmerz klar wahrzunehmen, ohne von ihm überflutet zu werden. Es ist die Kunst der noetischen Balance: Wir verdrängen das Leid nicht länger – was das System enorme Mengen an freier Energie kosten würde –, aber wir verlieren uns auch nicht in der Identifikation. Diese Distanz schafft jenen »Raum der Zeugenschaft«, den wir in Kapitel 21 als Voraussetzung für Freiheit definiert haben. Wir beobachten die Welle des Schmerzes, ohne zu glauben, dass wir die Welle sind.

Neurobiologisch betrachtet unterbricht diese dreifache Bewegung den kräftezehrenden Teufelskreis der Selbstverurteilung. Ein hohes Maß an Selbstmitgefühl korreliert direkt mit einer signifikant gesteigerten Herzratenvariabilität (Svendsen et al., 2020) – ein klares Indiz für eine überlegene Emotionsregulation und eine drastisch gesenkte Stressreaktion. Selbstmitgefühl ist der biologische Boden, auf dem der Same des Mitgefühls für andere erst keimen kann – denn ein System, das sich selbst im Krieg befindet, hat keine Kapazität für den Frieden mit der Welt.

Kollektive Resonanz: Die Minimierung sozialer Entropie

Wenn wir das Mitgefühl auf die kollektive Ebene heben, offenbart sich seine wahre evolutionäre Kraft als ordnendes Prinzip zwischenmenschlicher Systeme. In der Architektur des RIM ist jede soziale Interaktion ein hochkomplexer Prozess der gegenseitigen Inferenz – ein Tanz zweier generativer Modelle, die versuchen, eine gemeinsame Welt zu entwerfen. In einem Zustand der Entfremdung oder Ich-Verhaftung begegnen wir dem anderen jedoch mit einer extrem hohen Präzisionsgewichtung unserer eigenen Vorhersagen. Wir tragen eine Art prädiktive Panzerung: Wir »wissen« bereits, wer der andere ist, und pressen das lebendige Gegenüber in die starren Kategorien unserer Vorurteile. Jede Abweichung des anderen wird nicht als belebende Information, sondern als störendes Signal gewertet, das unsere Modell-Integrität bedroht. Das Ergebnis ist soziale Dissonanz – ein drastischer Anstieg der sozialen Entropie, in der echte Begegnung durch instrumentelle Kontrolle ersetzt wird und das zwischenmenschliche Feld in ein energetisch kostspieliges Rauschen zerfällt.

Mitgefühl hingegen ist der biologische Algorithmus, der die statistische Isolation der Markov-Decken aufhebt und die Membranen zwischen den Individuen durchlässig macht. Es ermöglicht jene Inter-Brain Synchrony (Hasson et al., 2012), bei der sich die neuronalen Oszillationen zweier Individuen phasengetreu abgleichen. Wir schwingen uns wortwörtlich aufeinander ein – vergleichbar mit Musikern, die in einem improvisierten Flow eine gemeinsame Melodie finden – und teilen die metabolische Last der Weltvorhersage. In diesem Zustand der Resonanz müssen wir das Gegenüber nicht mehr mühsam als fremdes Objekt »berechnen« oder defensiv absichern, weil wir in eine geteilte Wirklichkeit eingetreten sind. Mitgefühl ist somit die effizienteste Methode zur Minimierung kollektiver freier Energie: Es transformiert soziale Räume von Orten des Wettbewerbs in Felder synergetischer Kohärenz.

Mitgefühl als Architektur der Resonanz: Die Synthese

Mitgefühl ist die funktionale und strukturelle Grundlage einer lebendigen, vibrierenden Weltbeziehung. In der Architektur des RIM bildet es jene Brücke, die die technokratische Meisterschaft über das Selbst in eine organische Teilhabe am Ganzen transformiert.

Aus der Perspektive der Synergetik (Haken, 1996) lässt sich die Ich-Verhaftung als ein pathologischer Attraktor begreifen – ein »Zustandstrog«, in dem das psychische System durch Angstschleifen gefangen bleibt. Mitgefühl wirkt in dieser Dynamik als der mächtigste transformative Destabilisator. Es führt eine fundamental neue Qualität von Information in das System ein: die Gewissheit von Verbundenheit. Diese Information wirkt wie ein energetischer Impuls, der das alte Muster von innen heraus destabilisiert. Die metabolische Energie, die zuvor in der prädiktiven Abwehr gebunden war, wird schlagartig frei. Das System gerät in einen Zustand der Kritikalität, der einen Phasenübergang zu einer höheren, offeneren Ordnungsebene ermöglicht.

Ergänzt wird dies durch die Konsistenztheorie (Grawe, 2004). Psychische Gesundheit ist das Resultat einer hohen Übereinstimmung zwischen Grundbedürfnissen und Realität. Die Herrschaft des Tyrannen ist jedoch ein Zustand chronischer Inkonsistenz: Das Bedürfnis nach Bindung wird durch Isolation permanent frustriert. Mitgefühl heilt diese Wunde an ihrer Wurzel. Es etabliert einen inneren sicheren Hafen, der das Bindungsbedürfnis unmittelbar befriedigt und den prädiktiven Stresspegel senkt. Erst aus diesem Raum inneren Reichtums heraus können wir uns der Welt wieder ohne Schutzkleidung zuwenden. Mitgefühl ist somit der operative Kern der Konsistenzsicherung.

Mitgefühl erweist sich so als die Voraussetzung für echte äußere Resonanz (Rosa, 2019). Ein von Selbstkritik verhärtetes Herz ist wie ein verstimmtes Instrument – es ist kein Resonanzkörper mehr, sondern ein hohlklingender Panzer. Es produziert lediglich Stille in einer eigentlich klangvollen Welt. Mitgefühl ist der Akt, dieses Instrument wieder zu stimmen. Es macht das Herz durchlässig und schwingungsfähig für die horizontale Achse der Begegnung, die diagonale Achse des Tuns und die vertikale Achse der Transzendenz. Es ist der Schlüssel zu einem Leben, das mit offenem Herzen bejaht werden kann.

Zur eigenen Werkstatt: Die Alchemie des Herzens

Die Kultivierung des Mitgefühls ist ein systematisches Training des Herzens, das darauf abzielt, die neurobiologischen Pfade der Zugehörigkeit zu stärken und die Hegemonie des inneren Tyrannen zu brechen. Diese Übungen sind keine moralischen Appelle, sondern präzise Interventionen in den biostatistischen Signalfluss Ihres Nervensystems.

1. Die somatische Selbst-Freundschaft (Lokalisation der Wärme): Suchen Sie sich einen ruhigen Ort. Legen Sie eine oder beide Hände flach auf Ihr Herz oder an eine andere Stelle Ihres Körpers, die sich beruhigend anfühlt (z. B. die Wange oder den Solarplexus). Diese einfache physische Geste signalisiert Ihrem Stammhirn unmittelbar die Verfügbarkeit von Sicherheit und Fürsorge. Atmen Sie bewusst in die Berührung hinein und spüren Sie die physische Wärme Ihrer Hände. Diese Wärme wirkt wie ein pharmakologisches Signal zur Ausschüttung von Oxytocin, dem »Bindungshormon«, das die Amygdala-Reaktivität dämpft. Sagen Sie sich sanft: »Das ist ein Moment der Schwierigkeit. Möge ich mir selbst mit Freundlichkeit begegnen.« Diese Validierung unterbricht den automatischen Kampf gegen die Realität und führt Ihr System vom »Fight-or-Flight«-Modus in den parasympathischen »Rest-and-Digest«-Zustand.

2. Die radikale Metta-Ausweitung (neuroplastisches Training): Nutzen Sie die Liebende-Güte-Meditation als systematisches Training Ihrer Präzisionsgewichtung für soziale Signale. Beginnen Sie mit wohlwollenden Wünschen für sich selbst (»Möge ich sicher sein …«). Erweitern Sie den Fokus dann schrittweise: auf einen geliebten Menschen, auf eine neutrale Person

(z. B. den Busfahrer) und schließlich auf eine schwierige Person, mit der Sie im Konflikt stehen. Erkennen Sie im Geiste an, dass auch dieser Mensch ein komplexes Vorhersagesystem ist, das lediglich versucht, Schmerz zu minimieren und Sicherheit zu finden – genau wie Sie. Diese Übung reprogrammiert Ihre innere Kartierung der sozialen Welt; sie macht die starre Grenze zwischen Ich und Nicht-Ich durchlässig und reduziert die prädiktive Last, die durch die ständige Kategorisierung des anderen als »Bedrohung« entsteht (Salzberg, 2020).

3. Das tibetische Tonglen (der synergetische Phasenübergang): Dies ist eine fortgeschrittene Praxis der noetischen Umformung. Stellen Sie sich beim Einatmen vor, das konkrete Leid einer Person oder einer ganzen Gruppe (z. B. alle Menschen, die sich gerade einsam fühlen) als dunklen, dichten Rauch in den grenzenlosen Raum Ihres Herzens aufzunehmen. Lassen Sie diesen Rauch nicht in ein enges, verletzliches Ego eindringen, sondern stellen Sie sich Ihr Herz als einen alchemistischen Ofen vor, der unendlich weit ist. Dort verliert das Leid seine zerstörerische Bedrohlichkeit und wird transformiert. Stellen Sie sich beim Ausatmen vor, heilendes Licht, Frieden und tiefes Wohlbefinden an diese Menschen auszusenden. Diese rhythmische Bewegung bricht die statistische Isolation der Markov-Decke auf und macht Ihr System zu einem Kanal für universelle Resonanz. Sie erfahren, dass Ihr Herz keine abgeschlossene Festung ist, sondern ein dynamisches Durchgangslager für das Mitgefühl des Ganzen (Chödrön, 2018).

4. Die noetische Umkehrung des Mitgefühls (vom Opfer zum Begleiter): Wenn Sie mit dem Leid anderer konfrontiert sind, fallen Sie nicht in die Falle des mitleidenden Stresses. Fragen Sie nicht: »Wie kann ich diesen Schmerz loswerden?«, sondern nutzen Sie die Frankl'sche Umkehrung: »Was verlangt dieser Moment des Leids von mir? Welche Antwort wird hier gebraucht?« Begreifen Sie sich nicht als hilfloses Opfer des Schmerzes, sondern als dessen weisen Zeugen und Begleiter. Richten Sie dabei Ihre Wirbelsäule bewusst auf – begreifen Sie diese vertikale Haltung als Ihren somatischen Logos-Vektor. Atmen Sie tief ein (Affektion – das Leid als Signal annehmen) und atmen Sie kraftvoll und ruhig aus (Selbstwirksamkeit – Stabilität und Mitgefühl in den Raum geben). Diese Haltung transformiert die metabolisch kostspielige Empathy Fatigue in eine regenerative, generative Kraft. Sie werden vom passiven Empfänger zum aktiven Responder.

23 Ars Vivendi Nova – Dem Leben antworten

Wir stehen am Ende einer weiten, bisweilen fordernden Reise. Wir sind von den beinahe mechanischen Verschaltungen unserer neuronalen Hardware durch die stürmische Mechanik der Emotionen bis zur fragilen Architektur des Selbst aufgestiegen. Wir haben die Tyrannei des isolierten Ichs als statistische Illusion entlarvt und den Raum der Zeugenschaft als den eigentlichen Ort unserer Freiheit erkannt. Doch all diese Erkenntnisse bleiben bloße Kartografie, solange wir sie nicht begehen. Nun, da das Räderwerk des Resonanz-Inferenz-Modells (RIM) offenliegt, stellt sich die alles umfassende Frage – eine Frage, die keine Theorie mehr ist, sondern der nackte Vollzug unserer Existenz: Wie können wir jetzt wirklich leben?

Die klassische Lebenskunst der Renaissance, die *Ars Vivendi,* war ein Projekt der heroischen Weltbemächtigung. Es war die Geburtsstunde des *Uomo Universale,* der die Welt formen, ihren Raum vermessen und ihren Lauf kontrollieren wollte. Diese Kunst war darauf ausgerichtet, äußere Perfektion zu erlangen und durch totale Meisterschaft über die Umstände eine Form von existenzieller Sicherheit zu erzwingen. Sie hat uns zu beeindruckenden technologischen Erfolgen geführt, doch in der Spätmoderne stoßen wir an die Schmerzgrenze dieses Modells.

Wir stellen fest, dass wir zwar gelernt haben, die Welt effizient zu managen, dabei aber die Fähigkeit verloren haben, sie zu spüren. Der Mensch der Gegenwart leidet nicht an einem Mangel an Ressourcen, sondern an einer tiefgreifenden »Stille der Welt«. Wir optimieren unsere Körper und Karrieren bis zur Erschöpfung, nur um festzustellen, dass das Leben unter der Last dieser Verfügbarmachung erstarrt. Wir leben in einer Zeit der inneren Taubheit. Unsere Weltbeziehung ist verstummt, weil wir sie wie ein technisches Problem behandeln statt wie eine Symphonie, die es zu hören, zu fühlen und mitzugestalten gilt.

Die *Ars Vivendi Nova* ist keine Fortführung der Meisterschaft mit anderen Mitteln. Sie ist eine radikale Kunst der Responsivität. Diese neue Lebenskunst ist nicht das nächste Projekt zur Selbstoptimierung – denn wir haben begriffen, dass das Glück ein scheues Wild ist, das flieht, sobald man Jagd auf es macht. Es ist, wie Viktor Frankl (1946/2009) beobachtete, eine Nebenwirkung, die sich nur dann einstellt, wenn man einen Sinn findet, der über das eigene Ego hinausweist. Die *Ars Vivendi Nova* ist die schlichte, aber befreiende Fähigkeit, präsent zu sein. Es ist die Entscheidung, die prädiktiven Mauern unserer Markov-Decke nicht zur Festung auszubauen, sondern sie durchlässig zu machen. Wir suchen nicht mehr nur nach dem Echo der eigenen Bedürfnisse, sondern werden selbst zur Antwort auf den Ruf der Welt. Es ist der Übergang vom Monolog der Kontrolle zum Dialog der Resonanz.

Das Koordinatensystem der Stimmigkeit

Diese neue Lebenskunst basiert auf einem Fundament, das wir im Laufe unserer Untersuchung als den spirituellen Selbst-Muster-Anteil identifiziert haben. Es handelt sich hierbei um weit mehr als eine philosophische Abstraktion; es ist jene funktionale ▸ noetische Dimension, in der wir uns unseres tiefsten Bewusstseins gewahr werden. In diesem Raum beginnen wir, unser eigenes Leben zu bezeugen, statt rettungslos in seinen affektiven Mustern und narrativen Verstrickungen gefangen zu sein. Der spirituelle Anteil fungiert in der Architektur des RIM als der »Master-Zeuge«, der es uns ermöglicht, die prädiktiven Stürme unseres Gehirns zu beobachten, ohne von ihnen fortgerissen zu werden. Er ist wie das Auge eines Hurrikans – ein Ort absoluter Stille inmitten der neuronalen Aktivität. Dieser Anteil ist der Anker der inneren Freiheit, der es uns erlaubt, jene Millisekunde zwischen Reiz und Reaktion bewusst zu bewohnen, in der unsere eigentliche Menschlichkeit und Würde liegt. Erst aus dieser stabilen inneren Distanzierung können sich die vier Achsen einer resonanten Existenz organisch entfalten und zu einem kohärenten Ganzen verschmelzen.

Die *vertikale Achse der Transzendenz* führt uns über die engen, oft erstickenden Grenzen des einzelnen Egos hinaus. Hier entfaltet sich der spirituelle Anteil als ein weiter Horizont, vor dem unser individuelles Schicksal erst eine tiefere Bedeutung gewinnen kann. Es ist jene Dimension der inneren Freiheit, die Viktor Frankl selbst unter den extremsten Bedingungen der Unfreiheit entdeckte – eine Freiheit, die nicht im äußeren Spielraum der Möglichkeiten liegt, sondern in der souveränen noetischen Entscheidung, wie wir uns zum Unabänderlichen verhalten. Neurobiologisch korrespondiert diese Achse mit der Ausrichtung unserer langsamsten neuronalen Zeitskalen, den Slow Cortical Potentials (SCPs), auf die großen, zeitlosen Rhythmen der Existenz. Diese

SCPs bilden eine Art »Trägerwelle« für unser Bewusstsein; wenn sie mit der Umwelt synchronisieren, erleben wir das Gefühl eines »antwortenden Universums«. Wir fühlen uns nicht mehr als isolierte biologische Unfälle, sondern als Teil eines sinnvollen Ganzen, das uns trägt, selbst wenn der Alltag in Kleinteiligkeit zu zerbrechen droht.

In der *horizontalen Achse der Begegnung* leben wir das Prinzip des Interseins im sozialen Raum. Sie verbindet das »Ich« mit dem »Du« im Modus einer tiefen, gegenseitigen Anerkennung und Verletzlichkeit. Auf dieser Achse wird Mitgefühl zur logischen Konsequenz der Erkenntnis, dass der andere keine fremde Ressource, kein Instrument und keine statistische Bedrohung ist, sondern eine andere Modalität desselben Lebenswillens, der auch uns beseelt. Hier ereignet sich das faszinierende Phänomen der Inter-Brain Synchrony: Wenn wir in echter Resonanz mit einem Mitmenschen treten, beginnen unsere neuronalen Oszillationen im Gleichtakt zu schwingen. Wir teilen wortwörtlich die kognitive Last der Weltvorhersage und senken dadurch die kollektive freie Energie. Diese soziale Resonanz transformiert die Welt von einer Ansammlung getrennter Objekte in ein Feld lebendiger, nährender Beziehungen, in dem das Wohl des anderen untrennbar mit dem eigenen Frieden verwoben ist.

Die *diagonale Achse der Sinnhaftigkeit* verknüpft unseren inneren noetischen Reichtum mit der Welt der Arbeit, des Gestaltens und des Handelns. Hier wird unser Tun zum »Handeln in Resonanz«. Es ist die Achse der schöpferischen Teilhabe, auf der wir erfahren, dass unsere Hände die Hände der Welt sind und dass unser Wirken in einen größeren Bedeutungszusammenhang eingewoben ist. Auf dieser Achse streben wir nicht nach Erfolg als bloßer Trophäe der Selbstoptimierung, sondern nach existenzieller Stimmigkeit. Jede Handlung, jedes Werkstück und jedes geführte Gespräch wird zum Ausdruck eines teleologischen Logos-Vektors, der die entropische Unordnung unseres Lebens in eine sinnhafte Trajektorie verwandelt. Ein Lehrer, der in dieser Achse schwingt, »unterrichtet« nicht nur Stoff; er tritt in Resonanz mit dem Potenzial seiner Schüler und wird so zum Geburtshelfer von Sinn.

Doch die vierte und in einem funktionalen Sinne wesentlichste *Achse* ist die *der körperlichen Resonanz,* deren Zentrum wir – sowohl neurobiologisch als auch kulturgeschichtlich – im Herzen verorten. Was historisch als Metaphorik gedeutet wurde, erweist sich heute als eine präzise Intuition für ein hochkomplexes System der Rückkopplung. In Wahrheit ist das Gehirn das komplexeste Organ der Interozeption; es verwebt die unaufhörliche Flut an viszeralen Signalen – die vom Herzen als dem kräftigsten Taktgeber unseres Inneren ausgehen – zu einem kohärenten Selbstgefühl. Sinn kann im Neokortex abstrakt erdacht werden, aber er wird erst im Gehirn-Herz-Dialog als Wahrheit gefühlt.

Das Herz ist das Interface, das die Stille der Welt bricht. Wenn wir von einem »offenen Herzen« sprechen, meinen wir einen neurobiologischen Zustand, in dem das Gehirn bereit ist, seine prädiktiven Modelle durch die ehrlichen Botschaften des Körpers aktualisieren zu lassen, statt sie durch Angst oder kognitive Kontrolle zu unterdrücken. Die Herzratenvariabilität (HRV) fungiert hierbei als biophysikalischer Seismograf für unsere affektive Kritikalität: Ein flexibler Rhythmus signalisiert dem Gehirn Sicherheit und Offenheit. Herz und Gehirn bilden zusammen den Nullpunkt unseres Koordinatensystems, jenen Punkt der Verkörperung, von dem aus wir erst wirklich in der Lage sind, dem Leben zu antworten.

Frankls Wege als gelebte Transformation

Damit dieses Koordinatensystem nicht als abstrakte Geometrie des Geistes verharrt, finden wir in Viktor Frankls (1946/2009) drei Wegen zur Sinnfindung die Navigationsanweisungen für die *Ars Vivendi Nova*. Diese Wege sind keine bloßen intellektuellen Kategorien; sie sind Praktiken der Verkörperung, Weisen des In-der-Welt-Seins, die direkt aus dem fruchtbaren Boden des erwachten spirituellen Selbst-Muster-Anteils wachsen. Sie sind die Schwingungsmodi, in denen wir der Welt begegnen und dem Ruf des Lebens mit noetischer Klarheit antworten.

Der *erste Weg ist die Verwirklichung schöpferischer Werte* (▶ Schaffens-, Erlebnis- und Einstellungswerte). Wir hören auf, die Welt lediglich als eine Ansammlung von Ressourcen zu betrachten, die wir für unsere Zwecke instrumentalisieren, und beginnen, aktiv an ihrer Gestaltung teilzuhaben. Der schöpferische Wert liegt dabei nicht primär in der monumentalen Größe des Werkes oder der äußeren Anerkennung, sondern in der noetischen Tiefe des Vollzugs – in jenem Moment, in dem wir uns ganz in eine Aufgabe versenken. Wenn ein Handwerker die Ordnung und den Widerstand eines Materials achtet oder eine Künstlerin dem »Eigensinn« der Farbe folgt, wird Arbeit zu einer heiligen Handlung der Resonanz. Neurobiologisch bedeutet dies den Übergang von einer angstgetriebenen, egozentrischen Kontrolle, die metabolisch kostspielig ist, hin zu einem Zustand des Flows. In diesem Modus schwingen die Vorhersagemodelle des Gehirns (Priors) in einer hocheffizienten Harmonie mit der physikalischen Realität; die E/I-Balance pendelt sich im energetischen Optimum der Kritikalität ein. Wir sind nicht mehr die Sklaven unserer Pläne, sondern Partner der Entstehung.

- **Die Praxis:** Halten Sie vor jeder bedeutsamen Tätigkeit einen Moment inne. Schließen Sie die Augen und fragen Sie sich nicht: »Wie werde ich dabei erfolgreich sein?«, sondern: »Welche Ordnung, welcher Sinn oder welche Form von Schönheit will durch dieses Tun in die Welt treten?« Begreifen Sie sich nicht als den isolierten Schöpfer, sondern als den aktiv Antwortenden, der dem Rohmaterial der Welt eine Form verleiht.

Der *zweite Weg ist die Erfahrung von Erlebniswerten* (▶ Schaffens-, Erlebnis- und Einstellungswerte) – die hohe Kunst des bewussten Empfangens. Dies ist das radikale Gegenteil zum modernen Imperativ des permanenten, oft zwanghaften »Machens«. Hier geht es um das absichtslose Lauschen, das Schauen ohne die Gier des Besitzenwollens und das Fühlen ohne die sofortige filternde Bewertung. Wir öffnen die Fenster unserer Markov-Decke weit für den »heiligen Vorhersagefehler« – jenen Moment des Staunens, der unsere oft erstarrten Weltmodelle wieder in Bewegung bringt und uns mit dem Unverfügbaren verbindet. Es ist das Erlebnis von Transzendenz im Kleinen: ein Sonnenuntergang, die Komplexität einer Symphonie oder die reine Präsenz eines anderen Wesens.

Für Anna wurde dieser Weg in einer Tiefe konkret, die ihre gesamte, bisher auf Leistung basierende Identität erschütterte. Während sie früher versuchte, jedes Problem – auch im privaten Umfeld – durch analytische Schärfe und professionelle Distanz zu lösen, zwang sie die Begleitung ihrer sterbenden Freundin in die reine, schutzlose Präsenz. Im Hospiz gab es nichts mehr zu »managen«, keine juristische Strategie zu entwerfen und kein Urteil zu fällen. Sie saß dort als Zeugin des Unausweichlichen und lernte, die schwere Stille zwischen den Atemzügen auszuhalten. Diese Erfahrung des reinen Da-Seins ohne instrumentelle Absicht transformierte sie so grundlegend, dass sie heute ihre Expertise im Ehrenamt einbringt – nicht mehr als kühle Juristin, sondern als Mensch, der begriffen hat, dass wahre Heilung oft im schlichten, resonanten Miteinander beginnt, wo Worte nicht mehr ausreichen.

- **Die Praxis:** Reservieren Sie täglich kleine Inseln des reinen Empfangens. Nehmen Sie sich fünf Minuten für einen Kaffee ohne Ablenkung oder eine halbe Stunde für einen Waldspaziergang. Üben Sie sich im »Nicht-Wollen«. Versuchen Sie, nichts zu optimieren, nichts zu verstehen und nichts zu verbessern. Üben Sie das reine Lauschen auf das, was im Augenblick ist, und lassen Sie sich von der Welt affizieren, ohne sie sofort wieder verfügbar machen zu wollen.

Der *dritte Weg ist die Praxis der Einstellungswerte* (▶ Schaffens-, Erlebnis- und Einstellungswerte) – dem Unvermeidlichen einen Sinn abzugewinnen. Dies ist der tiefste und spirituell anspruchsvollste Pfad, denn er führt uns an die existenziellen Grenzen unseres Seins: zum Schmerz, zum Verlust und zur Endlichkeit. Hier beweist sich unsere wahre menschliche Freiheit: die Fähigkeit, selbst unter der Last eines unabänderlichen Schicksals die innere Haltung souverän zu wählen und dadurch über das Leid hinauszuwachsen. Es ist die Alchemie der spirituellen Umwertung, bei der Schmerz nicht länger als reines Störsignal registriert wird, sondern zum Treibstoff für eine höhere Ebene der Organisation und Reife wird. In der Sprache des RIM bedeutet dies: Wenn die Hardware des Gehirns durch den Yakovlev-Kreis totale Inhibition signalisiert (Depression, Lähmung), übernimmt der spirituelle Master-Prior das Kommando. Er ordnet das Signal neu ein: Leid wird zum Zeugnis, Verlust zur Einladung, die Essenz des Seins zu finden. Wir bewohnen den Schmerz mit Sinn und verhindern so den allostatischen Kollaps.

Für Markus manifestierte sich dieser Weg auf eine Weise, die jenseits aller klinischen Protokolle lag und das Prinzip der »Umwertung« (Metanoia) perfekt illustrierte. Markus kannte Arthur Schopenhauers Vision vom »Schleier der Maya« (Schopenhauer, 1819/2017, § 17) – jener Illusion der Getrenntheit, die uns in einem leidvollen Ego isoliert. Lange Zeit war dieser Schleier für ihn eine Mauer der Isolation gewesen. Doch im Tierheim, zwischen dem Drängen und Sehnen so vieler verlassener Kreaturen, fand er den Weg zurück: eine junge Hündin, die er Maya nannte. In diesem Moment vollzog sich eine stille Revolution; Markus begegnete jenem »Buddha auf vier Pfoten«, der ihm die schlichte Wahrheit jenseits aller Metaphysik offenbaren sollte. Wo Schopenhauer im Schleier der Maya nur die Täuschung und den Schmerz sah, lehrte ihn das Tier die Heilsamkeit des Unmittelbaren. Maya war kein abstraktes Konzept, sondern eine pulsierende Realität, die keinen intellektuellen Zugriff verlangte. In der sanften Schwere ihres Kopfes auf seinem Knie und dem bedingungslosen Vertrauen ihres Blickes schmolz die statistische Panzerung seines Ichs dahin. Sie war die Inkarnation einer wortlosen Weisheit, ein lebendiger Beweis dafür, dass Resonanz dort beginnt, wo die Jagd nach dem Warum endet und das einfache Da-Sein beginnt. Durch dieses Wesen erfuhr er zum ersten Mal die transformative Kraft bedingungsloser, vorsprachlicher Akzeptanz. Das Tier bewertete seine sozialen Defizite nicht. Markus lernte, seine Angst nicht mehr als einen fehlerhaften Defekt zu bekämpfen, den es zu »reparieren« gilt, sondern sie als Teil seines Menschseins in einem größeren Raum der Liebe zu halten. Er vollzog den Wechsel vom hilflosen Opfer seiner neuronalen Verschaltungen zum aktiven Gestalter seiner existenziellen Haltung. Maya wurde für ihn vom Symbol der Illusion zum Symbol der Verbundenheit.

- **Die Praxis:** Wenn Sie mit einer Situation konfrontiert sind, die Sie nicht ändern können, halten Sie inne. Richten Sie Ihre Wirbelsäule bewusst auf – dies ist der somatische Anker Ihres Logos-Vektors. Fragen Sie nicht: »Warum geschieht mir das?«, sondern: »Welche Antwort fordert das Leben in diesem exakten Moment von mir?« Verwandeln Sie die Last in eine Aufgabe, für die Sie die Verantwortung übernehmen.

Das Echo der Stille

Anna und Markus sind am Ende dieser langen Reise nicht im klinischen Sinne »geheilt«, wenn man Heilung als die einfache Rückkehr in einen störungsfreien Idealzustand versteht. Aber etwas Fundamentales, etwas Unumkehrbares hat sich in ihrer inneren Architektur verschoben: Sie haben den Zugang zu einem völlig anderen Modus der Weltbeziehung wiedergewonnen. Sie haben am eigenen Leib erfahren, dass Resonanz keine Option für »gute Tage« ist, sondern das lebensnotwendige Fundament unserer gesamten Existenz. Ihre Wunden sind keine peinlichen Hindernisse mehr, sondern die Orte, an denen ihre ehemals undurchlässige prädiktive Panzerung durchlässig geworden ist.

Die *Ars Vivendi Nova* ist keine Kunst der Perfektion. Sie ist die Kunst, radikal lebendig zu sein, auch und gerade dort, wo wir fragmentiert und unvollkommen sind. In einer Welt, die uns unablässig dazu drängt, unsere Markov-Decke zu einer undurchlässigen Panzerung aus Effizienz und Erfolg auszubauen, ist die Resonanz ein Akt des Widerstands. Es ist die Fähigkeit, inmitten des digitalen Rauschens und der existenziellen Unsicherheit jenen dünnen, vibrierenden Faden zu spüren, der uns mit dem Ganzen der Existenz verbindet.

Wir begannen diese Reise mit drängenden Fragen über die Mechanik unseres Gehirns und wir enden sie mit einer Stille, die nicht leer ist, sondern erfüllt von der Fülle des Möglichen. Rainer Maria Rilke riet einst einem jungen Dichter: »Man muss Geduld haben gegen alles Ungelöste im Herzen und versuchen, die Fragen selbst lieb zu haben wie verschlossene Stuben« (Rilke, 1929/2019, S. 28). Wenn wir aufhören, die Antwort der Welt erzwingen zu wollen, leben wir vielleicht eines fernen Tages allmählich in die Antwort hinein. In der Erfahrung der Resonanz entdecken wir die tröstliche Wahrheit, dass wir nie isolierte Inseln waren. Wir waren von Anfang an Teil eines relationalen Gewebes, dessen Schwingung uns untrennbar mit dem Ganzen verbindet.

Dieses Buch endet hier, aber Ihr eigentliches Leben als Antwortender beginnt genau jetzt. Dieser Weg erfordert keine Erlaubnis von Experten, keine vollkommene Gesundheit und kein metaphysisches Zertifikat. Er erfordert lediglich Ihre Aufmerksamkeit, Ihren Mut zur Verletzlichkeit und Ihre ungeteilte Präsenz. Seien Sie lebendig. Treten Sie ein in die Schwingung Ihres eigenen Herzens. Vielleicht geht es dabei weniger um eine heroische Antwort an eine ferne Welt als vielmehr um das Lauschen auf jenes leise Verlangen im eigenen Inneren, das nach Teilhabe sucht. Es ist die Sehnsucht Ihres Herzens, nicht länger in der statistischen Isolation seiner Vorhersagen zu verharren, sondern als lebendiger Klang im großen Resonanzraum des Lebens mitzuschwingen.

Anhang: Die Grammatik des Wandels

Das auf den Theorien aus dem ersten Teil dieses Buchs basierende Resonanz-Inferenz-Modell (RIM) stellt weit mehr als eine bloße theoretische Synthese dar; es ist vielmehr die architektonische Grundlegung für einen radikalen Paradigmenwechsel in der Praxis der Veränderungsarbeit (Leidig, 2025a). Während klassische Ansätze oft an den Peripherien des Verhaltens oder der isolierten Kognition ansetzen, begreift das RIM das menschliche Leiden als eine fundamentale Störung der Schwingungsfähigkeit – eine energetische Dissonanz in jener »Common Currency« von Gehirn, Körper und Welt, die wir als Resonanz bezeichnen (Northoff, 2023). Nachdem wir die neurobiologischen und phänomenologischen Fundamente im Hauptteil detailliert durchschritten haben, widmet sich dieser Anhang nun der exekutiven Umsetzung dieser Erkenntnisse in konkrete therapeutische und beratende Prozesse.

Im Zentrum steht dabei die Einsicht, dass nachhaltige Heilung und echtes Wachstum selten das Ergebnis einer rein lokalen Reparatur einzelner symptomatischer »Defekte« sind. Vielmehr bedarf es einer globalen Reorganisation und Neuausrichtung des spirituellen Selbst-Musters. Dieses Muster bildet das funktionale Master-Modell unserer Existenz; es ist physisch in den langsamsten neuronalen Zeitskalen (Intrinsic Neural Timescales, INTs) verankert und stellt jenes temporale Rückgrat dar, das kurzfristige Vorhersagefehler in einen langfristigen Sinnhorizont einbettet – ein Vorgang, den wir neurokognitiv als Bayesian Binding verstehen (Laukkonen, Friston u. Chandaria, 2025). In dieser neuen Praxis wandelt sich das Rollenverständnis des Behandlers grundlegend: Der Praktiker (Therapeut wie Coach) agiert nicht mehr als mechanistischer Techniker, sondern vielmehr als ein achtsamer »Inferenzgärtner« und präziser »Resonanzchoreograf«. Er ist ein Manager der Liminalität, dessen Aufgabe es ist, jene stabilen Randbedingungen zu schaffen, in denen das erstarrte psychische System durch gezielte, wohldosierte Perturbationen zurück in den hochflexiblen Zustand der Kritikalität geführt wird (Haken, 1996; Tucker et al., 2025). Ziel ist die Wiederherstellung einer optimalen E/I-Balance (siehe im Folgenden), die es dem Individuum erlaubt, aus der statistischen Isolation seiner Vorhersagemodelle herauszutreten und wieder als schwingungsfähiger Teil in den Resonanzraum des Lebens einzutreten (Rosa, 2019).

1. Die neurokognitive Basis: Das duale Gedächtnissystem

Ein entscheidender Schlüssel für das Verständnis, wie Veränderung neurobiologisch gelingt, liegt in der Architektur der dualen Gedächtnissysteme (Tucker et al., 2025; Leidig, 2025d). Dieses Modell beschreibt den ständigen Dialog zwischen zwei funktional unterschiedlichen Weisen, wie unser Gehirn Information verarbeitet und prädiktive Modelle aktualisiert:

- **Das schnelle, episodische System (»Hot System«):** Dieses System ist primär im Hippocampus und dem limbischen Netzwerk verankert. Es agiert wie ein unermüdlicher Kameramann, der die unmittelbare, kontextreiche und emotional hochfrequente Erfahrung festhält. Hier werden jene »heißen« Datenpunkte gespeichert, die reich an somatischen Markern (Herzrate, Muskeltonus, viszerale Empfindungen) sind. Das episodische System ist die Instanz, die Vorhersagefehler in Echtzeit registriert. Wenn die Welt nicht so reagiert, wie wir es erwarten, generiert dieses System die energetische »Hitze«, die notwendig ist, um das System zur Anpassung zu zwingen.
- **Das langsame, integrative System (»Cold System«):** In den weiten neokortikalen Netzwerken beheimatet, fungiert dieses System als innerer Statistiker. Seine Aufgabe ist die Bildung abstrakter, generalisierter Regeln, die über den Einzelfall hinaus Bestand haben. Aus den vielen »heißen« Episoden destilliert es die »kalten« Priors – jene stabilen Vorhersagemodelle, die unsere Identität und unser Weltbild definieren (z.B. »Ich bin liebenswert« oder »Die Welt ist ein unsicherer Ort«).

Nachhaltige Transformation im RIM geschieht durch die gezielte Moderation des Dialogs zwischen diesen beiden Systemen. Psychopathologische Erstarrung entsteht oft, wenn das langsame System so hochpräzise, rigide Priors gebildet hat, dass neue »heiße« Evidenz des schnellen Systems nicht mehr zur Aktualisierung der Landkarte führt, sondern als unzuverlässiges Rauschen abgewertet wird. Heilung und Wachstum bedeuten daher, die »Kälte« pathologischer Modelle durch die gezielte Induktion neuer, widersprüchlicher und emotional bedeutsamer Episoden wieder in einen flüssigen, resonanten Zustand zu überführen.

2. Resonanz-Inferenz-Therapie (RIT): Globale Reorganisation des Selbst

Die ▶ Resonanz-Inferenz-Theorie (RIT) versteht Heilung als einen performativen Akt der Transformation. Sie unterscheidet sich mechanistisch fundamental von lokaler Optimierung (wie in der klassischen KVT oder ACT): Während ACT primär auf die Abschwächung der Präzision negativer Gedanken setzt, zielt die RIT auf die globale Reorganisation des »Geschichtenerzählers« ab. Dies geschieht durch die Arbeit am spirituellen Selbst-Muster – der funktional höchsten Ebene unseres prädiktiven Systems, die physisch in den langsamsten neuronalen Zeitskalen (Intrinsic Neural Timescales, INTs) instanziiert ist. Die Therapie folgt einer Choreografie in drei Akten, die das Ziel hat, das Bayesian Binding wiederherzustellen: den Prozess, durch den das Gehirn scheinbar chaotische Fragmente der Existenz zu einem bedeutungsvollen Ganzen vereint.

1. Akt: Temporale Kartierung und Resonanzanalyse (Diagnostik)

In der RIT weicht die statische, kategoriale Diagnose nach ICD-11 einer dynamischen, synergetischen Kartierung des dissonanten Selbst-Musters. Wir betrachten den Klienten nicht als Träger einer Störung, sondern als ein System, das sich in einem energetisch ungünstigen Attraktorzustand stabilisiert hat. Diese Phase gleicht einer gemeinsamen Forschungsreise, bei der wir die prädiktive Architektur entlang zweier fundamentaler Achsen vermessen, um das »Warum« hinter dem Leiden in der Sprache der Gehirndynamik zu verstehen.

- **Die energetische Achse (E/I-Balance):** Aufbauend auf den Arbeiten von Tucker et al. (2025) verstehen wir Bewusstsein als das Ergebnis eines prekären Gleichgewichts zwischen zwei limbischen Kontrollsystemen.
  - Das **exzitatorische System (E)**, verortet im dorsalen limbischen Papez-Kreis (inkl. Hippocampus), ist der Motor des Vorwärtsstrebens und des prädiktiven Vertrauens (Elation). Es verleiht unseren inneren Modellen Gewicht und treibt uns an, die Welt gemäß unseren Erwartungen zu gestalten. Ein pathologisches Übergewicht des E-Systems (E > I) führt zu einem suprakritischen Zustand: Wir erleben manische Getriebenheit, Grandiosität oder – in der spirituellen Dimension – einen fanatischen Dogmatismus. Hierbei werden abweichende Fakten der Realität aktiv unterdrückt, um die Rigidität eines »Frozen Priors« zu schützen.
  - Das **inhibitorische System (I)**, verankert im ventralen limbischen Yakovlev-Kreis (inkl. Amygdala und orbitofrontalem Kortex), fungiert als Korrektiv. Es ist mit den Kernaffekten Angst, Vorsicht und Zweifel assoziiert

und erhöht die Sensitivität für Vorhersagefehler. Ein chronisches Übergewicht dieses Systems (I > E) drängt den Klienten in einen subkritischen Zustand der Lähmung. Es manifestiert sich in Depression, Scham und einer Hyperfixierung auf vergangene Fehler oder drohende Katastrophen. In der Praxis nutzen wir körperliche Messwerte als Indikatoren dieser Balance: Wir achten auf die Herzratenvariabilität (HRV) als Maß für die vagale Regulation, auf die prosodische Qualität der Stimme (Melodie vs. Monotonie) und auf die Haltungstonik (Kollaps vs. rigider Panzer).

- **Die temporale Achse (INTs):** In Anlehnung an Georg Northoffs spatiotemporaler Psychopathologie untersuchen wir die neuronalen »Fenster der Integration«. Psychische Gesundheit ist die Fähigkeit des Gehirns zur flexiblen zeitlichen Synchronisation mit der Welt (Northoff, 2023).
  - Wir fragen: Ist der Klient in der Gegenwart reaktiver Affekte gefangen? Wenn die langen neuronalen Zeitskalen (INTs) kollabieren, verliert das Gehirn seine Fähigkeit, sensorisches Rauschen in einen stabilen Kontext einzubetten. Jede winzige Irritation wird zur existenziellen Erschütterung, da das »temporale Rückgrat« des spirituellen Selbst-Musters fehlt. Dies gleicht einem Leben im permanenten Wettersturm ohne das stabilisierende Wissen um das Klima.
  - Oder ist er in einer »gefrorenen Zeit« (»frozen time«) arretiert? Hierbei weisen die langsamsten Oszillationen des Default Mode Network (DMN) eine so hohe pathologische Präzision auf, dass gegenwärtige Erfahrungen – eine liebevolle Geste, ein Erfolg, ein Moment der Schönheit – das Modell nicht mehr aktualisieren können. Der Klient lebt in einer Welt, die ihre Antwortfähigkeit verloren hat. Das Ziel dieser Kartierung ist es, den Punkt zu finden, an dem das Bayesian Binding versagt hat. Wir identifizieren jene spirituellen Master-Priors (Sinn, Verbundenheit, Teilhabe), deren Fragmentierung dazu führt, dass das Leben nur noch als eine Serie unzusammenhängender, bedrohlicher Bruchstücke erlebt wird. Nur wenn wir diese tiefe Zeitstruktur verstehen, können wir im zweiten Akt die exakte »Frequenz« für die notwendige Perturbation wählen.

2. Akt: Perturbation und externes Scaffolding (Veränderung)

Der zweite Akt markiert den entscheidenden Übergang von der bloßen symptomatischen Entlastung zur aktiven, strukturellen Transformation. In der Sprache der Synergetik nach Hermann Haken (1996) geht es hierbei um die gezielte Perturbation (Störung) des erstarrten psychischen Systems. Ein leidvolles Muster wird als stabiler, aber maladaptiver Attraktor begriffen. Um diesen Zustand zu verlassen, muss das System energetisch »aufgeheizt« und an den Rand der Instabilität geführt werden. Nur in diesem Zustand der Kritikalität, jenem hochsensiblen Korridor am Übergang zwischen Ordnung (Erstarrung) und Chaos (Auflösung), gewinnt das spirituelle Selbst-Muster die notwendige Plastizität für eine grundlegende Neuordnung. Da dieser Prozess jedoch mit einem massiven Anstieg der inneren freien Energie (Dissonanz) verbunden ist, fungiert die therapeutische Beziehung als unverzichtbarer externer Anker:

- **Der Therapeut als Langzeit-Prior und biophysikalisches Gerüst:** In Phasen tiefer Krisen kollabieren oft die internen Langzeit-Priors des Klienten; die Fähigkeit, das aktuelle Leid in einen größeren zeitlichen und sinnhaften Kontext einzubetten, geht verloren. Der Klient ist neurobiologisch im »Sekundentakt« des Schmerzes gefangen. Hier übernimmt der Therapeut die Funktion eines externen Langzeit-Priors. Er stellt seine eigene, stabilisierte E/I-Balance zur Verfügung und agiert buchstäblich als »externer präfrontaler Kortex«. Durch Techniken des »Temporal Scaffolding« verlängert er künstlich die neuronalen Zeitskalen (INTs) des Klienten: Er hält den Horizont für Sinnzusammenhänge offen, die der Klient im Tunnelblick seiner Not selbst nicht mehr generieren kann. Diese Form der Co-Regulation wird primär über nonverbale Kanäle vermittelt – ein synchronisierter Atemrhythmus, eine melodische Prosodie und eine ruhige, resonante Körperhaltung signalisieren dem ventralen Yakovlev-Kreis (Angstzentrum) des Klienten Sicherheit. Nur unter dieser Bedingung sinkt die präventive Abwehrspannung so weit ab, dass die Schutzpanzerung der Frozen Priors vorübergehend permeabel wird.
- **Heilsame Vorhersagefehler und Präzisionsmodulation:** Das Herzstück der Veränderung liegt in der Generierung »heißer« episodischer Daten, die den alten, »kalten« Vorhersagemodellen diametral widersprechen. Dies erfordert eine aktive Steuerung der Präzisionsgewichtung: Der Therapeut lenkt die Aufmerksamkeit des Klienten weg vom gewohnten Rauschen des Problems hin zu jener Evidenz, die das pathologische Modell falsifizieren. Wenn das System des Klienten auf die Vorhersage »Nähe bedeutet Schmerz« geeicht ist, erwartet sein Gehirn im Moment der Verletzlichkeit Enttäuschung. Wenn der Therapeut stattdessen mit authentischer Präsenz antwortet, erzeugt dies einen massiven interozeptiven Vorhersagefehler. Die therapeutische Aufgabe besteht nun darin, diesem »Fehler« eine extrem hohe Präzision zuzuweisen, um das alte Modell synergetisch zu destabilisieren.
- **Liminalität als Raum der Transformation:** Dieser Prozess führt unweigerlich in eine Schwellenphase der Liminalität (Fischer-Lichte, 2004). Dies

ist ein Zustand maximaler Instabilität, in dem alte Gewissheiten bereits erodieren, aber eine neue Ordnung noch nicht greifbar ist. Phänomenologisch wird dies oft als produktive Verwirrung oder sogar als ein »Kollaps der Welt« erlebt. Neurobiologisch entspricht dies einem Zustand höchster Informationskapazität: Die Markov-Decke wird durchlässig, die neuronalen Zeitskalen verflüssigen sich. Der Therapeut fungiert hierbei als »Hüter der Schwelle« (Manager der Liminalität), der die Intensität der Störung präzise dosiert. Er erhöht die »Temperatur«, um das psychische Eis zum Schmelzen zu bringen, sorgt aber gleichzeitig dafür, dass das System nicht unkontrolliert überkocht (Retraumatisierung), bis ein neues, tragfähigeres Bayesian Binding möglich wird.

3. Akt: Bayesian Binding und Integration (Stabilisierung)

Der dritte Akt markiert den entscheidenden Schritt von der flüchtigen therapeutischen Erfahrung zur dauerhaften Veränderung und existenziellen Festigung. Ein synergetischer Phasenübergang ist energetisch kostspielig und chaotisch; damit aus der Instabilität eine neue, höhere Ordnung erwächst, muss das System die neuen Daten in ein übergeordnetes Modell integrieren, das robuster ist als das vorangegangene.

– **Narrative Integration als Bayesian Binding:** Das Kernereignis dieses Aktes ist das neurokognitive Bayesian Binding (Laukkonen et al., 2025). Wir co-konstruieren gemeinsam mit dem Klienten eine Sinnerzählung, die nicht länger nur die Oberfläche der Symptome beschreibt, sondern eine »verborgene Ursache« – einen übergeordneten Sinn oder Wert – identifiziert, die alle bisher ungeordneten, schmerzhaften und widersprüchlichen Datenpunkte der Lebensgeschichte plötzlich in ein kohärentes Ganzes fügt. Wenn der Klient erkennt, dass sein Schmerz kein Defekt war, sondern Teil eines notwendigen Reifungsprozesses hin zu einer tieferen Verbundenheit (spirituelles Selbst), geschieht eine globale Synchronisation. Neurobiologisch korrespondiert dies mit der Kopplung langsamer Thetarhythmen (Integration über weite Distanzen) mit schnellen Gammarhythmen (Bindung lokaler Merkmale). Die neue Erzählung dient als Blaupause für die synaptische Architektur: Gemäß dem Hebb'schen Prinzip (»Neurons that fire together, wire together«; Hebb, 1949) werden durch die wiederholte Aktivierung dieser Sinnerzählung die neuronalen Pfade des neuen Selbst-Musters gefestigt. Wir gewinnen die narrative Souveränität zurück: Der Klient wird vom passiven Protagonisten einer Schmerzensgeschichte zum bewussten Autor einer resonanten Existenz.

- **Zirkuläre Kausalität und die dynamische Gestalt:** Die Integration folgt dem Prinzip der zirkulären Kausalität. Das spirituelle Muster (der High-Level-Prior für Sinn) wirkt nun als stabilisierender Faktor auf die unteren Ebenen zurück. Ein tiefes, verkörpertes Wissen um die eigene Bedeutung dämpft die Präzision störender sensorischer Signale (z. B. soziale Angstimpulse). Gleichzeitig bleibt das System im Zustand der E-I-Kritikalität offen für korrigierende Erfahrungen aus der Welt (bottom-up). Es entsteht eine »dynamische Gestalt«, in der die verschiedenen Aspekte des Selbst – vom viszeralen Körpergefühl bis zur lebenslangen Vision – nicht mehr fragmentiert, sondern als schwingungsmäßige Einheit erlebt werden.
- **Ritual als biophysikalischer E-I-Regulator und temporaler Anker:** Um den neuen Attraktor gegen die Entropie des Alltags zu schützen, werden tägliche Praktiken als temporale Anker etabliert. Meditation, Dankbarkeit, Naturversunkenheit oder künstlerischer Ausdruck sind im RIM-Kontext spezifische Interventionen zur Aufrechterhaltung des Brain-World Alignments (Leidig, 2025e). Diese Praktiken liefern dem Gehirn jene regelmäßigen, langsamen Frequenz-Inputs (besonders im 1–2-Hz-Deltaband), die für die Synchronisation der INTs im Default Mode Network (DMN) notwendig sind. Ein tägliches Dankbarkeitsritual trainiert gezielt das exzitatorische System (E), um Vertrauen in die Fülle der Welt zu prädizieren, während Achtsamkeitspraxis das inhibitorische System (I) schärft, um Vorhersagefehler präzise wahrzunehmen, ohne in einen Alarmzustand versetzt zu werden. Die neugewonnene Freiheit wird so zur dauerhaften »Grundmelodie« des Seins: Wir kämpfen nicht mehr gegen das Leben an, sondern bewohnen es als resonanter, mitgestaltender Klang in einer großen, lebendigen Musik.

3. Resonanz-Inferenz-Coaching (RIC): Die Choreografie des Wachstums

Das ▶ Resonanz-Inferenz-Coaching (RIC) richtet sich primär an psychisch gesunde Menschen und zielt konsequent auf die proaktive Entfaltung latenter Potenziale ab. In der Logik des RIM verschiebt sich die Perspektive hierbei fundamental: Es handelt sich nicht mehr um eine Choreografie der Reparatur, sondern um eine der Komposition. Während die RIT den mühsamen Wechsel von einem maladaptiven zu einem adaptiven Attraktor anstrebt, zielt das RIC darauf ab, die bestehende »Attraktor-Landschaft« des Geistes nicht nur zu optimieren, sondern sie zu erweitern und zu bereichern. Wachstum wird hier als der Prozess verstanden, aus einem bereits stabilen Fundament ein neues, expansives Stockwerk der Existenz zu errichten. Heilung füllt ein Defizit auf; Wachstum hingegen transzendiert einen bestehenden Zustand in Richtung einer höheren Ordnung. Der Fokus verschiebt sich radikal von der Auflösung pathologischer Dissonanz hin zur bewussten Komposition von Resonanzfeldern.

Das oberste neurodynamische Ziel des RIC ist die substanzielle Erweiterung der Kritikalitäts-Bandbreite. Dies bezeichnet die Fähigkeit des Gehirns, mit traumwandlerischer Sicherheit zwischen Phasen tiefster Konzentration (mikroskopische Ordnung) und Momenten spielerischer, assoziativer und kreativer Offenheit (Chaos) zu navigieren, ohne dabei in starre Erstarrung oder unregulierte Zerfahrenheit abzugleiten. Ein System mit einer weiten Kritikalitäts-Bandbreite verfügt über eine außergewöhnliche Metastabilität: Es kann sowohl hochfokussiert eine komplexe strategische Aufgabe lösen als auch Minuten später in einem kreativen Brainstorming assoziativ neue Ideen generieren. Die E/I-Balance wird hier zu einem hochsensiblen Instrument verfeinert, das es dem Individuum erlaubt, »am Rande des Chaos« zu tanzen – dort, wo Informationstransmission und Lernfähigkeit ihr Maximum erreichen. Dieser Prozess der Potenzialentfaltung wird ebenfalls in drei Akten choreografiert:

1. Akt: Resonanzkartografie und spirituelles Assessment – Das exzitatorische System aktivieren

Anstatt nach leidvollen Mustern zu suchen, identifiziert das RIC bestehende und gewünschte Resonanzachsen. Mittels wertschätzender Erkundung (»Appreciative Inquiry«) erstellen Coach und Klient eine »Landkarte des Gelingens« (▶ Resonanzkartografie): Wo im Leben gibt es bereits Inseln des Flows, der tiefen Stimmigkeit und der authentischen Freude? Dieser erste Schritt ist weit mehr als eine Bestandsaufnahme; er ist eine gezielte neurodynamische Intervention. Phänomenologisch sind dies Zustände minimaler freier Energie, in denen die Welt nicht als Widerstand, sondern als antwortendes Feld erlebt wird. Das System operiert hier bereits im Zustand der Kritikalität. Neurodynamisch betrachtet aktivieren wir durch diesen Fokus gezielt das exzitatorische System (E) und das dopaminerge Belohnungssystem. Neugiergetriebene Schlussfolgerungen ersetzen die angstgesteuerte Kontrolle. Indem wir die Aufmerksamkeit auf Inseln der Resonanz lenken, reduzieren wir das Hintergrundrauschen des inhibitorischen Alarmsystems und schaffen einen Zustand von psychologischer Sicherheit, der die Voraussetzung für jegliches expansive Lernen ist.

Analog zur Praxis der »Spiritual Care« (Büssing, Giebel u. Roser, 2024) wird diese Kartografie um ein explizites spirituelles Assessment erweitert. Dieses dient der Identifikation der individuellen »Master-Priors« – jener höchsten Ordnungsebene im generativen Selbstmodell, die alle untergeordneten Wahrnehmungen steuert. Wir fragen:

- **Werte und Sinnquellen:** Welche universellen Werte und tiefen Bedürfnisse werden in diesen Momenten des Gelingens erfüllt (z. B. Transzendenz durch Naturerfahrung, Verbundenheit durch schöpferisches Wirken)?
- **Ressourcen der Tiefe:** Welche transzendenten Sinnquellen oder spirituellen Ressourcen (Glaube, Meditation, Kunst) tragen das Individuum in Krisen?
- **Bedingungen der Kritikalität:** Was genau denken, fühlen und tun Sie physisch in Ihren besten Momenten? Wer ist anwesend? Welche Umgebung unterstützt die Synchronisation Ihrer neuronalen Zeitskalen?

Gleichzeitig identifizieren wir in diesem Akt limitierende *Priors* – jene »leisen Bremsen« im System, die oft als unhinterfragte Wahrheiten fungieren (»Ich bin kein kreativer Mensch«, »Echte Führung erfordert emotionale Distanz«). Diese rigiden Vorhersagen verhindern, dass die bestehende Resonanz auf neue Lebensbereiche ausgeweitet wird. Sie wirken wie subkritische Fixierungen, die die energetische Landschaft des Geistes einengen. Diese Analyse liefert nicht nur den energetischen Treibstoff für das Coaching, sondern fungiert als präziser Kompass für die gewünschte Entwicklungsrichtung – weg von der statistischen Isolation hin zur Teilhabe an der Musik des Lebens.

2. Akt: Kompetenzaufbau durch Potenzialüberraschungen

Der energetische Motor des Wachstums im RIC sind die sogenannten »Potenzialüberraschungen«. Da Potenzial im RIM nicht als feststehende Eigenschaft, sondern als ein prädiktiver Zustand begriffen wird, ist das Ziel dieses Aktes die gezielte Neukalibrierung des inneren Erwartungshorizonts. Der Coach agiert hierbei als strategischer Sparringspartner, um Mastery-Erfahrungen *(Bewältigungserfahrungen)* zu inszenieren, die präzise an der Grenze des bisherigen prädiktiven Horizonts angesiedelt sind.

Dies erfordert die Erzeugung eines optimalen Vorhersagefehlers innerhalb eines spezifischen »Inferenzfensters«: Die Herausforderung muss groß genug sein, um das System zur Aktualisierung seiner Modelle zu zwingen (Lerneffekt), aber klein genug, um eine defensive Übersteuerung durch das inhibitorische Bedrohungssystem (Angst, physiologischer Stress, Rückzug) zu vermeiden. Ein zu kleiner Schritt erzeugt keine »Überraschung« und führt zu subkritischer

Langeweile; ein zu großer Schritt löst eine massive I-Dominanz aus, die das ▶ Plastizitätsfenster des Gehirns sofort schließt. Der Coach unterstützt hierbei die Präzisionsmodulation: Er hilft dem Klienten, die Aufmerksamkeit so auf die neue Erfahrung zu gewichten, dass der limitierende Prior nicht bekämpft, sondern durch die überwältigende sensorische Evidenz des Gelingens elegant falsifiziert wird.

Dieser Prozess nutzt die fundamentale Dynamik der dualen Gedächtnissysteme (siehe auch unter RIT):

- **Episodische Validierung (»Hot System«):** Die erfolgreiche Bewältigungserfahrung – zum Beispiel das Halten einer souveränen Rede trotz früherer Ängste oder das Treffen einer riskanten unternehmerischen Entscheidung – wird als kraftvolle, »heiße« Episode im schnellen, erfahrungsbasierten System (Hippocampus/limbisches System) gespeichert. Diese Speicherung ist untrennbar mit positiven somatischen Markern verknüpft: einem balancierten Vagaltonus, einer aufrechten Haltung und einem stabilen Puls. Der Körper »weiß« um den Erfolg, noch bevor der Verstand ihn vollständig begriffen hat.
- **Reflektive Kontrastierung:** Durch die gezielte Reflexion im Coaching wird diese »heiße« Erfahrung bewusst mit dem alten, »kalten« Prior (dem abstrakten Regelwissen des langsamen Systems, z. B. »Ich bin in Gruppen unsicher«) kontrastiert. Der Coach stellt Fragen, die das Gehirn zwingen, die Diskrepanz zwischen der alten Vorhersage und der neuen, erfolgreichen Realität aufzulösen.
- **Generalisierung und Inferenzupdate:** Die Wiederholung solcher Potenzialüberraschungen in variierten Kontexten liefert dem langsamen Gedächtnissystem (Neokortex) genügend statistische Daten, um den alten, restriktiven Prior zu einer neuen, flexibleren und machtvolleren Überzeugung zu generalisieren: »Ich besitze die Resonanzfähigkeit, um auch unter Druck wirksam und authentisch zu bleiben.« Dieser Mechanismus führt zu einer nachhaltigen Senkung der erwarteten freien Energie (der antizipierten Schwierigkeit oder Unsicherheit) für zukünftige Schritte und stärkt die persönliche Agency.

3. Akt: Ökologische Integration als Stabilisierung neuer Attraktoren

Wachstum ist im RIC erst dann vollendet, wenn die neuen Kompetenzen und Resonanzerfahrungen nachhaltig in das lebendige Gewebe der alltäglichen Neurodynamik übergehen. Die ökologische Integration markiert den kritischen Übergang von der isolierten, geschützten Coachingsitzung in die komplexe

Realität der Lebenswelt. Damit das neue Selbst-Muster nicht bloß eine flüchtige Episode bleibt, müssen die im Coaching generierten Potenziale tief in die basale Inferenzstruktur des Gehirns eingeschrieben werden.

Hierbei spielen konkrete Implementierungsintentionen (»Wenn-dann-Pläne«) eine entscheidende Rolle. Im Kontext des RIM fungieren diese als präzise »Präkalkulationen« der Inferenzmaschine. Sie wirken als neuronale Abkürzungen, die es dem System ermöglichen, unter Stress oder hoher kognitiver Last automatisch auf das neue, resonante Muster zuzugreifen, anstatt in energetisch kostspielige, sicherheitsorientierte Attraktoren zurückzufallen. Wenn zum Beispiel eine Führungskraft die Tendenz hat, in Konflikten defensiv zu reagieren (alter Prior), so fungiert der Plan »*Wenn* ich spüre, wie sich meine Brust verengt (physischer Trigger), *dann* atme ich tief aus und verbinde mich mit meinem Wert der wertschätzenden Klarheit (neuer Prior)« als hocheffizienter energetischer Regulator. Solche Intentions-Priors reduzieren den metabolischen Aufwand für die inhibitorische Kontrolle massiv und erhöhen die Präzision des neuen Handlungsmusters in Echtzeit.

Das ultimative Ziel dieses Aktes ist die Initiierung von positiven ▶ Feedbackschleifen – einer dopaminerg getriebenen Aufwärtsspirale. Jede erfolgreiche Anwendung des neuen Musters im Alltag liefert frische sensorische Evidenz, die das neue spirituelle Selbst-Muster validiert. Dies führt zu einer Reduktion der chronischen freien Energie und stärkt das Vertrauen in die eigene Resonanzfähigkeit. Neurodynamisch betrachtet geht es darum, die neuen neuronalen Pfade durch wiederholtes, wertebasiertes Handeln zu festigen. In diesem Prozess transformiert sich die gesamte Energielandschaft des Individuums: Der neue, erwünschte Zustand wird nicht mehr als mühsam aufrechtzuerhaltender Gipfelmoment erlebt, sondern er verankert sich als eine weite, fruchtbare Hochebene. Dies beschreibt einen Zustand der Metastabilität: Das System ist stabil genug, um nicht in alte pathologische Täler zurückzufallen, aber flexibel genug, um von dieser Hochebene aus stetig neue Gipfel der Exzellenz zu erklimmen. Das Individuum lernt, diesen erweiterten Zustand der Kritikalität als seinen neuen »Normalzustand« zu bewohnen. Wachstum wird so zu einer kontinuierlichen Seinsweise – ein ständiges Brain-World Alignment (Leidig, 2025e), bei dem der Mensch nicht mehr nur auf die Welt reagiert, sondern aktiv und klangvoll seinen Beitrag zur Polyfonie der Welt leisten kann.

4. Der erweiterte Werkzeugkasten: Externe Inferenz

Wenn die neurobiologische »Grundmelodie« in einem Gravitationsloch der Depression oder Angst gefangen ist, nutzen wir weitere Interventionen, die das System von außen neu stimmen. Zwei sehr potente Therapiemöglichkeiten seien hier genannt:

- **Prozessorientierte Musiktherapie (PMT): die temporale Rekalibrierung der Psyche.** Die PMT ist ein Paradebeispiel für eine hochspezifische Technologie zur Rekalibrierung neuronaler Zeitstrukturen (Pöhler, 2023, 2025). Ihre Wirksamkeit basiert auf der fundamentalen Prämisse, dass Gehirn und Musik eine »Common Currency« (gemeinsame Währung) teilen: ihre zeitliche Dynamik. Wenn das Brain-World Alignment gestört ist, wie es die spatiotemporale Neurowissenschaft Georg Northoffs (2023) postuliert, investiert die PMT direkt in diese Währung. Dabei greift sie über drei neurobiologische Ebenen ein:

1. **Mikroebene (physikalisches Entrainment):** Über die »Frequency-Following Response« (FFR) synchronisieren sich neuronale Populationen im Hirnstamm und auditorischen Kortex direkt mit der Periodizität der Musik. Entscheidend ist hier der »Spectral Flux« (Klangfarbenwechsel): Das Gehirn »rastet« stärker auf Veränderungen der spektralen Komplexität ein als auf den reinen Beat. Reiche Obertonspektren (Monochord, Cello) umgehen die kognitive Abwehr und erreichen unmittelbar den affektiven Kern.
2. **Mesoebene (INT-Modulation):** Die PMT nutzt Musik als Temporal Scaffolding (zeitliches Gerüst), um die Intrinsic Neural Timescales (INTs) des Gehirns neu auszurichten. Bei der Depression (temporale Erstarrung) sind diese Zeitfenster pathologisch verlängert; das Gehirn ist »zu langsam« für die Welt. Hier spiegelt der Therapeut zunächst das bleierne Tempo (Iso-Prinzip), um Resonanz zu erzeugen, und überführt das System dann behutsam in flexiblere Rhythmen. Bei der Schizophrenie (temporale Fragmentierung) hingegen bietet Musik die notwendige externe Stütze für instabile, verkürzte Zeitfenster. Besonders das Deltaband (1–2 Hz, 60–120 bpm) fungiert hier als Brücke zum Default Mode Network (DMN).
3. **Makroebene (Shared Markov Blanket):** In der klinischen Improvisation etablieren Therapeut und Patient einen »We-Space« – eine temporär geteilte Markov-Decke. Durch das Prinzip des »Phase-Amplitude Coupling« (PAC) – bei dem langsame musikalische Strukturen (Delta) die schnelle Informationsverarbeitung (Gamma) ordnen – sinkt der soziale Vorhersagefehler massiv ab. Die Musik macht die statistische Grenze des Ichs (Markov-Decke) sanft durchlässig. Der Therapeut agiert als »Neuro-DJ« oder »Zeit-

skulpteur«, der Frequenzen und Komplexitätsgrade so moduliert, dass die neuronale Dynamik des Patienten gematcht und transformiert wird.

– **Direkte Neurostimulation (TMS/TBS): die Technologie des World-Brain Alignments.** Die ▶ Theta-Burst-Stimulation (TMS) stellt die technologische Brücke zum »World-Brain Alignment« (WBA) dar. Die moderne Neurowissenschaft begreift das Gehirn nicht mehr als passiven Empfänger, sondern als dynamisches System, das aktiv Raum- und Zeitstrukturen generiert, um sich mit der Umwelt zu synchronisieren. Wie wir bereits mehrfach erwähnt haben, kann dieses Alignment gestört sein – etwa durch Depression, Schizophrenie oder Autismus –, und manifestiert sich als fundamentale Desynchronisation der neuronalen Zeitskalen. Die Wirksamkeit der TBS basiert auf dem Eingriff in die »gemeinsame Währung« (»Common Currency«) von Gehirn und Welt: Energie, Dynamik und Struktur.

1. **Entrainment und rhythmische Rekalibrierung:** TBS nutzt den natürlichen Thetarhythmus (~5 Hz) des Hippocampus, um eine Resonanz im gesamten Netzwerk zu induzieren. Es ist ein Akt des neuronalen »Einschwingens« (▶ neuronales Entrainment), der die Kommunikation zwischen tiefen limbischen Strukturen und dem präfrontalen Kortex verstärkt.
2. **iTBS vs. cTBS – die Steuerung der Kritikalität:** Das Protokoll erlaubt eine spezifische Anpassung an die energetische Pathologie. Das intermittierende Protokoll (iTBS) erhöht die neuronale Variabilität und beschleunigt die »innere Zeit«. Es ist das Mittel der Wahl bei Depressionen, um die neuronale Trägheit aufzubrechen. Im Gegensatz dazu wirkt das kontinuierliche Protokoll (cTBS) stabilisierend. Es erhöht die zeitliche Stabilität (LRTC) und dient dazu, chaotische, superkritische Zustände zu ordnen.
3. **SAINT-Protokoll:** Dieses hochintensive, personalisierte iTBS-Paradigma zeigt, dass die Korrektur dysfunktionaler Netzwerkdynamik zur rapiden Auflösung jahrelanger Leidensmuster führt (Cole et al., 2022). Durch die Nutzung von hochgradig personalisierter, auf funktioneller Konnektivität basierender Stimulation stellt SAINT die »Grundmelodie« des Gehirns wieder her, damit schnellere kognitive Prozesse wieder auf einem stabilen Fundament aufbauen können. In der Sprache des RIM ist TBS somit eine ultimative Form der externen Inferenz (▶ externe Inferenz-Intervention), die pathologisch starre Modelle zu einem »Resonanz-Reset« zwingt.

Fazit: Das Ende der Isolation

Das RIM markiert den Übergang von einer Psychologie der Vermessung zu einer Psychologie der Resonanz. Der Behandler ist kein Mechaniker mehr, der einen Defekt behebt, sondern ein Begleiter bei der Wiederherstellung des Brain-World Alignment. In dieser Ära geht es darum, die Welt nicht mehr als eine Ansammlung von Problemen zu sehen, sondern sie wieder als einen Resonanzraum zu erfahren. Heilung bedeutet, die statistische Isolation des Ichs zu überwinden und als einzigartiger Klang in der Musik des Lebens mitzuschwingen.

Literatur

Ainslie, G. (2001). Breakdown of will. New York: Cambridge University Press.

Antichi, L., Giannini, M. (2023). An introduction to change in psychotherapy: Moderators, course of change, and change mechanisms. Journal of Contemporary Psychotherapy, 53, 315–323. https://doi.org/10.1007/s10879-023-09590-x (Zugriff am 09.11.2025).

Aristoteles (2014). Poetik. Griechisch/Deutsch. Stuttgart: Reclam.

Arkes, H. R., Blumer, C. (1985). The psychology of sunk cost. Organizational Behavior and Human Decision Processes, 35 (1), 124–140. https://doi.org/10.1016/0749-5978(85)90049–4 (Zugriff am 16.01.2026).

Augusto, R. (2024). Two kinds of process or two kinds of processing? Disambiguating dual-process theories. Review of Philosophy and Psychology, 15, 277–298. https://doi.org/10.1007/s13164-023-00673-1 (Zugriff am 09.11.2025).

Bandura, A. (1997). Self-efficacy: The exercise of control. New York: W. H. Freeman.

Barrett, L. F. (2017). How emotions are made: The secret life of the brain. New York: Houghton Mifflin Harcourt.

Bayes, T. (1763). An essay towards solving a problem in the doctrine of chances. Philosophical Transactions of the Royal Society of London, 53, 370–418. https://doi.org/10.1098/rstl.1763.0053 (Zugriff am 15.11.2025).

Bazan, A. (2024). The unconscious is structured as a language: Evidence from the lab in support of clinical practice. Journal of Contemporary Psychotherapy 55, 173–181. https://doi.org/10.1007/s10879-024-09651-9 (Zugriff am 22.01.2026).

Berridge, K. C., Robinson, T. E. (2003). Parsing reward. Trends in Neurosciences, 26 (9), 507–513. https://doi.org/10.1016/S0166-2236(03)00233–9 (Zugriff am 09.11.2025).

Brewer, J. (2017). The craving mind: From cigarettes to smartphones to love – why we get hooked and how we can break bad habits. New Haven: Yale University Press.

Büssing, A., Giebel, A., Roser, T. (Hrsg.) (2024). Spiritual Care & Existential Care interprofessionell: Handbuch spiritueller und existentieller Begleitung in der Gesundheitsversorgung. Berlin: Springer.

Carhart-Harris, R. L. (2018). The entropic brain – revisited. Neuropharmacology, 142, 1–12. https://doi.org/10.1016/j.neuropharm.2018.03.010 (Zugriff am 09.11.2025).

Carhart-Harris, R. L., Leech, R., Hellyer, P. J., Shanahan, M., Feilding, A., Tagliazucchi, E., Chialvo, D. R., Nutt, D. (2014). The entropic brain: A theory of conscious states informed by neuroimaging research with psychedelic drugs. Frontiers in Human Neuroscience, 8, 20. https://doi.org/10.3389/fnhum.2014.00020 (Zugriff am 09.11.2025).

Chödrön, P. (2018). Start where you are: A guide to compassionate living. Boulder: Shambhala Publications.

Ciompi, L. (1997). Die emotionalen Grundlagen des Denkens: Entwurf einer fraktalen Affektlogik. Göttingen: Vandenhoeck & Ruprecht.

Clark, A. (2016). Surfing uncertainty: Prediction, action, and the embodied mind. Oxford: Oxford University Press.

Cole, E. J., Phillips, A. L., Bentzley, B. S., Stimpson, K. H., Nejad, R., Barmak, F., Veerapal, C., Khan, N., Cherian, K., Felber, E., Brown, R., Choi, E., King, S., Pankow, H., Bishop, J. H., Azeez, A., Coetzee, J., Rapier, R., Odenwald, N., Carreon, D., Hawkins, J., Chang, M., Keller, J., Raj, K., DeBattista, C., Jo, B., Espil, F. M., Schatzberg, A. F., Sudheimer, K. D., Williams, N. R. (2022). Stanford neuromodulation therapy (SNT): A double-blind randomized controlled trial. American Journal of Psychiatry, 179 (2), 132–141. https://doi.org/10.1176/appi.ajp.2021.20101429 (Zugriff am 09.11.2025).

Constant, A., Ramstead, M. J. D., Veissière, S. P. L., Campbell, J. O., Friston, K. J. (2021). A variational approach to niche construction. Journal of the Royal Society Interface, 18 (174), 20200822. https://doi.org/10.1098/rsif.2017.0685 (Zugriff am 09.11.2025).

Daly, A., Ritunnano, R., Gallagher, S., Kirmayer, L. J., Van Dam, N., Kleinman, J. (2024). Examination of self patterns: framing an alternative phenomenological interview for use in mental health research and clinical practice. Frontiers in Psychology, 15:1390885. https://doi.org/10.3389/fpsyg.2024.1390885 (Zugriff am 29.01.2026).

Dennett, D. C. (1991). Real patterns. The Journal of Philosophy, 88 (1), 27–51. https://doi.org/10.2307/2027085 (Zugriff am 22.01.2026).

Dohmatob, E., Dumas, G., Bzdok, D. (2017). Dark Control: A unified account of default mode function by control theory and reinforcement learning. bioRxiv. https://doi.org/10.1101/148890 (Zugriff am 09.11.2025).

Doidge, N. (2007). The brain that changes itself: Stories of personal triumph from the frontiers of brain science. New York: Penguin Books.

Dołęga, K., Dewhurst, J. E. (2021). Fame in the predictive brain: A deflationary approach to explaining consciousness in the prediction error minimization framework. Synthese, 198 (8), 7781–7806. https://doi.org/10.1007/s11229-020-02548-9 (Zugriff am 09.11.2025).

Ecker, B., Hulley, L. (1996). Depth oriented brief therapy: How to be brief when you were trained to be deep, and vice versa. San Francisco: Jossey-Bass.

Evans, J. S. B. T., Stanovich, K. E. (2013). Dual-process theories of higher cognition: Advancing the debate. Perspectives on Psychological Science, 8 (3), 223–241.

Fischer-Lichte, E. (2004). Ästhetik des Performativen. Frankfurt a. M: Suhrkamp.

Frank, M. J., Seeberger, L. C., O'Reilly, R. C. (2004). By carrot or by stick: Cognitive reinforcement learning in parkinsonism. Science, 306 (5703), 1940–1943. https://doi.org/10.1126/science.1102941 (Zugriff am 16.01.2026).

Frankl, V. E. (2005). Ärztliche Seelsorge: Grundlagen der Logotherapie und Existenzanalyse (11., überarb. Neuaufl.). Wien: Deuticke.

Frankl, V. E. (1946/2009). ... trotzdem Ja zum Leben sagen: Ein Psychologe erlebt das Konzentrationslager. München: Kösel.

Friston, K. (2010). The free-energy principle: A unified brain theory? Nature Reviews Neuroscience, 11 (2), 127–138. https://doi.org/10.1038/nrn2787 (Zugriff am 22.01.2026).

Gallagher, S. (2013). A pattern theory of self. Frontiers in Human Neuroscience, Sec. Cognitive Neuroscience, 7, 444.

Gallagher, S. (2024). The self and its disorders. New York: Oxford University Press.

Gallagher, S., Janz, B., Reinerman, L., Trempler, J., Bockelman, P. (2015). A neurophenomenology of awe and wonder: Towards a non-reductionist cognitive science. London: Palgrave Macmillan.

Gallagher, S., Raffone, A., Aglioti, S. M. (2024a). The pattern theory of compassion. Trends in Cognitive Sciences, 28 (6), 504–516. https://doi.org/10.1016/j.tics.2024.03.007 (Zugriff am 09.11.2025).

Gallagher, S., Raffone, A., Berkovich-Ohana, A., Barendregt, H. P., Bauer, P. R., Brown, K. W., Giommi, F., Nyklíček, I., Ostafin, B. D., Slagter, H., Trautwein, F. M., Vago, D. R. (2024b). The

self-pattern and Buddhist psychology. Mindfulness, 15 (4), 795–803. https://doi.org/10.1007/s12671-023-02118-3 (Zugriff am 22.01.2026).
Gallagher, S., Zahavi, D. (2012). The phenomenological mind (2nd ed.). London: Routledge.
Gallagher, S., Zahavi, D. (2021). The phenomenological mind (3rd ed.). London: Routledge.
Garfield, J. L. (2022). Losing ourselves: Learning to live without a self. Princeton: Princeton University Press.
Gödde, G. (2022). Entwicklungslinien psychodynamischer Psychotherapie: Historische Orientierung, aktuelle Situation und zukünftige Perspektiven. Gießen: Psychosozial-Verlag.
Goethe, J. W. von (1808/2008). Faust. Der Tragödie erster Teil (14. Aufl.). München: C.H. Beck.
Grawe, K. (2004). Neuropsychotherapie. Göttingen: Hogrefe.
Haken, H. (1983). Synergetics: An introduction. Berlin/Heidelberg: Springer.
Haken, H. (1996). Principles of brain functioning: A synergetic approach to brain activity, behavior and cognition. Berlin/Heidelberg: Springer.
Haken, H. (2017). What can synergetics contribute to embodied aesthetics? Behavioral Sciences, 7 (3), 61.
Harris, K. R., Pica, E. (2025). Overcoming obstacles and finding success: The power of performance psychology. London: Routledge.
Hasson, U., Ghazanfar, A. A., Galantucci, B., Garrod, S., Keysers, C. (2012). Brain-to-brain coupling: A mechanism for creating and sharing a social world. Trends in Cognitive Sciences, 16 (2), 114–121. https://doi.org/10.1016/j.tics.2011.12.007 (Zugriff am 09.11.2025).
Hayes, S. C., Strosahl, K. D., Wilson, K. G. (2012). Acceptance and commitment therapy: The process and practice of mindful change (2nd ed.). New York: Guilford Press.
Hebb, D. O. (1949). The organization of behavior: A neuropsychological theory. Hoboken: Wiley.
Heidegger, M. (1927/2006). Sein und Zeit (19. Aufl.). Tübingen: Max Niemeyer.
Helmholtz, H. von (1867/1910). Handbuch der physiologischen Optik (3. Aufl.). Leipzig: Leopold Voss.
Hesse, H. (1930/2024). Narziß und Goldmund. Berlin: Suhrkamp.
Hofmann, S. G., Curtiss, J. E., Hayes, S. C. (2020). Beyond linear mediation: Toward a dynamic network approach to study treatment processes. Clinical Psychology Review, 76, 101824. https://doi.org/10.1016/j.cpr.2020.101824 (Zugriff am 09.11.2025).
Hofmann, S. G., Svitak, M. (2024). A process-based approach to CBT: Understanding and changing the dynamics of psychological problems. Göttingen: Hogrefe Publishing.
Hohwy, J. (2013). The predictive mind. New York: Oxford University Press.
Hohwy, J. (2020). New directions in predictive processing. Mind & Language, 35 (2), 209–223.
Hustvedt, S. (2011). Die zitternde Frau: Eine Geschichte meiner Nerven. Reinbek bei Hamburg: Rowohlt.
Keats, J. (1817/1958). The letters of John Keats, 1814–1821 (Vol. 1). Cambridge: Harvard University Press.
Keller, V. S. (2025). Mapping the dynamics of therapeutic change: Theoretical foundations of Schiepek's dynamic systems approach. Dissertation, Ludwig-Maximilians-Universität München.
Kelso, J. A. S. (2012). Multistability and metastability: Understanding dynamic coordination in the brain. Philosophical Transactions of the Royal Society B: Biological Sciences, 367 (1591), 906–918. https://doi.org/10.1098/rstb.2011.0351 (Zugriff am 29.01.2026).
Kirchhoff, M., Parr, T., Palacios, E., Friston, K., Kiverstein, J. (2018). The Markov blankets of life: Autonomy, active inference and the free energy principle. Journal of the Royal Society Interface, 15 (138), 20170792. https://doi.org/10.1098/rsif.2017.0792 (Zugriff am 09.11.2025).
Klimecki, O. M., Leiberg, S., Ricard, M., Singer, T. (2013). Differential pattern of functional brain plasticity after compassion and empathy training. Social Cognitive and Affective Neuroscience, 9 (6), 873–879. https://doi.org/10.1093/scan/nst060 (Zugriff am 09.11.2025).

Koole, S. L., Tschacher, W. (2016). Synchrony in psychotherapy: A review and an integrative framework for the therapeutic alliance. Frontiers in Psychology, 7, 862. https://doi.org/10.3389/fpsyg.2016.00862 (Zugriff am 09.11.2025).

Laibson, D. (1997). Golden eggs and hyperbolic discounting. The Quarterly Journal of Economics, 112 (2), 443–478. https://doi.org/10.1162/003355397555253 (Zugriff am 16.01.2026).

Laukkonen, R., Friston, K., Chandaria, S. (2025). A beautiful loop: An active inference theory of consciousness. Neuroscience and Biobehavioral Reviews, 176, 106296. https://doi.org/10.1016/j.neubiorev.2025.106296 (Zugriff am 22.01.2026).

Leidig, G. (2025a). The resonance-inference model (RIM): A multilayered, process-based framework for a unified, neuroscience-informed psychotherapy. PsyArXiv. https://doi.org/10.31234/osf.io/7hd4a_v1 (Zugriff am 09.11.2025).

Leidig, G. (2025b). The spiritual self-pattern: A neurocognitive extension of the resonance-inference model for psychotherapy. https://doi.org/10.31234/osf.io/xneq7_v1 (Zugriff am 09.11.2025).

Leidig, G. (2025c). Vom Trost der Endlichkeit. Köln: Mogli Publishing House.

Leidig, G. (2025d). The Neuro-Existential Architecture System (NEAS): A predictive processing framework for meaning, criticality, and the spiritual master prior. Preprints. https://doi.org/10.20944/preprints202512.0955.v1 (Zugriff am 23.01.2026).

Leidig, G. (2025e). From world-brain alignment to network dysfunction: A spatiotemporal framework for precision psychiatry. Preprints. https://doi.org/10.20944/preprints202509.1971.v1 (Zugriff am 26.02.2026).

Li, W., Mai, X., Liu, C. (2014). The default mode network and social understanding of others: what do brain connectivity studies tell us. Frontiers in Human Neuroscience, 8, 74. https://doi.org/10.3389/fnhum.2014.00074 (Zugriff am 09.11.2025).

Makover, R. B. (2024). Annotated psychotherapy: A session by session look at how a therapist thinks. London: Routledge.

Markov, A. A. (1906/2006). Extension of the law of large numbers to quantities, depending on each other. Journal Électronique d'Histoire des Probabilités et de la Statistique, 2 (1b). http://eudml.org/doc/128778 (Zugriff am 14.01.2026).

Marshall, C. (2022). Schopenhauer on the content of compassion. Noûs, 56 (4), 843–860. https://doi.org/10.1111/nous.12398 (Zugriff am 09.11.2025).

McEwen, B. S. (2000). Allostasis and allostatic load: Implications for neuropsychopharmacology. Neuropsychopharmacology, 22 (2), 108–124. https://doi.org/10.1016/S0893-133X(99)00129-3 (Zugriff am 09.11.2025).

Melloni, L., Mudrik, L., Pitts, M., Koch, C. (2021). An adversarial collaboration to identify the neural correlates of consciousness. Science, 372 (6545), 910–912. https://doi.org/10.1126/science.abj3259 (Zugriff am 22.01.2026).

Michel, C. (2023). A hybrid account of concepts within the predictive processing paradigm. Review of Philosophy and Psychology, 14, 1349–1375. https://doi.org/10.1007/s13164-022-00648-8 (Zugriff am 09.11.2025).

Miller, W. R., Rollnick, S. (2013). Motivational interviewing: Helping people change (3rd ed.). New York: Guilford Press.

Nader, K., Schafe, G. E., Le Doux, J. E. (2000). Fear memories require protein synthesis in the amygdala for reconsolidation after retrieval. Nature, 406 (6797), 722–726. https://doi.org/10.1038/35023160 (Zugriff am 09.11.2025).

Neff, K. D. (2003). Self-compassion: An alternative conceptualization of a healthy attitude toward oneself. Self and Identity, 2 (2), 85–101. https://doi.org/10.1080/15298860309032 (Zugriff am 17.11.2025).

Northoff, G. (2018). The spontaneous brain: From the mind–body to the world–brain problem. Cambridge, MA: The MIT Press.

Northoff, G. (2023). Neuropsychoanalysis: A contemporary introduction. London: Routledge.

Northoff, G., Heinzel, A., de Greck, M., Bermpohl, F., Dobrowolny, H., Panksepp, J. (2006). Self-referential processing in our brain: A meta-analysis of imaging studies on the self. NeuroImage, 31 (1), 440–457. https://doi.org/10.1016/j.neuroimage.2005.12.002 (Zugriff am 14.01.2026).

Peters, A. (2011). Das egoistische Gehirn: Warum unser Kopf Diäten sabotiert und gegen den eigenen Körper kämpft. Berlin: Ullstein.

Piekarski, M. (2023). Incorporating (variational) free energy models into mechanisms: the case of predictive processing under the free energy principle. Synthese, 202, 58. https://doi.org/10.1007/s11229-023-04292-2 (Zugriff am 09.11.225).

Pöhler, K. M. (2023). Die Anwendung des Psychodramas in der Musiktherapie. Masterarbeit, Universität Augsburg. Unveröffentlichtes Manuskript.

Pöhler, K. M. (2025). Von der Bühne zum Klangraum: Synergien und Anwendungspotenziale von Psychodrama in der Musiktherapie. Musiktherapeutische Umschau, 46 (4), 334–346.

Porges, S. W. (2017). Die Polyvagal-Theorie: Neurophysiologische Grundlagen der Heilung, Emotionen, Kommunikation und Selbstregulation. Paderborn: G.P. Probst Verlag/Junfermann.

Rabeyron, T. (2022). Psychoanalytic psychotherapies and the free energy principle. Frontiers in Human Neuroscience, 16, 929940. https://doi.org/10.3389/fnhum.2022.929940 (Zugriff am 09.11.2025).

Ramstead, M. J. D., Kirchhoff, M. D., Friston, K. J. (2018). The Markov blankets of life: Autonomy, active inference and the free energy principle. Royal Society Open Science, 5 (3), Artikel 171631.

Ratey, J. J. (2013). Spark: The revolutionary new science of exercise and the brain. New York: Little, Brown Spark.

Reddy, K. J. (2025). The theory and practice of positive neuropsychology: New perspectives on nurturing wellbeing. London: Routledge.

Rilke, R. M. (1929/2019). Briefe an einen jungen Dichter. Berlin: Insel Verlag.

Rimbaud, A. (1871/2021). Briefe und Dokumente. Berlin: Verlag Autonomie und Chaos.

Rizzolatti, G., Craighero, L. (2004). The mirror-neuron system. Annual Review of Neuroscience, 27, 169–192. https://doi.org/10.1146/annurev.neuro.27.070203.144230 (Zugriff am 22.01.2026).

Röska-Hardy, L. (2023). Das Default-Netzwerk: Die Quelle des Neuen? In F. Jaeger, S. Voßkamp (Hrsg.), Wie kommt das Neue in die Welt? Kreativität und Innovation interdisziplinär (S. 133–151). Stuttgart: J.B. Metzler.

Rosa, H. (2019). Resonanz: Eine Soziologie der Weltbeziehung (2., durchgesehene Aufl.). Berlin: Suhrkamp.

Roth, G. (2019). Fühlen, Denken, Handeln: Wie das Gehirn unser Verhalten steuert (überarbeitete Neuausgabe). Berlin: Suhrkamp.

Rudenstine, S., Espinosa, A., Cancelmo, L., Puliyampet, P. (2019). Psychological correlates of change in emotion regulation over 8 months of psychotherapy. Journal of Contemporary Psychotherapy, 49, 245–254. https://doi.org/10.1007/s10879-019-09435-6 (Zugriff am 09.11.2025).

Salzberg, S. (2020). Lovingkindness: The revolutionary art of happiness. Boulder: Shambhala Publications.

Schopenhauer, A. (1819/2017). Die Welt als Wille und Vorstellung I (Bd. 1). Zürich: Diogenes.

Seel, M. (2004). Über die Reichweite ästhetischer Erfahrung. Fünf Thesen. In G. Mattenklott (Hrsg.), Ästhetische Erfahrung im Zeichen der Entgrenzung der Künste (S. 73–81). Hamburg: Felix Meiner.

Singer, T., Silveira, S., Godara, M. (2023). Boosting empathy and compassion through mindfulness-based and socioemotional dyadic practice: Randomized controlled trial with app-delivered trainings. Journal of Medical Internet Research, 25, e45027. https://doi.org/10.2196/45027 (Zugriff am 09.11.2025).

Singer, W. (1999). Neuronal synchrony: A versatile code for the definition of relations? Neuron, 24 (1), 49–65. https://doi.org/10.1016/S0896-6273(00)80821-1 (Zugriff am 29.01.2026).

Singer, W. (2013). The neuronal correlate of consciousness: Unity in time rather than space? In A. Battro, S. Dehaene, M. Sánchez Sorondo, W. Singer (Eds.), Neurosciences and the human person: New perspectives on human activities (Pontifical Academy of Sciences, Scripta Varia 121, pp. 55–89). Vatican City.

Singer, W. (2025). The mind–matter dichotomy: A persistent challenge for neuroscientific and philosophical theories. European Journal of Neuroscience, 61, e70143. https://doi.org/10.1111/ejn.70143 (Zugriff am 09.11.2025).

Sobel, D. (2013). Längengrad: Die wahre Geschichte eines einsamen Genies, das das größte wissenschaftliche Problem seiner Zeit löste (19. Aufl.). München: Malik/National Geographic.

Svendsen, J. L., Schanche, E., Osnes, B., Vøllestad, J., Visted, E., Dundas, I., Nordby, H., Binder, P.-E., Sørensen, L. (2020). Is dispositional self-compassion associated with psychophysiological flexibility beyond mindfulness? An exploratory pilot study. Frontiers in Psychology, 11, 614. https://doi.org/10.3389/fpsyg.2020.00614 (Zugriff am 09.11.2025).

Taleb, N. N. (2012). Antifragile: Things that gain from disorder. London: Penguin.

Thich Nhat Hanh (2017). The art of living: Peace and freedom in the here and now. New York: HarperOne.

Tucker, D. M., Luu, P., Friston, K. J. (2025). The criticality of consciousness: Excitatory-inhibitory balance and dual memory systems in active inference. Entropy, 27, Article 829. https://doi.org/10.3390/e27080829 (Zugriff am 09.11.2025).

Vonnegut, K. (1969/2017). Schlachthof 5 oder Der Kinderkreuzzug (17. Aufl.). Reinbek bei Hamburg: Rowohlt.

Wallace, K. (2019). The network self: Relation, process, and personal identity. London: Routledge.

Watkins, J. G., Watkins, H. H. (1997). Ego states: Theory and therapy. New York: W. W. Norton & Co.

Watzlawick, P. (1983/2021). Anleitung zum Unglücklichsein (5. Aufl.). München: Piper.

White, M., Epston, D. (1990/2007). Narrative means to therapeutic ends. New York: W. W. Norton & Co.

Williams, J. (1965/2021). Stoner. München: dtv.

Yalom, I. D. (1980). Existential psychotherapy. New York: Basic Books.

Young, J. E., Klosko, J. S., Weishaar, M. E. (2003). Schema therapy: A practitioner's guide. New York: Guilford Press.

Zum Autor

Dr. Gerd Leidig: Studium der Pharmazie in Bonn und der Geschichte der Naturwissenschaften in Marburg. Dort auch Promotion zum Thema »Die Standesethik des Apothekers« (auch als Buch erschienen im Deutschen Apotheker Verlag), Weiterbildung zum Umweltjournalisten an der FAW (Fortbildungsakademie der Wirtschaft) in Köln, Studien der Philosophie im europäischen Kontext an der FernUniversität Hagen. Weitere Bücher: »Happy Money – den entspannten Umgang mit Geld entdecken«, zusammen mit Andrea Tichy, erschienen im Campus-Verlag, »Mit Buddha achtsam leben« als KDP (auch auf Englisch: »Living mindfully with Buddha«), »Vom Trost der Endlichkeit« (auch auf Englisch: »On the consolation of finitude«) sowie zahlreiche wissenschaftsjournalistische Beiträge.

Glossar der wichtigsten Begriffe

Affektlogik (Ciompi)
Konzept nach Luc Ciompi, das die untrennbare und wechselseitige Beeinflussung von Fühlen (Affekt) und Denken (Kognition) betont. Es besagt, dass Emotionen einer eigenen »Logik« folgen und unser Denken oft unbewusst tiefgreifend mitformen, weshalb für Veränderung oft beide Ebenen angesprochen werden müssen (siehe auch: Emotionsregulation, Präzisionsgewichtung).

Achtsamkeit
Die Praxis der bewussten, nicht wertenden Aufmerksamkeit auf den gegenwärtigen Moment, einschließlich innerer (Gedanken, Gefühle, Körperempfindungen) und äußerer Wahrnehmungen. Dient der Selbstwahrnehmung, der Distanzierung von automatischen Reaktionen (Defusion) und der Kultivierung von Akzeptanz. Fundamentale Fähigkeit zur Öffnung für Resonanzerfahrungen (siehe auch: Akzeptanz- und Commitment-Therapie [ACT], Resonanz).

Akzeptanz- und Commitment-Therapie (ACT)
Moderner verhaltenstherapeutischer Ansatz (Hayes und andere), der auf die Förderung psychologischer Flexibilität durch sechs Kernprozesse abzielt: Akzeptanz, kognitive Defusion, Gegenwartsbezogenheit, Selbst als Kontext, Werteklärung und engagiertes Handeln. Ziel ist ein werteorientiertes Leben auch angesichts von Schwierigkeiten (siehe auch: Kognitive Verhaltenstherapie).

Aktive Inferenz (Active Inference)
Teil des FEP/PP; Prinzip, dass wir nicht nur unsere Modelle an die Welt anpassen (Lernen), sondern auch aktiv handeln, um die Welt so zu verändern, dass sie besser zu unseren Vorhersagen passt und somit Vorhersagefehler minimiert werden (siehe auch: Freie-Energie-Prinzip, Vorhersagefehler).

Allostase
Im Gegensatz zur Homöostase, die ein stabiles inneres Gleichgewicht anstrebt, beschreibt die Allostase den Prozess, Stabilität durch flexible Anpassung an wechselnde Anforderungen zu erreichen (»stability through change«). Ein gesundes System ist nicht rigide, sondern passt sich dynamisch an, um sein Gleichgewicht langfristig zu wahren.

Anatta/Anatman (Nicht-Selbst)
Kernlehre des Buddhismus, die besagt, dass es kein festes, unabhängiges, substanzielles Selbst gibt. Das, was wir als »Ich« erleben, wird als ein dynamisches, abhängiges Entstehen aus verschiedenen Faktoren (Skandhas) verstanden (siehe auch: Pattern Theory of Self, Skandhas, Intersein).

Annäherungs-Vermeidungs-Konflikt
Psychologisches Modell (nach Lewin), das die Lähmung bei Ambivalenz erklärt. Es entsteht, wenn ein Ziel gleichzeitig anziehende (Annäherung) und abstoßende (Vermeidung) Eigenschaften besitzt. Da die abstoßende Kraft oft überproportional zunimmt, je näher man dem Ziel kommt, entsteht ein dynamisches Patt, das zu Unentschlossenheit und Verharren führt.

Ars Vivendi
Siehe Lebenskunst.

Attraktor (Synergetik)
Ein stabiler Zustand oder ein wiederkehrendes Muster (von Gedanken, Gefühlen, Verhalten), zu dem ein komplexes System (wie die Psyche) von selbst tendiert. Attraktoren werden oft durch negative Feedbackschleifen aufrechterhalten und können funktional (z. B. gesunde Routine) oder dysfunktional (z. B. Problemmuster) sein (siehe auch: Feedbackschleife, Phasenübergang, Selbstorganisation, Synergetik).

Bibliotherapie
Gezielter Einsatz von Literatur (Romane, Gedichte, Biografien etc.) zur Förderung von Einsicht, Empathie, emotionaler Verarbeitung und persönlichem Wachstum.

Brain-Pull
Zentraler Mechanismus der »Selfish-Brain-Theorie«. Beschreibt den Prozess, bei dem das Gehirn unter Stress (z. B. durch hohe Unsicherheit) aktiv

Energieressourcen, vor allem Glukose, aus dem restlichen Körper abzieht, um seinen eigenen erhöhten Energiebedarf zu decken (siehe auch: Selfish-Brain-Theorie).

Default Mode Network (DMN)/Ruhezustandsnetzwerk
Ein großflächiges Hirnnetzwerk, das besonders aktiv ist, wenn wir keine aufgabenbezogene Aufmerksamkeit nach außen richten (z.B. beim Tagträumen, Erinnern oder Nachdenken über die Zukunft). Es ist zentral für unser Selbst-Erleben und unsere sozialen Kognitionen. Eine Überaktivität oder Entkopplung des DMN wird mit Zuständen wie Depression und Grübeln in Verbindung gebracht.

Ego-State
Ein kohärentes Muster von Erleben und Verhalten (Gedanken, Gefühle, Erinnerungen etc.), das in bestimmten Situationen als abgrenzbarer Persönlichkeitsanteil aktiviert wird. Wird als normale Facette der Psyche verstanden (siehe auch: Ego-State-Therapie, Inneres Team).

Ego-State-Therapie (Watkins)
Therapieansatz, der die Persönlichkeit als ein »Inneres Team« verschiedener Ich-Zustände (Ego-States) versteht und auf deren Integration und Kooperation abzielt (siehe auch: Ego-State, Inneres Team).

Emotionsregulation
Die Fähigkeit, die eigenen Emotionen bewusst wahrzunehmen, zu verstehen und ihre Intensität und Dauer zu beeinflussen, ohne von ihnen überwältigt zu werden (siehe auch: Achtsamkeit, Affektlogik).

Empathischer Stress (Empathic Distress)
Ein Zustand der emotionalen Ansteckung und Überwältigung durch das Leid einer anderen Person, der zu Handlungsunfähigkeit und Burn-out führen kann. Wird vom Mitgefühl unterschieden, das handlungsfähig macht (siehe auch: Mitgefühl).

Entropic Brain Hypothesis
Eine von Robin Carhart-Harris entwickelte Theorie, die psychische Zustände anhand ihrer Entropie (Maß für Unordnung/Unvorhersehbarkeit) beschreibt. Psychisches Leid wie Depression oder Zwang wird als rigider, übergeordneter »Low-Entropy-Zustand« verstanden. Therapeutische Prozesse (oder auch

Psychedelika) können das Gehirn vorübergehend in einen flexibleren »High-Entropy-Zustand« versetzen und so ein »therapeutisches Fenster« für Veränderung öffnen.

Epistemische Handlung
Eine kleine, risikoarme Aktion, deren primäres Ziel nicht die Erreichung eines Endziels, sondern der Gewinn von Information und die Reduktion von Unsicherheit ist. Dient als praktischer Weg aus der Ambivalenz, indem sie die erwartete freie Energie einer neuen Handlungsoption senkt (siehe auch: Aktive Inferenz, Freie-Energie-Prinzip).

Externalisierung (Narrative Therapie)
Kerntechnik, bei der ein Problem (z. B. Angst) sprachlich von der Person getrennt und als externe Entität behandelt wird (»Die Angst« statt »Ich bin ängstlich«), um Distanz und Handlungsfähigkeit zu fördern (siehe auch: Narrative Therapie).

Externe Inferenz-Intervention
Ein Überbegriff für therapeutische Verfahren (z. B. Theta-Burst-Stimulation – TBS, Psychodrama-informierte Musiktherapie – PIMT), die nicht primär auf der inneren Verarbeitung des Klienten beruhen, sondern durch gezielte von außen kommende Signale (physikalisch oder multimodal) direkt in die neurobiologische Grunddynamik des Gehirns eingreifen, um rigide Muster zu destabilisieren.

4E-Kognitionsmodell
Ein Modell der Kognitionswissenschaft, das den Geist nicht auf das Gehirn beschränkt. Es postuliert, dass Kognition *e*mbodied (verkörpert und durch den Körper geformt), *e*mbedded (in eine spezifische Umwelt eingebettet), *e*nacted (durch aktives Handeln hervorgebracht) und *e*xtended (durch Werkzeuge und Beziehungen in die Welt erweitert) ist.

Feedbackschleife (positiv/negativ)
Mechanismus in Systemen, bei dem der Output auf den Input zurückwirkt. Negative Schleifen stabilisieren (Regelkreis), positive Schleifen verstärken (Aufschaukeln). Zentral für das Verständnis von Stabilität (Attraktoren) und Wandel (siehe auch: Attraktor, Synergetik).

Freie-Energie-Prinzip (FEP)
Ein von Karl Friston formuliertes, fundamentales Organisationsprinzip des Gehirns, das besagt, dass Lebewesen bestrebt sind, die Überraschung beziehungsweise den Vorhersagefehler langfristig zu minimieren (siehe auch: Prädiktive Verarbeitung, Vorhersagefehler, Aktive Inferenz, Konsistenztheorie).

Grundbedürfnisse (nach Grawe)
Vier von Klaus Grawe postulierte fundamentale psychologische Bedürfnisse (Bindung, Orientierung/Kontrolle, Selbstwerterhöhung/-schutz, Lustgewinn/Unlustvermeidung), deren Befriedigung für psychische Konsistenz zentral ist (siehe auch: Konsistenztheorie).

Hebb'sche Lernregel
Neurobiologisches Prinzip (»Neurons that fire together, wire together«), wonach die synaptische Verbindung zwischen Neuronen gestärkt wird, wenn sie wiederholt gleichzeitig aktiv sind. Grundlage für Lernen auf neuronaler Ebene (siehe auch: Neuroplastizität).

Heilsamer Vorhersagefehler
Eine gezielt im therapeutischen oder Coachingprozess herbeigeführte Erfahrung, die einem rigiden, dysfunktionalen oder limitierenden generativen Modell (einer Grundüberzeugung) der Klientin widerspricht. Dieser Vorhersagefehler erhöht kurzfristig die freie Energie, destabilisiert das alte Muster und öffnet so ein Fenster für dessen Aktualisierung (Lernen).

Homöostase
Die dynamische Aufrechterhaltung eines stabilen inneren Gleichgewichtszustands (z. B. Körpertemperatur, Blutzuckerspiegel) in einem lebenden Organismus. Gilt als fundamentaler Antrieb für die Minimierung freier Energie (siehe auch: Freie-Energie-Prinzip, Interozeption).

Inkonsistenz (Konsistenztheorie)
Zustand der Diskrepanz zwischen den Grundbedürfnissen/Zielen und der wahrgenommenen Realität. Wird als unangenehm/stressig erlebt und motiviert das psychische System, nach Konsistenz zu streben (siehe auch: Konsistenz, Konsistenztheorie, Grundbedürfnisse).

Inneres Team
Metapher für die Psyche als Zusammenspiel verschiedener innerer Persönlichkeitsanteile (Ego-States) mit unterschiedlichen Rollen, Bedürfnissen und Perspektiven (siehe auch: Ego-State, Ego-State-Therapie).

Interozeption
Die Wahrnehmung von Zuständen aus dem Inneren des Körpers (z. B. Herzschlag, Hunger, Gefühl im Magen). Gilt als Grundlage für unsere Emotionen und als das primäre Signal, das das Gehirn durch die Minimierung freier Energie zu regulieren versucht (siehe auch: Homöostase, Freie-Energie-Prinzip).

Intersein (Thich Nhat Hanh)
Ein von Thich Nhat Hanh geprägter Begriff, der die fundamentale Verbundenheit und gegenseitige Abhängigkeit aller Phänomene beschreibt. Die Einsicht, dass nichts für sich allein existieren kann (»Sein ist Intersein«). Dient als philosophisches Gegenmittel zur Illusion des getrennten Selbst (siehe auch: Mitgefühl, Pattern Theory of Self, Anatta).

Intersubjektivität
Das Konzept der wechselseitigen Bezogenheit und Beeinflussung zwischen Subjekten. Betont, dass unser Selbstverständnis maßgeblich im Austausch mit anderen entsteht. Zentral in modernen psychodynamischen Ansätzen (siehe auch: Pattern Theory of Self, Psychodynamische Theorie).

Kognitive Umstrukturierung (KU)
Kerntechnik der KVT zur Identifikation, Überprüfung und Veränderung dysfunktionaler Gedanken und Überzeugungen (siehe auch: Kognitive Verhaltenstherapie).

Kognitive Verhaltenstherapie (KVT)
Therapieform, die davon ausgeht, dass Gedanken, Gefühle und Verhalten sich gegenseitig beeinflussen und dass Leid durch die Veränderung dysfunktionaler Kognitionen und Verhaltensweisen reduziert werden kann (siehe auch: Kognitive Umstrukturierung).

Komfortzone
Der Bereich des Vertrauten und Vorhersagbaren, der Sicherheit bietet, aber Wachstum behindern kann, wenn man ihn aus Angst nicht verlässt.

Konsistenz
Zustand der Übereinstimmung (Stimmigkeit) zwischen den Zielen einer Person (basierend auf Grundbedürfnissen) und den wahrgenommenen Erfahrungen. Das Streben nach Konsistenz gilt als fundamentaler psychischer Antrieb (siehe auch: Konsistenztheorie, Grundbedürfnisse, Inkonsistenz).

Konsistenztheorie (Grawe)
Einflussreiches psychologisches Modell, das postuliert, dass das menschliche psychische System primär darauf ausgerichtet ist, Konsistenz bezüglich der Befriedigung von vier Grundbedürfnissen zu erreichen (siehe auch: Grundbedürfnisse, Inkonsistenz, Freie-Energie-Prinzip).

Kontrollparameter (Synergetik)
Innere oder äußere Faktoren, deren Veränderung ein System an einen kritischen Punkt bringen und einen qualitativen Sprung (Phasenübergang) in ein neues Muster auslösen kann (siehe auch: Ordnungsparameter, Phasenübergang, Synergetik).

Kontrollierte Halluzination
Metapher aus der prädiktiven Verarbeitung; beschreibt Wahrnehmung als aktive Konstruktion einer »besten Schätzung« der Realität durch das Gehirn, basierend auf seinen Vorhersagen, die aber ständig an der Realität überprüft werden (siehe auch: Prädiktive Verarbeitung, Vorhersagefehler).

Lebenskunst (Ars Vivendi)
Philosophische und therapeutische Perspektive zur bewussten, werteorientierten und sinnvollen Gestaltung des eigenen Lebens.

Logotherapie (Frankl)
Von Viktor Frankl begründete psychotherapeutische Richtung, die den »Willen zum Sinn« als primäre menschliche Motivation betrachtet (siehe auch: Noetische Dimension, Trotzmacht des Geistes).

Markov-Decke (Markov Blanket)
Eine informationelle Grenze, die ein System (z. B. eine Person) von seiner Umwelt trennt. Sie besteht aus sensorischen Zuständen (wie die Welt auf uns wirkt) und aktiven Zuständen (wie wir auf die Welt wirken). Die Aufrechterhaltung dieser Grenze ist gleichbedeutend mit der Aufrechterhaltung des Selbst (siehe auch: Aktive Inferenz, Pattern Theory of Self).

Mitgefühl (Compassion)
Eine aktive Haltung der bewussten Zuwendung zum Leiden (eigenem oder fremdem), verbunden mit dem warmherzigen Wunsch, dieses Leiden zu lindern. Wird von reiner Empathie unterschieden, die zu lähmendem Stress führen kann. Gilt als Fundament für Resonanz (siehe auch: Empathischer Stress, Selbstmitgefühl, Intersein, Resonanz).

Motivationale Schemata (Grawe)
Oft unbewusste Handlungspläne (»Wenn-dann-Regeln«), die aus den Grundbedürfnissen abgeleitet sind und unser Verhalten steuern (Annäherungs- vs. Vermeidungsschemata; siehe auch: Konsistenztheorie).

Nachbeelterung (Reparenting)
Therapeutische Technik (oft in der Ego-State-Therapie), bei der unerfüllte Bedürfnisse eines »Inneren-Kind-Anteils« durch fürsorgliche Anteile der Person selbst symbolisch nachgenährt werden (siehe auch: Ego-State-Therapie).

Narrative Therapie (White/Epston)
Therapieansatz, der davon ausgeht, dass Identität durch soziale und kulturelle Diskurse und die daraus resultierenden Lebensgeschichten konstruiert wird. Zielt auf die Dekonstruktion problematischer Narrative und die Co-Konstruktion alternativer Geschichten ab (siehe auch: Externalisierung, Re-Authoring, Pattern Theory of Self).

Neuronales Entrainment
Der neurophysiologische Prozess, bei dem die rhythmische Aktivität von Neuronen (Gehirnwellen) sich mit einem externen Rhythmus synchronisiert. Dieser Mechanismus ist entscheidend für die Wirkung von Musiktherapie und rhythmischer Neurostimulation wie der TBS.

Neuroplastizität
Die lebenslange Fähigkeit des Gehirns, seine Struktur und Funktion als Reaktion auf Erfahrung zu verändern. Die biologische Grundlage für Lernen und therapeutische Veränderung (siehe auch: Hebb'sche Lernregel).

Neurozeption (Porges)
Ein von Stephen Porges beschriebener, meist unbewusster Prozess, bei dem das Nervensystem ständig die Umwelt und den Körper auf Sicherheit oder Gefahr hin überprüft.

Noetische Dimension (Frankl)
Die spezifisch menschliche, geistig-spirituelle Dimension nach Frankl, Ort der Freiheit, Verantwortung und der Fähigkeit zur Sinnfindung (siehe auch: Logotherapie).

Ordnungsparameter (Synergetik)
Wenige übergeordnete Variablen, die den Zustand eines sich selbst organisierenden Systems nach einem Phasenübergang beschreiben und das Verhalten der einzelnen Systemkomponenten steuern (»versklaven«; siehe auch: Kontrollparameter, Phasenübergang, Synergetik, Versklavungsprinzip).

Pattern Theory of Self (Gallagher)
Modell, das das Selbst nicht als feste Substanz, sondern als ein komplexes, dynamisches und sich wandelndes Muster (»Mosaik«) aus vielfältigen, miteinander verwobenen Prozessen versteht (siehe auch: Anatta, Intersein, Narrative Therapie).

Phasenübergang (Synergetik)
Ein oft plötzlicher, qualitativer Sprung eines komplexen Systems von einem stabilen Zustand (Attraktor) in einen anderen (siehe auch: Attraktor, Kontrollparameter, Synergetik).

Plastizitätsfenster
Der durch Interventionen wie die Theta-Burst-Stimulation (TBS) geschaffene, zeitlich begrenzte Zustand erhöhter neuronaler Formbarkeit. In diesem Zustand ist das Gehirn besonders empfänglich für das Lernen neuer Muster und die Wirkung nachfolgender psychotherapeutischer Prozesse.

Prädiktive Verarbeitung/Predictive Processing (PP)
Einflussreiche Theorie der Gehirnfunktion, nach der das Gehirn ständig aktiv Vorhersagen (basierend auf internen Modellen/Priors) über die Welt generiert und diese mit der Realität abgleicht (siehe auch: Freie-Energie-Prinzip, Vorhersagefehler, Prior).

Präzisionsgewichtung (Precision Weighting)
Wichtiger Mechanismus innerhalb der PP, bei dem das Gehirn dynamisch die Verlässlichkeit seiner Vorhersagen (Priors) und der Sinnesdaten bewertet, um zu entscheiden, wie stark ein Vorhersagefehler das Modell aktualisieren soll. Affekte gelten als eine Verkörperung dieses Mechanismus (siehe auch: Prädiktive Verarbeitung, Affektlogik).

Prior
Das Vorwissen oder die bestehende Überzeugung, die in einen Inferenzprozess eingeht und die Interpretation neuer Evidenz beeinflusst (siehe auch: Prädiktive Verarbeitung).

Psychodynamische Therapie
Sammelbegriff für Therapieformen, die die Bedeutung unbewusster Prozesse, innerer Konflikte und früher Beziehungserfahrungen betonen (siehe auch: Übertragung/Gegenübertragung, Intersubjektivität).

Re-Authoring (Narrative Therapie)
Prozess der gemeinsamen Entwicklung einer neuen, bevorzugten Lebensgeschichte durch die Identifikation von »Unique Outcomes« (Ausnahmen von der Problemgeschichte; siehe auch: Narrative Therapie, Unique Outcomes).

Resonanz (Rosa)
Nach Hartmut Rosa die Qualität einer lebendigen, schwingenden und transformativen Weltbeziehung, die sich auf drei Achsen entfaltet und als Gegenpol zur Entfremdung verstanden wird (siehe auch: Resonanzachsen).

Resonanzachsen (Rosa)
Die drei von Hartmut Rosa beschriebenen Dimensionen, in denen eine resonante Weltbeziehung erfahren werden kann: horizontale (soziale Beziehungen), diagonale (Beziehung zu Tätigkeiten und Dingen) und vertikale (Beziehung zu Natur, Kunst, Geschichte oder Spiritualität; siehe auch: Resonanz).

Resonanzfähigkeit
Die zentrale menschliche Fähigkeit und das übergeordnete Ziel des RIM, in eine stimmige, flexible und bedeutungsvolle Beziehung mit sich selbst, anderen und der Welt zu treten. Sie umfasst sowohl die horizontale (soziale) als auch die vertikale (sinnstiftende) Dimension des Erlebens.

Resonanz-Inferenz-Coaching (RIC)
Die anwendungs- und wachstumsorientierte Anwendung des Resonanz-Inferenz-Modells für psychisch gesunde Menschen. Der Fokus liegt auf der Potenzialentfaltung, der Gestaltung von Übergängen und der aktiven Vermehrung von Resonanzerfahrungen im Leben.

Resonanz-Inferenz-Therapie (RIT)
Die therapeutische Anwendung des Resonanz-Inferenz-Modells, die auf die Auflösung leidvoller, rigider und pathologischer Attraktorzustände abzielt. Der Fokus liegt auf der Heilung und der Wiederherstellung der grundlegenden Fähigkeit zur Resonanz.

Resonanzkartografie
Ein zentraler methodischer Schritt, insbesondere im RIC, bei dem bestehende und erwünschte »Resonanzachsen« (das heißt Lebensbereiche, Tätigkeiten, Beziehungen, in denen Stimmigkeit und Flow erlebt werden) identifiziert und analysiert werden, um daraus Ziele und Werte für die Zukunftsgestaltung abzuleiten.

Rest-Self Overlap/Containment
Zentrale Konzepte von Georg Northoff. *Overlap* bezeichnet die empirische Beobachtung, dass die im Ruhezustand aktiven Hirnregionen (DMN) sich mit jenen überlappen, die für selbstbezogene Aufgaben aktiv sind. *Containment* ist die weiterführende These, dass die spontane Aktivität des Gehirns bereits Selbst-spezifische Informationen enthält und vorhersagt. Das Selbst ist demnach ein kontinuierlicher Prozess, keine bloße Reaktion.

Schaffens-, Erlebnis- und Einstellungswerte
Die von Viktor Frankl beschriebenen drei Hauptwege zur Sinnfindung. *Schaffenswerte* entstehen durch kreatives Tun, *Erlebniswerte* durch die hingebungsvolle Wahrnehmung (z. B. von Natur, Kunst, Liebe) und *Einstellungswerte* durch die bewusste Haltung, die ein Mensch selbst unabänderlichem Leid gegenüber einnimmt.

Selbstmanagement
Die Fähigkeit zur bewussten Steuerung eigener Gedanken, Gefühle und Verhaltensweisen zur Erreichung persönlicher Ziele.

Selbstmitgefühl (Self-Compassion)
Die Haltung, dem eigenen Scheitern, Schmerz und den Unvollkommenheiten mit der gleichen Freundlichkeit, Wärme und dem gleichen Verständnis zu begegnen, die man einem guten Freund entgegenbringen würde. Besteht aus den drei Komponenten Freundlichkeit, geteilte Menschlichkeit und Achtsamkeit (siehe auch: Mitgefühl).

Selbstorganisation (Synergetik)
Spontane Entstehung geordneter Strukturen in komplexen Systemen ohne zentrale Steuerung (siehe auch: Synergetik, Attraktor).

Selfish-Brain-Theorie
Theorie von Achim Peters, die postuliert, dass das Gehirn aufgrund seines extrem hohen Energiebedarfs seine eigene Energieversorgung mit absoluter Priorität sichert, oft auf Kosten des restlichen Körpers (siehe auch: Brain-Pull).

Skandhas/Khandhas (Buddhismus)
Die fünf Aggregate (Körperlichkeit, Gefühl, Wahrnehmung, Geistesformationen, Bewusstsein), aus deren Zusammenspiel nach buddhistischer Lehre die menschliche Erfahrung und die Illusion eines festen Selbst entstehen (siehe auch: Anatta).

Spatiotemporale Dynamik/Form
Ein von Georg Northoff geprägter, zentraler Begriff, der die grundlegende Struktur der Hirnaktivität im Raum (spatial) und in der Zeit (temporal) beschreibt. Diese dynamische Form (z. B. Rhythmus und Vernetzung) wird als die direkte neurobiologische Grundlage unseres bewussten Erlebens und unseres Selbst verstanden. Psychische Störungen können als erstarrte oder verzerrte spatiotemporale Muster angesehen werden.

Synergetik (Haken)
Interdisziplinäre Wissenschaft der Selbstorganisation und Musterbildung in komplexen Systemen (siehe auch: Selbstorganisation, Attraktor, Phasenübergang, Kontrollparameter, Ordnungsparameter).

Theta-Burst-Stimulation (TBS)
Eine spezifische Form der transkraniellen Magnetstimulation (TMS), die durch hochfrequente, rhythmische Magnetimpulse direkt in die neuronale Aktivität eingreift. Im RIM wird sie als eine Form der direkten neurophysiologischen Inferenz verstanden, die durch einen »Resonanz-Reset« ein pathologisches Muster aufbricht und ein temporäres »Plastizitätsfenster« öffnet, welches die Wirksamkeit nachfolgender psychotherapeutischer Arbeit erhöht.

Übertragung/Gegenübertragung (Psychodynamik)
Unbewusste Wiederholung früherer Beziehungsmuster auf Personen in der Gegenwart (Übertragung) und die emotionalen Reaktionen der Therapeutin darauf (Gegenübertragung; siehe auch: Psychodynamische Theorie).

Unique Outcomes (Narrative Therapie)
»Einzigartige Ergebnisse«; Ereignisse oder Handlungen, die der dominanten Problemgeschichte widersprechen und Ansatzpunkte für eine neue Erzählung bieten (siehe auch: Narrative Therapie, Re-Authoring).

Versklavungsprinzip (Synergetik)
Prinzip, wonach die auf der Makroebene entstehenden Ordnungsparameter das Verhalten der einzelnen Systemkomponenten steuern (»versklaven«; siehe auch: Ordnungsparameter, Synergetik).

Vertikale Resonanz
Ein Kernbegriff des RIM, der die Verbindung eines Individuums zu übergeordneten Sinn- und Wertesystemen beschreibt. Sie manifestiert sich in der Erfahrung von Bedeutung, Transzendenz und der Ausrichtung des eigenen Lebens an Werten, wie sie zum Beispiel von Viktor Frankl in den Schaffens-, Erlebnis- und Einstellungswerten beschrieben werden.

Vorhersagefehler (Prediction Error)
Zentraler Begriff im FEP/PP; die Differenz zwischen der Vorhersage des Gehirns und dem tatsächlichen Sinnesreiz. Das Gehirn ist bestrebt, diesen Fehler zu minimieren (siehe auch: Freie-Energie-Prinzip, Prädiktive Verarbeitung).